Torsten Schäfer, Imke Reese (Hrsg.)
Allergieprävention

Torsten Schäfer, Imke Reese (Hrsg.)

Allergieprävention

—

DE GRUYTER

Herausgeber
Prof. Dr. med. Torsten Schäfer
Dermatologische Praxis
Kirchplatz 3
87509 Immenstadt
hautarzt.allgaeu@gmx.de

Dr. Imke Reese
Ernährungsberatung und -therapie Schwerpunkt
Allergologie
Ansprengerstraße 19
80803 München
reese@ernaehrung-allergologie.de

ISBN: 978-3-11-055943-9
e-ISBN (PDF): 978-3-11-056101-2
e-ISBN (EPUB): 978-3-11-055968-2

Library of Congress Control Number: 2019946857

Bibliografische Information der Deutschen Nationalbibliothek
Die Deutsche Nationalbibliothek verzeichnet diese Publikation in der Deutschen Nationalbibliographie; detaillierte bibliografische Daten sind im Internet über http://dnb.d-nb.de abrufbar.

© 2020 Walter de Gruyter GmbH, Berlin/Boston
Einbandabbildung: tatyana_tomsickova/ iStock/Getty Images
Satz/Datenkonvertierung: L42 AG, Berlin
Druck und Bindung: CPI Books GmbH, Leck

www.degruyter.com

Inhalt

Autorenverzeichnis

Priv.-Doz. Dr. med. Birgit Ahrens
Universitätsklinikum Frankfurt
Klinik für Kinder- und Jugendmedizin, Abteilung
Allergologie, Pneumologie und Mukoviszidose
Theodor-Stern-Kai
60590 Frankfurt am Main
birgit.ahrens@kgu.de
sowie
Fachgebiet Klinische Allergologie
Paul-Ehrlich-Institut
Paul-Ehrlich-Str. 51–59
63225 Langen
birgit.ahrens@pei.de
Kapitel 5

PD Dr. med. Tobias Ankermann
Kinderpneumologie, Allergologie, Neonatologe,
spezielle Pädiatrische Intensivmedizin
Klinik für Kinder- und Jugendmedizin I
Universitätsklinikum Schleswig-Holstein,
Campus Kiel
Arnold-Heller-Strasse 3, Haus 9
24105 Kiel
tobias.Ankermann@uksh.de
Kapitel 16

Priv.-Doz. Dr. med. Sven Becker
Universitätsklinik für Hals-, Nasen- und
Ohrenheilkunde
Elfriede-Aulhorn-Straße 5
72076 Tübingen
sven.becker@med.uni-tuebingen.de
Kapitel 1.3

Dr. Ingrid Casper
Zentrum für Rhinologie und Allergologie
An den Quellen 10
65183 Wiesbaden
ingrid.casper@allergiezentrum.org
Kapitel 1.3

Dr. Remo Frei
Swiss Institute of Allergy and Asthma Research –
SIAF
Obere Strasse 22
7270 Davos
Schweiz
remo.frei@siaf.uzh.ch
Kapitel 8

Prof. Dr. Joachim Heinrich
Ludwig-Maximilians-Universität
Ziemssenstraße 1
80336 München
joachim.heinrich@med.uni-muenchen.de
Kapitel 12

Dr. med. Annice Heratizadeh
Abteilung für Immundermatologie und
experimentelle Allergologie
Klinik für Dermatologie, Allergologie und
Venerologie
Carl-Neuberg-Straße 1
30625 Hannover
Kapitel 1.2

Prof. Dr. med. Ludger Klimek
Zentrum für Rhinologie und Allergologie
An den Quellen 10
65183 Wiesbaden
ludger.klimek@allergiezentrum.org
Kapitel 1.3

Prof. Dr. med. Matthias Kopp
Leiter der Sektion Pädiatrische
Pneumologie & Allergologie
Universitätsklinikum Schleswig-Holstein
Klinik für Kinder- und Jugendmedizin
Ratzeburger Allee 160
23538 Lübeck
matthias.kopp@uksh.de
Kapitel 3

https://doi.org/10.1515/9783110561012-201

Dr. med. Lars Lange
St. Marien-Hospital
Abteilung für Pädiatrie
Robert-Koch-Str. 1
53115 Bonn
Lars.Lange@gfo-kliniken-bonn.de
Kapitel 1.1

Prof. Dr. med. Susanne Lau
Charité Campus Virchow
Klinik f. Pädiatrie m. S. Pneumologie,
Immunologie und Intensivmedizin
Sektionsleitung Päd. Allergologie/Immunologie
Augustenburger Platz 1
13353 Berlin
Susanne.lau@charite.de
Kapitel 11

Dr. human. biol. Cathleen Muche-Borowski
Universitätsklinikum Hamburg-Eppendorf (UKE)
Institut und Poliklinik für Allgemeinmedizin
Martinistraße 52
20246 Hamburg
c.borowski@uke.de
Kapitel 10, 15

Dr. Imke Reese
Ansprengerstraße 19
80803 München
reese@ernaehrung-allergologie.de
Kapitel 1, 4, 6, 7

Prof. Dr. med. Harald Renz
Institut für Laboratoriumsmedizin
Philipps-Universität Marburg
Baldingerstraße
35043 Marburg
harald.renz@uk-gm.de
Kapitel 2

Prof. Dr. med. Torsten Schäfer
Dermatologische Praxis
Kirchplatz 3
87509 Immenstadt
hautarzt.allgaeu@gmx.de
Kapitel 1, 17

Priv.-Doz. Dr. med. habil. Sebastian M. Schmidt
Universitätsmedizin Greifswald
Klinik für Kinder- und Jugendmedizin, Kinder-
pneumologie, Allergologie, Kinder-Infektiologie
Sauerbruchstraße 1
17475 Greifswald
schmidt3@uni-greifswald.de
Kapitel 16

Antonia Schreiber
Abteilung für Immundermatologie und
experimentelle Allergologie
Klinik für Dermatologie, Allergologie und
Venerologie
Carl-Neuberg-Straße 1
30625 Hannover
Kapitel 1.2

Dr. med. Thomas Spindler
Abteilung für Kinder und Jugendliche
Hochgebirgsklinik Davos
Herman-Burchard-Straße 1
CH-7265 Davos Wolfgang
Thomas.Spindler@hgk.ch
Kapitel 13

Prof. Dr. med. Christian Vogelberg
Universitätsklinikum Carl Gustav Carus
an der Technischen Universität Dresden
Klinik für Kinder- und Jugendmedizin
Bereich Kinderpneumologie/Allergologie
Fetscherstraße 74
01307 Dresden
Christian.Vogelberg@uniklinikum-dresden.de
Kapitel 1.4

Prof. Dr. med. Thomas Werfel
Abteilung für Immundermatologie und
experimentelle Allergologie
Klinik für Dermatologie, Allergologie und
Venerologie
Carl-Neuberg-Straße 1
30625 Hannover
Kapitel 1.2

PD Dr. med. Dr. rer. nat. Hans Günther Wahl
Medizinisches Labor Wahl
Paulmannshöher Straße 14
58515 Lüdenscheid
hg.wahl@laborwahl.de
Kapitel 14

Prof. Dr. med. Margitta Worm
Allergie-Centrum Charité
Universitätsmedizin Berlin
Campus Charité Mitte
Klinik für Dermatologie, Venerologie und
Allergologie
Charitéplatz 1
10117 Berlin
margitta.worm@charite.de
Kapitel 9

Kapitel 17: Leitlinien
für die Leitliniengruppe: Torsten Schäfer[1], Carl-Peter Bauer[2], Kirsten Beyer[3], Albrecht Bufe[4], Frank Friedrichs[5], Uwe Gieler[6], Gerald Gronke[7], Eckard Hamelmann[8], Mechthild Hellermann[9], Andreas Kleinheinz[10],Ludger Klimek[11], Sibylle Koletzko[12], Matthias Kopp[13], Susanne Lau[3], Horst Müsken[14],Imke Reese[15], Sabine Schmidt[16], Sabine Schnadt[17], Helmut Sitter[18], Klaus Strömer[19], Jennifer Vagts[10], Christian Vogelberg[20], Ulrich Wahn[3], Thomas Werfel[21], Margitta Worm[22], Cathleen Muche-Borowski[23,24]
1 Dermatologische Praxis, Immenstadt
2 Fachklinik Gaißach
3 Allergie-Centrum-Charité, Klinik für Pädiatrie mit Schwerpunkt Pneumologie und Immunologie, Charité – Universitätsmedizin Berlin
4 Abteilung für experimentelle Pneumologie, Ruhr-Universität Bochum
5 Praxis für Kinder- und Jugendmedizin, Laurensberg
6 Hautklinik, Universitätsklinikum Gießen und Marburg, Standort Gießen
7 Praxis für HNO-Heilkunde, Blankenfelde
8 Klinik für Kinder- und Jugendmedizin, Ruhr-Universität Bochum
9 Therapie Schwelmer Modell GmbH, Schwelm
10 Dermatologisches Zentrum, Elbe Kliniken Stade-Buxtehude, Buxtehude
11 Zentrum für Rhinologie und Allergologie,Wiesbaden
12 Dr. von Haunersches Kinderspital der LMU, Kinderklinik und Kinderpoliklinik der Ludwig-Maximilians-Universität München, München;
13 Klinik für Kinder- und Jugendmedizin, Universitätsklinikum Schleswig-Holstein,Campus Lübeck
14 Schwerpunktpraxis für Allergologie und Pneumologie, Bad Lippspringe
15 Ernährungsberatung und -therapie mit Schwerpunkt Allergologie, München
16 Kinderumwelt GmbH, Osnabrück
17 Deutscher Allergie und Asthmabund e.V, Mönchengladbach
18 Institut für theoretische Chirurgie, Universität Marburg
19 Berufsverband Deutscher Dermatologen, Mönchengladbach
20 Klinik und Poliklinik für Kinder- und Jugendmedizin, Universitätsklinikum Carl Gustav Carus, Dresden
21 Klinik und Poliklinik für Dermatologie und Venerologie, Medizinische Hochschule Hannover
22 Allergie-Centrum-Charité, Klinik für Dermatologie, Venerologie und Allergologie, Charité–Universitätsmedizin, Charité Campus Mitte, Berlin
23 AWMF, Marburg
24 Institut für Allgemeinmedizin, Universitätsklinikum Hamburg-Eppendorf

Abkürzungen

Abap	Aktionsbündnis Allergieprävention
AD	atopische Dermatitis
AIT	Allergie-Immuntherapie
AR	allergische Rhinitis
ASS	Acetylsalicylsäure
BAL	bronchoalveoläre Lavage
BMI	Body-Mass-Index
BZgA	Bundeszentrale für gesundheitliche Aufklärung
CAI	chronische Atemwegsinflammation
CRS	chronische Rhinosinusitis
DGE	Deutsche Gesellschaft für Ernährung
DGKJ	Deutsche Gesellschaft für Kinderheilkinde und Jugendmedizin
EFSA	Europäische Behörde für Lebensmittelsicherheit
FKE	Forschungsinstituts für Kinderernährung
HPV	humane Papillomaviren
HSM	Hausstaubmilbenexposition
SSPE	subakute sklerosierende Panenzephalitis
STIKO	Ständige Impfkommission (am Robert-Koch-Institut)
WHO	Weltgesundheitsorganisation

https://doi.org/10.1515/9783110561012-202

Liebe Leser,

die weiterhin hohe Prävalenz allergischer Erkrankungen und die eingeschränkten Möglichkeiten einer kausalen Therapie geben der Allergieprävention eine besondere Bedeutung. Während über Jahrzehnte der Gedanke der vorbeugenden Karenz die präventiven Empfehlungen bestimmte, prägt inzwischen die Unterstützung der natürlichen Toleranzentwicklung die empfohlenen Maßnahmen. Diesen Richtungswechsel beschreibt auch die inzwischen mehrfach überarbeitete S3-Leitlinie. In diesem Buch werden, aufbauend auf dem Update 2014 der S3-Leitlinie „Allergieprävention", die wesentlichen Aspekte hierzu unter Berücksichtigung der aktuellen Literatur besprochen. Freuen Sie sich auf die im Folgenden kurz skizzierten Kapitel:

Einführend wird das Thema aus der Sicht der wesentlich beteiligten medizinischen Fachdisziplinen beleuchtet: Pädiatrie (Lars Lange), Dermatologie (Antonia Schreiber et al.), HNO-Heilkunde (Ingrid Caspari et al.) und Pneumologie (Christian Vogelberg). Nachfolgend führt Harald Renz in die immunologischen Grundlagen der Toleranz ein.

Im Themenbereich Ernährung bespricht zunächst Matthias Kopp das Thema Stillen und stellt die aktuelle Studienlage, aber auch die methodischen Schwierigkeiten dar. Die aktuelle Datenlage unterstützt weiterhin überwiegend die Empfehlung, dass für den Zeitraum der ersten vier Monate voll – im Sinne der WHO-Definition von „predominant breastfeeding" – gestillt werden soll. Zahlreiche Studien deuten darauf hin, dass eine Beikosteinführung ab Beginn des 5. Lebensmonats mit einer geförderten Toleranzentwicklung assoziiert ist. Entsprechend gibt es Hinweise, dass längeres ausschließliches Stillen auch mit einer Risikoerhöhung für Allergien verbunden sein kann.

Für Kinder mit erhöhtem Allergierisiko, die nicht gestillt werden können, sehen die aktuellen Empfehlungen zur Primärprävention von allergischen Erkrankungen die Gabe von Hydrolysatnahrungen in den ersten vier Lebensmonaten vor. Allerdings wird der protektive Nutzen von partiell bzw. extensiv hydrolysierten Formulanahrungen inzwischen zunehmend kontrovers diskutiert. Birgit Ahrens widmet sich in ihrem Kapitel „Hydrolysatnahrungen" diesem Thema umfassend, indem sie auf die Unterschiede von Zusammensetzung und Hydrolysegrad von Muttermilchersatznahrungen eingeht und die große Heterogenität der klinischen Studien betrachtet. Sie stellt die aktuellen Anforderungen an die Hersteller durch die EFSA (Delegierten Verordnung (EU) 2016/127) und deren Forderung nach einem produktspezifischen kurz- und langfristigen Wirksamkeitsnachweis anhand von klinischen Studien dar. Ergänzend geht sie auf den Einfluss einer frühkindlichen Formula-Ernährung auf diverse, langanhaltende Gesundheitsaspekte ein.

Einer gesunden und vielseitigen Ernährungsweise als Grundlage einer guten Immunantwort kommt eine entscheidende Rolle im Rahmen allergieverhindernder Maßnahmen zu. Deshalb wurden diesem Aspekt drei eigenständige Kapitel gewid-

https://doi.org/10.1515/9783110561012-203

met: Neben den Erkenntnissen zur Ernährung während Schwangerschaft und Stillzeit sowie im Beikostalter wird in einem gesonderten Kapitel auf das Thema Fette eingegangen. In letzterem Kapitel werden vor allem auf die hochungesättigten Omega-3-Fettsäuren besprochen. Aktuelle Studienergebnisse legen nahe, dass die Versorgung der Mutter mit diesen Fettsäuren eine wichtige schützende Rolle hinsichtlich der Entwicklung allergischer Erkrankungen einnimmt.

Während frühere Ansätze vor allem auf die Vermeidung häufiger Auslöser kleinkindlicher Nahrungsmittelallergien abzielten, stehen heute vor allem Vielfalt, Qualität und Integration möglichst aller Lebensmittelgruppen im Vordergrund. Ob häufige Auslöser kleinkindlicher Nahrungsmittelallergien gezielt verzehrt werden sollten, ist nicht abschließend geklärt. Beim mütterlichen Verzehr in Schwangerschaft und Stillzeit spricht die Datenlage insgesamt eher dafür, dass die Exposition das kindliche Immunsystem trainiert. Voraussetzung dafür ist allerdings, dass die Exposition im Mutterleib und durch die Muttermilch auch tatsächlich stattfindet. Bei den Kindern selbst ist eher davon auszugehen, dass die Fülle an Exposition mit Umweltfaktoren insgesamt eine wichtige Rolle spielt, während die gezielte und frühzeitige Einführung potenter Nahrungsmittelallergene bisher nicht empfohlen wird.

Ohne Frage und eng assoziiert mit der Ernährung sind auch das Darmmikrobiom und dessen Metabolite wesentlich an der Entwicklung des Immunsystems beteiligt. Remo Frei gibt in seinem Beitrag zu „Pro- und Präbiotika" einen umfassenden Überblick darüber, welchen Bakterienstämmen als Probiotika eine wichtige Rolle für die Ausbildung von immunologischer Toleranz zukommt und welche Interaktionen mit der Ernährung bestehen. Im Zusammenhang mit Präbiotika geht er vor allem auf die Bildung von kurzkettigen Fettsäuren und deren gesundheitlicher Bedeutung ein.

Margitta Worm widmet sich dem Thema Vitamin D, einem Nährstoff bzw. Hormon, für das für große Teile der Bevölkerung vor allem in den Wintermonaten ein Mangel beschrieben ist und entsprechend eine Vitamin-D-Supplementation für bestimmte Bevölkerungsgruppen empfohlen wird. Ob auch zur Primärprävention allergischer Erkrankungen eine Supplementation empfehlenswert ist, wird kontrovers diskutiert und lässt sich derzeit aufgrund der heterogenen Datenlage nicht abschließend beurteilen.

Das Thema Kaiserschnittentbindung wird in einem Kapitel von Cathleen Muche-Borowski behandelt. Dies trägt der Evidenzlage Rechnung, die ein erhöhtes Risiko insbesondere für Asthma bei Kindern zeigt, die durch Kaiserschnitt auf die Welt kamen. Die mangelnde Immunstimulation durch die Exposition im natürlichen Geburtskanal wird hier u. a. als ursächlich diskutiert. Entsprechend wurden andere immunologische Phänotypen bei diesen Kindern beobachtet. Auch Veränderungen der Lungen- und Leberfunktion sowie des Stressverhaltens wurden bei diesen Kindern beschrieben. Vor dem Hintergrund, dass derzeit in Deutschland rund jedes dritte Kind durch Kaiserschnitt auf die Welt kommt, sollte dieser Umstand bei der Wahl des Geburtsverfahrens berücksichtigt werden.

Die aktuelle Studienlage zur Haustierhaltung und zur Hausstaubmilbenexposition wird in dem Kapitel von Susanne Lau beleuchtet und bestätigt im Wesentlichen die bisherigen Empfehlungen. Weiterhin werden diesbezüglich keine Einschränkungen für Nicht-Risikokinder empfohlen. Die Ergebnisse für Hunde- und Katzenhaltung sind weiterhin unterschiedlich. Hundehaltung ist nach aktuellen Metaanalysen mit einer Risikoreduktion für das atopische Ekzem und Asthma verbunden. Katzenhaltung geht diesen Metaanalysen zufolge, bei heterogener Einzelstudienlage, nicht mit einem erhöhten oder erniedrigten Risiko für atopische Erkrankungen einher. Allerdings geben Einzelstudien bei Risikokindern, z. B. mit einer Loss-of-function-Mutation im Filaggrin-Gen, ein deutlich erhöhtes Ekzemrisiko bei Katzenhaltung an. Wenig verändert hat sich die Studienlage zur Reduktion des Hausstaubmilbenallergengehalts als primärpräventive Einzelmaßnahme. Ein Cochrane Review aus dem Jahr 2009, der drei interventionelle Kohortenstudien zusammenfasst, zeigt keinen präventiven Effekt. Entsprechend wurden derartige Maßnahmen zur Primärprävention nicht empfohlen. Dies betrifft nicht Maßnahmen zur Sekundär- und Tertiärprävention, wo durchaus Belege der Wirksamkeit existieren.

Auf die Bedeutung der aktiven und passiven Tabakrauchexposition geht Thomas Spindler in seinem Beitrag ein. Unstrittig ist, dass es viele gesundheitliche Gründe gibt, Kinder bereits vor der Geburt vor einer Passivrauchexposition zu schützen, ganz abgesehen von den Folgen des aktiven Rauchens. Wie in dem Beitrag dargelegt, ist allerdings die Studienlage zu klinischen Endpunkten der Atopie bisweilen uneinheitlich. Am stärksten sind die Effekte der Passivrauchexposition offensichtlich auf das Asthma und Asthmasymptome, interessanterweise gibt es auch Hinweise auf Risikoerhöhungen für atopisches Ekzem und Nahrungsmittelallergie. Mit Recht wird in diesem Kapitel auf die methodischen Fallstricke der Ergebnisinterpretation hingewiesen, beispielsweise bei Studien mit vorbelasteten Eltern, in denen selektives Präventionsverhalten zu einer systematischen Verzerrung der Ergebnisse führen kann.

In seinem Beitrag zu Luftschadstoffen hat Joachim Heinrich die Studienlage insbesondere zu Feinstaub ($PM_{2,5}$) und Stickstoffdioxid sehr genau untersucht und kommt zu einer ähnlichen Schlussfolgerung wie Thomas Spindler beim Tabakrauch. Während es zahlreiche gute Belege für negative gesundheitliche Auswirkungen der Feinstaub- und Stickoxidexposition gibt, ist die Studienlage zu atopischen Endpunkten widersprüchlich und teilweise von methodischen Einschränkungen begleitet. Am ehesten lassen sich wiederum Effekte auf das Bronchialsystem erkennen. Unstrittig ist auch, dass Exazerbationen bestehender allergischer Erkrankungen durch Luftschadstoffe ausgelöst werden können. Im Bereich der Primärprävention bleibt das Bild allerdings unklar.

Als weitere Schadstoffgruppe werden in dem Kapitel von Hans-Günther Wahl die sogenannten Weichmacher (Phthalate) in ihren Eigenschaften sowie Einsatzgebieten dargestellt und hinsichtlich ihrer gesundheitlichen Gefahren besprochen. Experimentelle wie auch erste epidemiologische Studien weisen darauf hin, dass die Exposition insbesondere mit Asthma und Atemwegssymptomen assoziiert ist, wobei viele der epidemiologischen Untersuchungen methodisch angreifbar sind. Die Maßnahmen zur effektiven Reduzierung der Weichmacherbelastung werden besprochen.

Den Einfluss von Medikamenten, insbesondere Schmerzmittel, Antibiotika und Kontrazeptiva, auf atopische Erkrankungen hat Cathleen Muche-Borowski in einem weiteren Kapitel sorgfältig analysiert. Dabei legen zahlreiche Studien Assoziationen zwischen Medikamenteneinnahmen, vor allem von Antibiotika und Paracetamol, und atopischen Erkrankungen, insbesondere Asthma, nahe. Aufgrund potenziell verzerrender Einflussfaktoren (reverse causality) sind diese Ergebnisse vorsichtig zu interpretieren. Subgruppenanalysen von Studien, die diesen Einfluss minimieren konnten, zeigen, dass in diesen Studien keine signifikanten Assoziationen mehr beobachtet wurden.

Die Empfehlung, dass alle Kinder, auch Risikokinder, nach den Empfehlungen der STIKO geimpft werden sollten, ist auch in der aktuellen Leitlinienversion beibehalten worden. Die Gründe für den individuellen und kollektiven Schutz vor Infektionserkrankungen sind offensichtlich und gut belegt. Dass Impfen nicht zu Allergien führt, mitunter sogar vor ihnen schützt, kann in dem Kapitel von Sebastian Schmidt und Tobias Ankermann nachgelesen werden.

Die Bedeutung psychosozialer Einflüsse auf die Allergieentstehung verdeutlicht die wachsende Zahl entsprechender Studien und Beobachtungen. So wurde gezeigt, dass schwerwiegender Lebensereignisse (Trennung der Eltern, Tod eines Elternteils etc.) sowohl in der Schwangerschaft als auch in der frühen Kindheit das Risiko für nachfolgende atopische Erkrankungen erhöht. Ein präventiver Ansatz könnte sich durch die frühzeitige therapeutische Begleitung dieser Kinder ergeben. Der Themenpunkt wird hier nicht in einem gesonderten Kapitel besprochen, ist aber in der Leitlinie (Kapitel 17) enthalten und wird dort diskutiert.

Wir hoffen, dass dieses Buch für Sie eine lohnende und der Allergieprävention dienliche Lektüre darstellt und wünschen Ihnen einen angenehmen Erkenntnisgewinn.

München und Immenstadt, 2019
Imke Reese, Torsten Schäfer

1 Allergieprävention

Imke Reese, Torsten Schäfer

Das Thema Allergieprävention betrifft ganz verschiedene Disziplinen, unter anderem Pädiatrie, Dermatologie, HNO-Heilkunde und Pneumologie. Im Folgenden werden Vertreter der vier genannten Fachgebiete ihre Sicht auf das Thema darstellen.

1.1 Allergieprävention aus der Sicht des Kinderarztes

Lars Lange

Die Sorge um ein heranwachsendes Kind ist an sehr vielen Punkten vor allem Vor-Sorge. Der lateinischen Wurzel nach steht Prävention für „zuvorkommen, verhüten". Es liegt tief im elterlichen Gedankengut verwurzelt, dafür Sorge zu tragen, dass ein Kind nicht zu Schaden kommt, indem man mögliche Gefahren vorhersieht und verhütet. Den Kindern muss beigebracht werden, Situationen richtig einzuschätzen und nicht auf die Straße zu laufen oder bestimmte Dinge zu essen. Eltern sorgen dafür, dass sich ihre Kinder ausgewogen ernähren und passende Kleidung tragen um einem Schaden durch Hitze oder Kälte vorzubeugen. Später müssen soziale Regeln erlernt und eingehalten werden, um eine Integration in die Gemeinschaft zu ermöglichen. Vor diesen Präventionsaufgaben stehen Eltern jeden Tag mehrfach und erfüllen sie in aller Regel selbstverständlich.

Insofern ist Prävention für den Kinderarzt als Begleiter und Berater der Eltern ein zentrales Element der Arbeit. Die Felder, auf denen Prävention eine zentrale Rolle spielt, sind sehr variabel. Ein Großteil der Tätigkeiten liegt auf dem Gebiet der primären Prävention, also der Verhinderung von Gefährdungen aller Kinder, unabhängig von gesundheitlichen oder sozialen Risikofaktoren. Diese Präventionsarbeit beginnt bereits in den ersten Minuten des Lebens. Das Kind erhält zur Prävention von Blutungen durch Vitamin-K-Mangel orale Vitamin-K-Tropfen und seine erste U. Diese „U-Untersuchungen" stellen ein zentrales Instrument sowohl im Sinne der Primär- als auch der Sekundärprävention, also der Früherkennung von Krankheiten dar. In zunehmenden Abständen werden die Kinder bis ins junge Erwachsenenalter nach einem festen Schema untersucht, es werden spezifische Risiken in den einzelnen Altersgruppen adressiert und Eltern über sinnvolle Verhaltensweisen, Gesundheitserziehung und Förderung der Kinder aufgeklärt.

Ebenfalls zum Vorsorgeprogramm gehört das wohl historisch erfolgreichste Verfahren im Rahmen der Prävention: die Durchführung von Impfungen. Kein anderes medizinisches Verfahren dürfte so viele Menschenleben gerettet und für eine so nachhaltige Veränderung der Lebensbedingungen der Menschheit gesorgt haben. Leider wird gerade diese so einfache und effektive Maßnahme immer wieder durch Impfgegner gestört. Die Ziele der WHO, gefährliche Infektionskrankheiten auszurotten, kann

https://doi.org/10.1515/9783110561012-001

aber nur erreicht werden, wenn möglichst alle Kinder geimpft werden. Leider sind in unserem freiheitlichen Gesundheitssystem derartige sinnvolle Maßnahmen nicht verpflichtend, so dass das Gemeinwohl durch die Entscheidungen einzelner Gruppen von meist falsch informierten Eltern gestört wird.

Neben diesen konkreten medizinischen Maßnahmen gibt es zahlreiche Institutionen, die sich primär speziell um psychosoziale Prävention kümmern. So ist vielerorts das System der „Frühen Hilfen" aufgebaut worden. Dort erhalten vor allem Eltern in schwierigen sozialen Verhältnissen vielfältige Hilfsangebote. Da es sich hier um Familien handelt, in denen oft bereits Drogen- oder soziale Probleme wie Armut oder fehlende Integration bestehen, kann diese Arbeit sowohl als primäre als auch als sekundäre Prävention betrachtet werden. Die Mitarbeiter der Frühen Hilfen bringen die betreuten Eltern auch mit dem Gesundheitssystem in Kontakt und helfen dabei, Empfehlungen der betreuenden Kinderärzte umzusetzen. Insofern sind sie Teil der Gesundheitsfürsorge.

Die zentrale Institution, die die primäre Prävention von Krankheiten zum Ziel hat, ist die Bundeszentrale für gesundheitliche Aufklärung (BZgA). Sie hat in der Vergangenheit durch verschiedene Kampagnen viel erreichen können. So ist die Verhinderung von direkter oder indirekter Tabakrauchexposition, übermäßigem Alkoholkonsum oder sexuell übertragbaren Krankheiten durch deutschlandweite Kampagnen adressiert worden. Die Erfolge der Behörde, die sich oft mit den Kampagnen vor allem an Jugendliche und junge Erwachsene richtet, sind bemerkenswert.

Angesichts der Vielfalt der Aufgaben und Ziele im Rahmen der Prävention macht die Allergieprävention nur einen kleinen Teil der Arbeit des Kinderarztes aus. Doch gerade auf diesem Gebiet hat sich gezeigt, dass auch die Wege zu einer erfolgreichen Prävention ständig überprüft werden müssen. Bei der Allergieprävention haben sich ganz zentrale Prinzipien in den letzten Jahren als falsch oder kontraproduktiv herausgestellt.

Neben dem Kinderarzt haben junge Eltern viele weitere Ratgeber. Hebammen und moderne Medien sind wichtige Informationsquellen. Leider sind moderne und individualisierte Konzepte hier bislang nicht immer angekommen. So ist die Empfehlung des möglichst langen und ausschließlichen Stillens gerade bei Kindern mit Atopierisiko überholt. Auch die Exposition gegenüber Allergenen, wie das Baden in möglichst natürlichen „Kleopatra-Bädern", bestehend aus Öl und Kuhmilch, ist eine typische Empfehlungen, die kontraproduktiv ist und nicht selten Allergien auslöst statt sie zu verhindern. Andere Berufsgruppen wie Gynäkologen, die die Mutter während Schwangerschaft und Stillzeit beraten, sind häufig zum Thema Allergieprävention wenig informiert. Hier bestehen viele Chancen für sinnvolle Interventionen, die bislang ungenutzt sind.

1.1.1 Überholte Präventionsstrategien

Noch vor wenigen Jahren fußte die Grundidee der Allergieprävention auf dem Prinzip der Allergenmeidung. Es wurde empfohlen, dass Kinder mit einem Risiko für die Entwicklung von Nahrungsmittelallergien hochpotente Nahrungsmittelallergene in den ersten Lebensjahren meiden sollten. Hühnerei sollte erst nach dem ersten Lebensjahr, andere Allergene wie Nüsse und Erdnuss nach dem 3. Lebensjahr eingeführt werden. Diese Empfehlungen fußten auf einer Studie aus Neuseeland von 1981 [1], deren Ergebnisse nahelegten, dass Kinder, die vor dem 4. Lebensmonat Beikost erhielten, eine erhöhte Ekzemrate aufwiesen. Auch war die frühe Einführung von mehr als 5 Nahrungsmitteln mit mehr Ekzemen vergesellschaftet. Weltweit wurden daraufhin Präventionsempfehlungen ausgesprochen, die sich für die späte Einführung von potenten Allergenen in die Beikost aussprachen. Erst nach und nach änderte sich die Sicht auf diese Praxis. Immer mehr Hinweise aus Kohortenstudien zeigten, dass sich eine verspätete Beikosteinführung keineswegs protektiv auf die Entstehung von Allergien auswirkte, sondern im Gegenteil zu vermehrten Symptomen führen konnte. Schließlich konnte Hourihane zeigen, dass durch die Empfehlung, die Erdnussexposition bei Kleinkindern in Großbritannien zu meiden, nicht nur keine Reduktion der Rate an Erdnussallergien erreicht wurde, sondern vielmehr ein Anstieg zu verzeichnen war [2]. Das Konzept der Meidung wurde endgültig durch eine Meilensteinstudie erschüttert, in der ebenfalls eine englische Arbeitsgruppe zeigte, dass die Rate an Erdnussallergien in Israel trotz wesentlich früherer Exposition relevanter Erdnussmengen deutlich geringer war als in einer genetisch ähnlichen Gruppe in London, trotz der dort weitgehend konsequent betriebenen Erdnussmeidung [3].

Die Schwierigkeiten hinsichtlich einer wenig erfolgreichen Allergieprävention durch Meidung gelten nicht nur für Nahrungsmittelallergene. Auch die Reduktion der Hausstaubmilbenexposition als primäre Präventionsmaßnahme konnte die Erwartungen nicht erfüllen. Verschiedene Studien zum Erfolg der Meidung von Milbenallergenen zur Verhinderung von Asthma und Allergien ergaben unterschiedliche Ergebnisse. Eine mögliche Ursache konnte eine britische Studie zeigen: der Erfolg der Meidung hängt ab von genetischen Varianten verschiedener Rezeptoren der Entzündungskaskade [4]. Einige Patienten profitieren von einer Umgebung, in der wenig Milbenallergen zu finden ist. Andere benötigen jedoch die Exposition mit Endotoxinen, die mit einer vermehrten Milbenexposition einhergeht, um eine Toleranz zu entwickeln. Da es nicht realistisch ist, eine Präventionsempfehlung erst nach vorheriger genetischer Testung auszusprechen, ist auch das Konzept der Milbenmeidung verlassen worden. Es zeigt sich also, dass eine Allergenmeidung kein sinnvolles Vorgehen für alle Kinder ist. Individuelle Risikofaktoren, die persönliche Umwelt und genetische Disposition entscheiden über Erfolg und Nutzen. Daher wendete sich der Blick hin zu neuen Konzepten.

1.1.2 Toleranzentwicklung als zentrales Element

Der derzeit zentrale Begriff in der Allergieprävention lautet „Toleranz". Es ist als das grundlegende Prinzip erkannt worden, Toleranz zu erhalten oder, wenn sie nicht vorhanden ist, diese zu erreichen. Die Entwicklung von Toleranz ist wichtig, da der kindliche Organismus fast täglich mit neuen Stoffen aus der Umwelt konfrontiert wird. Das Immunsystem muss sich mit ihnen auseinandersetzen und dabei einerseits gefährliche Stoffe erkennen und diese abwehren sowie andererseits möglichst vieles als harmlos einstufen und eine stabile Toleranz etablieren. Nur unter besonderen Bedingungen reagiert der Körper mit Abwehr.

Darüber hinaus ist der Prozess der Toleranzentwicklung und -erhaltung kein Phänomen, das ausschließlich im frühen Kindesalter auftritt. Auch in höherem Alter lässt sich Toleranz induzieren, indem die betreffenden Allergene in einer individuell verträglichen Dosis regelmäßig aufgenommen werden. Dies ist ein immer mehr beachtetes Prinzip auch in der Therapie von Nahrungsmittelallergien. Zahlreiche Studien haben sich diesem Thema gewidmet und kommerzielle Anbieter stehen vor der Zulassung entsprechende Präparate.

Für die Entstehung von Nahrungsmittelallergien hat sich gezeigt, dass die Lokalisation des Erstkontakts entscheidend ist: Findet die erste Exposition und damit die erste Auseinandersetzung des Immunsystems mit dem potenziell allergenen Protein im Darm statt, wird in aller Regel eine Toleranzentwicklung induziert. Findet dieser erste Kontakt aber in der Haut statt, gefördert durch eine gestörte Hautbarriere, kommt es zur Sensibilisierung.

Hier öffnet sich ein neuer Weg zu möglichen Präventionsmaßnahmen: die Behandlung der gestörten Hautbarriere. Wenn ein wichtiger Sensibilisierungsweg der Kontakt des Immunsystems mit allergenen Proteinen über die Hautbarriere ist, sollte es möglich sein, durch eine effektive Behandlung der Hautveränderungen diese Art der Sensibilisierung zu unterbinden. Leider liegen hierzu bislang nur kleinere Studien vor, die keine überzeugende Wirkung dieser Maßnahme zeigen. Mindestens eine große Studie, die eine Antwort bringen könnte, wird derzeit durchgeführt. Vor allem ist offen, welche Patienten von einer Stabilisierung der Hautbarriere profitieren. Ginge es nach großen Herstellern von Pflegemitteln für Säuglinge, sollten alle Kinder regelmäßig eingecremt werden. Dem pathophysiologischen Verständnis zufolge benötigen Kinder mit einer intakten Haut diese Pflege nicht, sondern nur solche mit gestörter Barriere aufgrund ihrer genetischen Disposition. Da die Messung der Stabilität der Hautbarriere mittels Bestimmung des transepithelialen Wasserverlusts keine Routineuntersuchung ist, muss der beratende Kinderarzt den klinischen Befund und die Anamnese der Eltern hinsichtlich Atopieneigung und Hautbeschaffenheit zugrunde legen. Somit ist es bislang nicht möglich, fragenden Eltern immer eine konkrete Empfehlung zu geben. Sind aber klare Risiken vorhanden, zum Beispiel wenn ein älteres Geschwisterkind bereits ein Ekzem und eine Nahrungsmittelallergie hat, kann mit gutem Gewissen eine Empfehlung zur regelmäßigen Hautpflege des Neugeborenen ausgesprochen werden.

1.1.3 Gezielte Allergen-Expostition?

Da die Exposition mit allergenen Proteinen über den Darm eher zu Toleranz führt, ist es entscheidend, dass dieser Kontakt vor oder zumindest zeitgleich mit dem Kontakt über die Haut stattfindet. Die LEAP-Studie von George Du Toit konnte als erste Interventionsstudie zeigen, dass eine frühe Einführung eines potenten Allergens wie Erdnuss mit größerer Wahrscheinlichkeit zur Toleranz führt als die Meidung [5]. Diese Erkenntnis hat die Ansichten bezüglich Prävention von Nahrungsmittelallergien grundlegenden verändert. Schon bald wurden weltweit Empfehlungen vorgelegt, Erdnuss früh in die Nahrung von Hochrisikopatienten einzuführen. Nicht bedacht wurde dabei, dass die Ernährungsgewohnheiten in den einzelnen Ländern unterschiedlich und der Erdnusskonsum und damit die kindliche Exposition wichtige Einflussfaktoren sind. Bevor eine solche Maßnahme weltweit empfohlen wird, muss gesichert sein, ob die frühe Gabe in einer Familie, die keine Erdnüsse konsumiert, das Risiko einer Allergieentstehung erhöht.

Darüber hinaus ist vollkommen unklar, wie mit anderen Allergenen, zum Beispiel Schalenfrüchten, umzugehen ist. Hierzu liegen keine Daten vor. Bei der frühen Einführung von Hühnerei zur Prävention einer Eiallergie zeigt sich mittlerweile in manchen Studien ein gegenteiliger Effekt. Somit ist das, was für die Erdnuss als Allergen zu gelten scheint, für das Hühnerei nicht richtig.

Selbst wenn die frühe Gabe ein guter Weg ist, eine Allergie zu verhindern, ist sie kein einfacher Weg. Die Einführung der Beikost ist für viele Familien ein Kampf mit den Kindern. Es scheint aber, dass nicht nur die frühe, sondern auch die regelmäßige Gabe der allergenen Nahrungsmittel für den Erfolg der Intervention entscheidend ist. Das mag für ein Nahrungsmittel wie die Erdnuss möglich sein, wenn jedoch verschiedene Schalenfrüchte ebenso regelmäßig zusätzlich zu den weiteren für die kindliche Entwicklung wichtigen Nahrungsmitteln, zugefüttert werden sollen, ist die Umsetzung vielfach unmöglich. Dies zeigte die EAT-Studie, bei der Eltern früh sechs verschiedene allergene Nahrungsmittel regelmäßig ihren Kindern geben sollten [6]. Nur einem Teil der Eltern gelang dies unter den Studienbedingungen, die sicher eine besondere Motivation darstellten. Nur bei diesen untersuchten Kinder zeigte sich ein positiver Effekt. Bei unregelmäßiger Gabe war der Effekt der frühen Einführung nicht mehr signifikant. Im Alltag, außerhalb einer klinischen Studie, ist die Rate an Eltern, die eine konsequente und planvolle Exposition durchhalten, sicher niedriger.

1.1.4 Praxistransfer

Was also bleibt vom Konzept der frühen Exposition und anderen Empfehlungen, wenn der praktisch arbeitende Kinderarzt seine Patienteneltern berät? Wieder ist es entscheidend, die einzelne Familie zu betrachten. Allem voran ist es wichtig, die

Kinder mit Vernunft, Liebe und Ruhe ohne allzu viel wissenschaftlichen Stress groß zu ziehen. Der Kinderarzt muss intuitiv wichtige Fragen beantworten:

Welche genetische Disposition bringt das Kind hinsichtlich Atopie und Hautbarriere mit? Welche weiteren gesundheitlichen Risiken bestehen? Welchen kulturellen und damit auch kulinarischen Hintergrund hat die Familie? Welche potenten Allergene werden in der Familie regelmäßig konsumiert? Welche Kompetenzen haben die Eltern in der Umsetzung der gegebenen Empfehlungen?

Es gibt klare Extreme mit klaren Empfehlungen: Hat das Kind ein hohes Risiko für die Entwicklung einer Erdnussallergie, weil es an einem schweren atopischen Ekzem leidet und in dem Haushalt gerne Erdnüsse konsumiert werden, sollte eine frühe Einführung von Erdnuss in kindgerechter Form, z. B. als Erdnussmus eingerührt in den Brei, dringend empfohlen werden. Handelt es sich um ein Kind ohne Atopierisiko mit gesunder Haut, sollten die Eltern unbeschwert und ohne spezifische Präferenz ihrem Kind verschiedenste Nahrungsmittel anbieten, um die Geschmacksentwicklung und die Freude an einer gesunden und abwechslungsreichen Kost zu fördern. Alle Empfehlungen zwischen diesen Extremen müssen auf die individuellen Besonderheiten der Familie abgestimmt sein. Hier spielt auch der kulturelle Hintergrund eine Rolle. Die Exposition mit potenten Allergenen hängt von den Ernährungsgewohnheiten einer Familie ab. Nordafrikanische Kost enthält viel Sesam, indische eher Cashew. Werden viele Cashewkerne gegessen, warum dem Kleinkind nicht auch einmal Cashewmus anbieten? Hat ein Elternteil ein atopisches Ekzem oder das Kind eine offensichtlich trockene und empfindliche Haut? Dann wird es aller Voraussicht nach von einer regelmäßigen Basispflege zur Stabilisierung der Hautbarriere profitieren. Der Aufwand ist vergleichsweise gering.

Eine bildungsferne Familie mit komplexen Empfehlungen zur Beikosteinführung zu überfordern, wenn ganz basale Dinge wie eine gute Pflege und regelmäßige altersgerechte Mahlzeiten des Kindes bereits eine Herausforderung darstellen, ist nicht hilfreich. Für diese Eltern sind andere Dinge entscheidend. Ironischerweise finden sich Allergien in bildungsfernen Familien auch signifikant seltener.

Allergieprävention ist hoch komplex und vor allem die Patienten mit ihren individuellen Risiken und Möglichkeiten müssen betrachtet werden. Allgemeine Konzepte wie eine generelle Meidung oder eine frühe Einführung aller potenten Allergene für jedes Kind sind zu unspezifisch, um erfolgreich sein zu können.

Es ist wichtig, die Prinzipien der Allergieentstehung und -prävention zu verstehen, um die Patienten klug und den jeweiligen Bedürfnissen entsprechend beraten zu können.

Eine wesentliche Erkenntnis der letzten Jahre lautet: Für die allermeisten Kinder sind keine komplexen Empfehlungen notwendig. Die Eltern sollten ermutigt werden, ihren Kindern früh viele verschiedene Nahrungsmittel anzubieten, um eine abwechslungsreiche und geschmackvolle Kost näher zu bringen, die gesund ist und Freude beim Essen bereitet.

Literatur

[1] Fergusson DM, Horwood LJ, Beautrais AL et al. Eczema and infant diet. Clin Allergy 1981; 11: 325-31

[2] Hourihane JO, Aiken R, Briggs R et al. The impact of government advice to pregnant mothers regarding peanut avoidance on the prevalence of peanut allergy in United Kingdom children at school entry. J Allergy Clin Immunol 2007;119:1197-202

[3] Du Toit G, Katz Y, Sasieni P et al. Early consumption of peanuts in infancy is associated with a low prevalence of peanut allergy. J Allergy Clin Immunol 2008;122:984-91

[4] Simpson A, John SL, Jury F et al. Endotoxin exposure, CD14 and allergic disease: an interaction between genes and the environment. Am J Respir Crit Care Med 2006; 174: 386–92

[5] Du Toit G, Roberts G, Sayre PH et al. Randomized trial of peanut consumption in children at risk for peanut allergy. New Engl J Med 2015; 372 : 803-13

[6] Perkin MR, Logan K, Seng A et al, Randomized Trial of Introduction of Allergenic Foods in Breast-Fed Infants. Engl J Med 2016; 374:1733-1743

1.2 Allergieprävention aus dermatologischer Sicht

Antonia Schreiber, Thomas Werfel, Annice Heratizadeh

Im Rahmen allergischer Erkrankungen nimmt die atopische Dermatitis (AD) aus dermatologischer Sicht eine wichtige Rolle ein. Die letzten Jahrzehnte betrachtend, lässt sich eine deutliche Zunahme der Prävalenz dieser chronisch-entzündlichen Hauterkrankung feststellen. Insbesondere Kinder atopisch vorbelasteter Eltern haben ein erhöhtes Risiko, an einer AD zu erkranken. Mit Fokus auf dieses Krankheitsbild werden im Folgenden aktuell etablierte und diskutierte primär- und sekundärpräventive Maßnahmen dargestellt (s. Tab. 1.1).

1.2.1 Aktuelle Aspekte zur Ernährung und zum Sensibilisierungsrisiko gegenüber Nahrungsmitteln

Stillen – Beikosteinführung – Probiotika – Antibiotika

Für allergiegefährdete Kinder (d. h. bei Vorliegen einer atopischen Manifestation bei mindestens einem Familienmitglied ersten Grades) ist die Durchführung primärpräventiver Maßnahmen hinsichtlich der Ernährung vorrangig während des ersten Lebensjahres relevant. Gemäß der S3-Leitlinie aus dem Jahr 2014 zur Allergieprävention gilt hier – wie auch für Kinder, die bereits an einer AD leiden – die Empfehlung, soweit möglich während der ersten vier Lebensmonate ausschließlich zu stillen oder, für den Fall, dass nicht vollständig gestillt werden kann, hydrolysierte Säuglingsnahrung zu geben [1]. Wird nach vier Monaten vollständig abgestillt, können diese Kinder eine konventionelle Pre- oder 1er-Nahrung erhalten, sofern kein Verdacht auf eine Kuhmilcheiweißallergie besteht.

Die aktuelle Evidenzlage bezüglich protektiver Effekte durch das Stillen auf die Entwicklung allergischer Erkrankungen wurde allerdings gemäß einer Metaanalyse als niedrig bis sehr niedrig eingestuft [2]. In dieser Metaanalyse wurden 24 Kohorten-, 17 Querschnittsstudien sowie eine Fall-Kontrollstudie analysiert. Auch wurde die Evidenzlage für den primärpräventiven Nutzen durch hydrolysierte Säuglingsnahrung in einer aktuellen Cochrane Metaanalyse aus dem Jahr 2018 als nicht sehr stark eingestuft [3]. In der aktualisierten australischen Leitlinie zur primären Allergieprävention wird die Gabe hydrolysierter Säuglingsnahrung nicht mehr empfohlen [4].

Im Hinblick auf die geplante deutschsprachige S3-Allergiepräventionsleitlinie bleibt abzuwarten, wie die aktuelle Evidenzlage im Rahmen der für dieses Jahr erwarteten Aktualisierung zusammenfassend bewertet wird.

Zudem stellt sich die Frage, ob einerseits durch eine gezielte Vermeidung und andererseits durch den bewussten Verzehr bestimmter Nahrungsmittel bereits in der Schwangerschaft ein protektiver Effekt auf die Entwicklung von Allergien bzw. atopischen Erkrankungen erreicht werden kann. Gemäß der deutschsprachigen S3-Leitlinie aus 2014 zur Primärprävention von Allergien soll keine „diätetische Restriktion durch Meidung potenter Nahrungsmittelallergene" während der Schwangerschaft und Stillzeit erfolgen [1]. Im Jahr 2010 wurde außerdem für Risikofamilien erstmalig die Empfehlung, Fisch in Schwangerschaft und Stillzeit zu verzehren und auch im Anschluss im Rahmen der Beikost zu verabreichen, in die Allergiepräventionsleitlinie aufgenommen [5]. Diese Empfehlung konnte auch unter Berücksichtigung der neueren vorliegenden Daten internationaler Studien in der aktualisierten Version der Leitlinie beibehalten werden [1]. Grundlage für diese Empfehlung sind Daten, die darauf hinweisen, dass die Aufnahme von langkettigen Omega-3-Fettsäuren durch die Mütter während der Schwangerschaft das Risiko für ein Auftreten von Ekzemen verringern konnte [6]. Eine mediterrane Kost wird aufgrund ihres günstigen Verhältnisses von Omega-3- zu Omega-6- Fettsäuren ebenfalls als protektiv diskutiert. Dabei wird das präventive Potenzial auf die regulatorische Funktion der langkettigen Omega-3-Fettsäuren zurückgeführt, während Omega-6-Fettsäuren eine proinflammatorische Wirkung erzielen [6]. In der Gesamtbewertung war die Evidenz zum primärpräventiven Effekt einer oralen Gabe von langkettigen, mehrfach ungesättigten Fettsäuren aber unzureichend für eine spezifische Empfehlung in der S3-Allergiepräventionsleitlinie.

Hinsichtlich des Zeitpunkts der anschließenden Beikosteinführung stützt die Evidenzlage eine Verzögerung derselben aus Gründen der primären Prävention auch einer AD seit einigen Jahren nicht mehr. Vielmehr gewinnen Effekte einer oralen Toleranzinduktion innerhalb des ersten Lebensjahres zunehmend an Bedeutung [7]. Neuere Studiendaten liefern zunehmend Hinweise dafür, dass die Toleranzinduktion für bestimmte Nahrungsmittel möglicherweise sogar bereits vor dem vollendeten 4. Lebensmonat beginnt. In verschiedenen aktuellen Leitlinien wird aber derzeit weiterhin das Zeitfenster zwischen der 17. und 26. Lebenswoche als entscheidend für eine orale Toleranzinduktion angesehen [8],[9].

Du Toit et al. publizierten im Jahr 2008 eine 10-fach höhere Prävalenz von Erdnuss-allergien (EA) bei jüdischen Kindern in Großbritannien (1,85 % der Kinder betroffen) als bei jüdischen Kindern in Israel (0,17 %). Die Daten ließen die These der protektiven Effekte einer konsequenten Allergenkarenz ins Wanken geraten. Kinder in Israel verzehren bereits im Kleinkindesalter größere Mengen an Erdnüssen, während Kinder in Großbritannien für gewöhnlich keine oder nur sehr geringe Mengen an Erdnüssen konsumieren. Die Daten unterstützen somit die Theorie der oralen Toleranzinduktion [10]. Diese beschreibt die Annahme, dass ein primärer Kontakt mit Nahrungsmitteln über die Mundschleimhaut zu einer Toleranzinduktion führt, während primäre Hautkontakte mit Fremdproteinen bei atopiebedingten Hautbarrierestörungen eher zu einer Sensibilisierung (s. u.) und somit zur Ausbildung von Allergien zu führen scheinen („duale Allergen-Exposition-Hypothese"). So konnten mehrere Studien in den letzten Jahren nachweisen, dass die Wahrscheinlichkeit für das Auftreten bestimmter Nahrungsmittelallergien durch das frühzeitige Zufüttern des jeweiligen Nahrungsmittels vermindert werden kann. Bekanntestes Beispiel hierfür ist die LEAP (Learning Early about Peanut allergy)-Studie, in welcher allergiegefährdete Kinder mit moderatem bis schweren Ekzem und / oder Hühnereiallergie in einem Alter von 4 bis 6 Monaten eine Menge von circa. 6 g Erdnuss pro Woche, verteilt auf ca. 3 Mahlzeiten, erhielten [11]. Die Kontrollkohorte hingegen vermied die Aufnahme von Erdnüssen bis zum 60. Lebensmonat. In der Per-protocol-Analyse wiesen in dieser Kohorte im Alter von 60 Monaten 17,3 % der Kinder eine Erdnussallergie auf, während in der Gruppe, die bereits im frühen Lebensalter wöchentlich Erdnüsse konsumierte, die Erdnussallergie nur bei 0,3 % der Kinder diagnostiziert werden konnte [11]. Zu berücksichtigen ist hierbei allerdings, dass der Effekt nur auf die Entwicklung einer Erdnussallergie begrenzt war und nicht vor der Entwicklung weiterer atopischer Erkrankungen, wie der AD, schützen konnte [12]. Die LEAP-On-Studie aus dem Jahr 2016 untersuchte diese Kinder erneut in einem Alter von 72 Monaten und konnte zeigen, dass die protektiven Effekte auf die Entwicklung einer Nahrungsmittelallergie gegen Erdnüsse auch über einen längeren Zeitraum weiterhin anhielten [13]. Ähnliche positive Effekte konnten in anderen Studien für weitere Nahrungsmittel gezeigt werden, zum Beispiel für den Verzehr von Eiern [14]. Diese Erkenntnisse geben Hinweise darauf, dass eine strikte Meidung von Allergenen in Risikogruppen tendenziell eher die Ausbildung von Allergien fördern könnte als zu schützen. Zurzeit sind weiterführende, prospektive und longitudinale Studien mit einer ausreichenden Zahl an Probanden erforderlich, um schließlich konkrete Verhaltensempfehlungen ableiten zu können.

Eine Studie aus dem Jahr 2012, in der 1041 Kinder prospektiv bis zu ihrem vierten Lebensjahr mit Fokus auf die Inzidenz einer AD nach dem 1. Lebensjahr und auf die Ernährung (zwischen dem 3. und 12. Lebensmonat) untersucht wurden [15], zeigt, dass insbesondere die Vielfalt der zugeführten Lebensmittel im ersten Lebensjahr mit einem verminderten Risiko für das Auftreten einer AD im ersten Lebensjahr assoziiert war. Für die Einführung von Joghurt als Beikost im ersten Lebensjahr wurde sogar eine Risikoverminderung von 59 % ermittelt. Passend hierzu demonstriert eine finnische Studie aus dem Jahr 2017 einen protektiven Effekt auf die Entwicklung einer AD durch die Einnahme von Probiotika [16]. Hier erhielten Frauen mit Beginn der 36. Schwangerschaftswoche zwei Mal täglich sowie deren Neugeborenen 1 Mal täglich bis zum Erreichen des 6. Lebensmonats einen Mix aus Probiotika, wie sie auch in Joghurt enthalten sind. Die Kontrollgruppe erhielt Placebokapseln. Die Kinder der Probiotikagruppe wiesen eine signifikant geringere Lebenszeitprävalenz einer AD (35,2 %) als die Placebogruppe (42,7 %) auf [16]. Ein spezifischer protektiver Effekt durch Joghurt bzw. entsprechende Probiotika muss allerdings tiefergehend in prospektiven Studien mit ausreichend großen Studienkollektiven untersucht werden. Tatsächlich ist die Datenlage zu einem möglichen präventiven Effekt von Probiotika aufgrund unterschiedlicher Studiendesigns, aber auch der Unterschiedlichkeit der verabreichten Präparate sehr heterogen, so dass der Einsatz als Präventivmaßnahme hinsichtlich Allergien und einer AD bisher nicht generell empfohlen werden kann [1].

Aktuellen Studien zufolge wird – im Gegensatz zu diesen o. a. (möglicherweise) protektiven Einflussfaktoren der Ernährung – außerdem die Relevanz einer Gabe von Antibiotika in den ersten 2 Lebensjahren als Risikofaktor für die Entstehung von allergischen Erkrankungen diskutiert. Im Rahmen einer prospektiven Kohortenstudie wurden Mütter von 1196 Neugeborenen in Tokio bis zum 5. Lebensjahr mittels Fragebögen zu etwaigen Symptomen einer AD befragt. 24,5 % der Mütter, deren Kinder vor Vollendung des 2. Lebensjahrs bereits Antibiotika erhalten hatten, gaben Symptome einer AD bei ihren Kindern an. In der Vergleichsgruppe, in der die Kinder keine Antibiotika vor Vollendung des 2. Lebensjahres erhalten hatten, gaben nur 18,7 % der Mütter entsprechende Symptome an [17]. Die Datenlage ist bisher allerdings nicht eindeutig, so dass auch hier in der S3-Leitlinie zur primären Allergieprävention keine konkrete Empfehlung für einen möglicherweise restriktiven Umgang mit Antibiotikaausgesprochen wurde [1]. Weitere kontrollierte Untersuchungen – sowohl grundlagenorientiert als auch klinisch – hierzu sind daher wünschenswert.

Zusammenfassend ist hervorzuheben, dass sich der Zeitpunkt der Beikosteinführung bei allergiegefährdeten Säuglingen und auch bei Kindern mit bereits bestehender AD nicht mehr von dem nicht-allergiegefährdeter Kinder unterscheidet. Mit der Gabe von Beikost kann demnach bereits nach dem vollendeten 4. Lebensmonat begonnen werden [1]. Bei Säuglingen mit AD ist hierbei allerdings nach wie vor eine schrittweise Einführung der Nahrungsmittel zu empfehlen, um eine mögliche Unverträglichkeit besser zuordnen zu können. In diesen Fällen sollte zu Beginn nur ein neues Nahrungsmittel pro Woche in den Speiseplan des Kindes eingeführt und mögliche Symptome ggf. in einem Symptomtagebuch dokumentiert werden [18].

Gestörte Hautbarrierefunktion als Risikofaktor für Sensibilisierungen gegen Nahrungsmittel

Aktuelle Studiendaten weisen auf die bei einer AD vorliegende Hautbarrierefunktionsstörung als Risikofaktor für die Entwicklung von Sensibilisierungen gegenüber

Nahrungsmittelallergenen hin. Bei Fragestellungen zur pathogenetischen Relevanz eines Hautbarrieredefekts bei AD wurde in den letzten Jahren die Untersuchung auf das Vorliegen von Filaggrin-loss-of-function-Mutationen zunehmend in Studienkonzepte mit einbezogen. In einer nordeuropäisch-kanadischen Studie konnte ein signifikant erhöhtes Risiko für eine klinisch relevante Erdnussallergie bei den Patienten mit einer solchen Mutation beobachtet werden [19]. Flohr et al. schlossen in ihre Studie 619 Kinder im Alter von 3 Monaten ein, die hinsichtlich der Manifestation einer AD und Mutationen im Filaggrin-Gen untersucht wurden [20]. Zusätzlich wurden Pricktestungen mit Nahrungsmittelallergenen durchgeführt. Die Kinder wurden während des Untersuchungszeitraums ausschließlich gestillt. Bei Vorliegen einer AD war das Risiko für eine Sensibilisierung gegenüber Nahrungsmittelallergenen deutlich erhöht (OR 6,18). Hierbei ist bemerkenswert, dass diese Beobachtung unabhängig von bestehenden Filaggrinmutationen sowie von einem erhöhten transepidermalen Wasserverlust und auch vom Verteilungsmuster der AD war. Die Ergebnisse stützen die Hypothese der „dualen Allergen-Exposition", die, wie oben bereits erläutert, die Annahme beschreibt, dass ein primärer Kontakt mit Fremdproteinen über entzündete Haut zu einer Sensibilisierung gegenüber diesen Allergenen führen kann. Daher wird diskutiert, ob auch die Anwendung von Externa, die häufiger allergieauslösende Nahrungsmittelproteine (z. B. Erdnuss-, Soja-, Kuhmilch-, Molke- oder Weizenproteine) enthalten, bei (kindlichen) Patienten mit AD vermieden werden sollte. Zum anderen gewinnen therapeutische Maßnahmen zur Unterstützung der Hautbarrierefunktion angesichts dieser Daten nochmals an Bedeutung (s. u.).

Im Rahmen der Sekundärprävention wird die Durchführung einer Basistherapie bei AD – auch in Phasen ohne sichtbare Zeichen der Entzündung – von Experten der Fachgesellschaften empfohlen und darüber hinaus auch, solche Basistherapeutika zu verordnen, die keine häufigen Kontaktallergene enthalten [21]. Um zukünftig alltagsrelevante Empfehlungen zur Hautbehandlung mit dem Ziel einer Primärprävention von Sensibilisierungen gegen Nahrungsmittel über die Haut formulieren zu können, sind zunächst weitere Kenntnisse zum Sensibilisierungsrisiko über die Haut bei AD sowie grundlagenorientierte Untersuchungen zur Klärung des zugrunde liegenden Pathomechanismus notwendig.

1.2.2 Präventionsmaßnahmen hinsichtlich inhalativer Allergene

Haustierhaltung und Hausstaubmilben

80 % der Patienten mit AD zeigen allergen-spezifische IgE-Antikörper auf Inhalations- und / oder Nahrungsmittelallergene (sog. extrinsische Variante). Schäfer et al. beobachteten in ihrer Untersuchung zur Sensibilisierung bei Kindern und Jugendlichen, dass die Schwere der AD insbesondere mit dem IgE-Titer gegen Hausstaubmilben und Katzenepithelien korreliert [22]. Die Exposition gegenüber Hunden scheint dagegen für Risikokinder unproblematischer zu sein. In einer Querschnittsstudie in Deutsch-

land mit über 17.000 Kindern und Jugendlichen konnte sogar eine inverse Assoziation zwischen Ekzem und Hundehaltung dokumentiert werden [23].

Eine dänische Studie aus dem Jahr 2016 hat bestätigt, dass eine Exposition gegenüber Hunden im häuslichen Umfeld das Risiko für die Entwicklung einer AD signifikant verringern kann. Die Studie untersuchte 700 Kinder auf vorhandene Anzeichen einer AD. Die Hazard Ratio für die Ausbildung einer AD betrug bei Kindern mit einer häuslichen Hundeexposition 0,58. Hinzuzufügen ist jedoch, dass nur für die Kinder mit „atopischen Müttern" (d. h. Vorliegen von Asthma, AD oder Heuschnupfen) eine statistisch signifikante Risikoreduktion nachgewiesen werden konnte. Für Kinder ohne „atopische Mütter" konnten keine signifikanten Unterschiede nachgewiesen werden. Die Exposition gegenüber Katzen hatte dagegen keinen protektiven Effekt [24]. Dass Katzenepithelien zusätzlich besonders allergen zu sein scheinen und relevant für das Risiko einer Erstmanifestation einer AD sein können, zeigt nicht nur die klinische Erfahrung, sondern wird auch durch eine Kohortenstudie mit Neugeborenen eindrucksvoll belegt: Bei Vorliegen einer Filaggrin-Mutation (501x und 2282del4) war die zusätzliche Exposition des Neugeborenen gegenüber Katzenallergenen mit einem signifikant erhöhten Ekzemrisiko im ersten Lebensjahr assoziiert [25].

Angesichts der sogenannten Hygienehypothese stehen aber auch mögliche protektive Effekte durch einen frühkindlichen Tierkontakt weiterhin im Mittelpunkt aktueller Forschungsprojekte. Roduit et al. untersuchten in einer Geburtskohortenstudie einen möglichen präventiven Effekt einer mütterlichen Exposition bereits zum Zeitpunkt der Schwangerschaft [26]. Interessanterweise führte hier der Kontakt mit Bauernhoftieren und Katzen bei den Nachkommen zu einer signifikant selteneren AD während der ersten Lebensjahre. Diese Beobachtung sollte zunächst in weiteren Studien reproduziert und mögliche protektive immunologische Effekte sollten näher untersucht und definiert werden. Zudem ist hervorzuheben, dass es sich hier – anders als bei Tierhaltung in städtischer Umgebung – um Tiere aus einem „Bauernhofmilieu" gehandelt hat.

Unter Berücksichtigung der zum Thema bislang vorliegenden Evidenz lautet die aktuelle Empfehlung zur Primärprävention von atopischen Erkrankungen daher, dass Familien von Risikokindern keine Katzen anschaffen sollten, während bei Hundehaltung von keinem erhöhten Allergierisiko ausgegangen wird [1].

Die Haltung von fell- oder federtragenden Tieren in Wohnräumen erhöht außerdem die Hausstaubmilbenkonzentration. Dies konnte u. a. durch eine Studie von Schäfer et al. mit über 600 Kindern nachgewiesen werden, die den Zusammenhang zwischen einer Exposition gegenüber dem Hauptallergen der Katze (Fel d 1) und dem Auftreten atopischer Erkrankungen untersuchte [22]. Die Konzentration des Hauptallergens im Hausstaub korrelierte mit der Häufigkeit der Katzenhaltung. Eine Sensibilisierung gegenüber Fel d 1 wiederum war nicht nur assoziiert mit respiratorischen Allergien, sondern auch mit einer AD. Hausstaubmilbenallergene können bei sensibilisierten Patienten mit AD Auslöser für ein Ekzem sein, wie in Studien mit Atopie-Patch-Tests demonstriert werden konnte [27]. Hinsichtlich Vermeidungsstrategien einer Hausstaubmilbenexposition fehlen bislang allerdings ausreichende Belege sowohl dafür, dass sich bei Patienten mit bereits bestehender AD eine signifikante Besserung des Hautzustands erreichen lässt, als auch dafür, dass sich eine AD verhindern ließe [28]. Spezifische Hausstaubmilben-Karenzmaßnahmen zur primären Allergieprävention werden aktuell nicht empfohlen [1]. Im Hinblick auf die Sekundärprävention bei AD wurde basierend auf der o. a. Datenlage in der deutschsprachigen S2k-Leitlinie „Neurodermitis" die schwächste Positivempfehlung konsentiert: „Bei sensibilisierten Patienten mit Neurodermitis kann ein Encasing erwogen werden" [21].

1.2.3 Topische Therapie

Primärprävention einer AD durch eine konsequente Basistherapie?

Bei einer bereits bestehenden AD stellt eine konsequente Basistherapie die Grundlage des Therapieregimes dar [21]. Studien der letzten Jahre weisen sogar auf ein mögliches primärpräventives Potenzial der Basistherapie hinsichtlich einer AD hin. In einer randomisierten Studie wurden 124 Neugeborene aus Risikofamilien für atopische Erkrankungen ab der 3. Lebenswoche bis zum 6. Lebensmonat täglich am gesamten Körper mit einer wirkstofffreien Creme behandelt, während die Kontrollgruppe keinerlei Basistherapie erhielt [29]. Bei den Kindern mit Basistherapie konnte die kumulative Inzidenz einer AD bis zum 6. Lebensmonat um 50 % gesenkt werden. Auch in einer weiteren, in Japan durchgeführten Studie war die Wahrscheinlichkeit für das Auftreten einer AD um 32 % verringert, wenn die Kinder in den ersten 32 Lebenswochen täglich eine Basistherapie erhielten [30]. Diese vielversprechenden Resultate lassen auf ein effektives primärpräventives Instrument zur Senkung des Risikos für eine AD hoffen.

Mit Augenmerk auf das Risiko für den Erwerb von Sensibilisierungen über die Haut bei AD (s. o.) stellt sich darüber hinaus die Frage, ob sich durch eine konsequente Basistherapie möglicherweise auch der „atopische Marsch" und somit weitere Erkrankungen wie Nahrungsmittelallergien, Asthma und Heuschnupfen verhindern ließen. In der o. a. japanischen Studie konnte zwar keine Verminderung von Hühnerei-spezifischen IgE-Antikörpern beobachtet werden, aber die Sensibilisierungsrate war bei den nicht-behandelten Kindern vergleichsweise deutlich höher.

Weitere prospektive, kontrollierte Studien mit größeren Patientenkollektiven und entsprechend definierten Endpunkten sind zunächst notwendig, um den primärpräventiven Nutzen einer Basistherapie bei vorliegendem Risiko für eine AD genauer definieren und davon ausgehend entsprechende Empfehlungen formulieren zu können.

Prävention einer Kontaktsensibilisierung gegenüber Inhaltsstoffen der topischen Therapie

Die Studienlage bezüglich einer Häufung von Kontaktsensibilisierungen bei Patienten mit AD ist sehr inhomogen. Einige Studien konnten in Epikutantestungen signifikant häufigere positive Reaktionen bei AD-Patienten nachweisen. So zeigte zum Beispiel eine umfassende Untersuchung aus Deutschland anhand von Daten des Informationsverbundes Dermatologischer Kliniken (IVDK) signifikant häufigere positive Testreaktionen gegenüber Duft- und Gummiinhaltsstoffen, aber auch gegenüber Pflegeprodukten und äußerlich angewendeten Wirkstoffen [31]. Ebenso ergab eine dänische Studie mit 3.202 Erwachsenen im Alter von 18–69 Jahren für AD-Patienten ein 2,5-fach erhöhtes Risiko für epikutane Sensibilisierungen [32]. Eine aktuelle Metaanalyse aus 2017 hingegen konnte in der Zusammenschau der aktuellen Studienlage keine signifikant häufigeren Kontaktsensibilisierungen bei AD-Patienten darstellen [33]. Die Autoren sprechen sich allerdings abschließend – im Einklang mit der S2k-Leitlinie „Neurodermitis" – dafür aus, bei Hinweisen für eine Kontaktallergie eine Epikutantestung durchzuführen. Eine weitere Empfehlung der S2k-Leitlinie lautet, bei AD solche Basistherapeutika zu verordnen, die keine häufigen Kontaktallergene enthalten [21].

1.2.4 Vermeidung von „Life-style"-Risikofaktoren

Tabakrauch – Alkoholkonsum – Übergewicht

Die Bedeutung eines gesunden Lebensstils mit der Vermeidung von o. g. Risikofaktoren einerseits und einer ausgewogenen Ernährungsweise andererseits ist Bestandteil der ärztlichen und Ernährungsberatung, aber auch interdisziplinärer Schulungskonzepte für Patienten mit AD bzw. deren Familien [34],[35],[36]. Mittlerweile liegen zudem aussagekräftige Daten auch für einen spezifischen Effekt bestimmter „Life-Style"-Faktoren auf das Risiko für eine AD vor.

Der risikofördernde Effekt einer Tabakrauchexposition für eine kindliche AD konnte in einer großen prospektiven Studie mit einer Datenauswertung von 2505 Kindern aus Schweden eindrucksvoll dargestellt werden [37]. Hatte mindestens ein Elternteil des Kindes während dessen erster Lebensmonate geraucht, war im Alter von 4 Jahren das Risiko, an einer AD zu erkranken, um 60 % erhöht und auch Sensibilisierungen gegenüber häufigen Allergenen waren vermehrt. Bei mütterlichem Tabakkonsum während der Schwangerschaft war das Risiko für eine AD sogar um 80 % erhöht.

Eine Tabakrauchexposition scheint außerdem die Entwicklung bestimmter IgE-Sensibilisierungen zu beeinflussen, die wiederum mit einem erhöhten Ekzemrisiko verbunden sind. Für genetisch prädisponierte Schulkinder konnte in einer epidemiologischen Studie ein erhöhtes Risiko für die Entwicklung einer Hausstaubmilbensensibilisierung, aber auch für ein Ekzem infolge einer Tabakrauchexposition nachgewiesen werden [38].

Eine aktuelle monozentrische Kohortenstudie aus Griechenland fokussierte auf den Schweregrad der AD und beobachtete 100 Kinder mit einer bereits bestehenden AD bis zu einem Lebensalter von 18,5 Monaten. Eine vermehrte Tabakrauchexposition durch elterlichen Tabakkonsum führte nachweislich zu einer vermehrten Krankheitsaktivität [39].

Eine Karenz hinsichtlich einer Tabakrauchexposition ist nicht nur in der frühen Lebensphase, d. h. für Säuglinge und Kinder, sondern auch für Erwachsende mit Atopierisiko relevant: In einer Fallkontrollstudie wurden die Rauchgewohnheiten von 83 Patienten, bei denen im Erwachsenenalter eine AD diagnostiziert worden war, und von 142 Kontrollindividuen erfasst [40]. Hierbei war sowohl aktueller Tabakkonsum als auch die Angabe, jemals geraucht zu haben mit einer signifikanten Risikoerhöhung für eine AD im Erwachsenenalter verbunden. Nichtraucher mit einer adulten AD gaben eine signifikant höhere passive Tabakrauchexposition an.

Aufgrund dieser Datenlage wird sowohl aus Gründen der Primärprävention von Allergien als auch aus vielfältigen anderen, in dieser Arbeit nicht fokussierten Gründen die Vermeidung einer aktiven und passiven Tabakrauchexposition – auch bereits während der Schwangerschaft – empfohlen [41].

Von Alkoholkonsum in der Schwangerschaft wird ebenfalls aufgrund der bekannten zahlreichen Risiken dringend abgeraten. Hinsichtlich eines spezifischen Effekts von Alkoholkonsum in der Schwangerschaft auf die Entstehung einer AD im Kindesalter wurden in einer prospektiven Geburtskohortenstudie 411 Kinder sieben Jahre lang beobachtet [41]. Bei Alkoholkonsum der Mutter während der Schwangerschaft erhöhte sich das Risiko für eine AD bei den Nachkommen um 44 %. Limitierender Faktor dieser Kohortenstudie ist der Fakt, dass nur Mütter mit positiver Eigenanamnese eines Asthma bronchiale eingeschlossen wurden und die Daten somit nicht auf die die allgemeine Population zu übertragen sind.

Diese Ergebnisse zur Relevanz von Tabak- und Alkoholkonsum stellen eine weitere, dazu krankheitsspezifische Argumentationsgrundlage für die Beratung von Patienten mit AD bzw. von atopisch prädisponierten Familien und werdenden Eltern hinsichtlich einer „gesunden" Lebensweise dar. Hierzu gehört außerdem eine ausgewogene Ernährung. Dabei gilt es Untergewicht – etwa durch eine unnötige, aus allergologischer Sicht nicht indizierte Eliminationskost – sowie auch Übergewicht bei Patienten mit AD zu vermeiden. Aus einer retrospektiven Studie mit Kindern und Jugendlichen liegen Hinweise dafür vor, dass ein erhöhtes Körpergewicht möglicherweise das Risiko für eine AD sowie deren Ausprägung beeinflusst [42]. Bei vorhandenem Übergewicht bereits in den ersten beiden Lebensjahren war in dieser Untersuchung das Risiko für eine AD 15-fach erhöht. Aber auch in der Gruppe der 2- bis 5-Jährigen stellte das Übergewicht einen prädisponierenden Faktor für eine AD dar. Weiterhin war bei Vorliegen eines erhöhten Körpergewichts die AD schwerer ausgeprägt. Da bislang allerdings vornehmlich Studien zu Auswirkungen von Übergewicht auf das Asthmarisiko vorliegen, wird in der aktuellen Leitlinie zur Primärprävention allergischer Erkrankungen die Vermeidung von Übergewicht vornehmlich aus Gründen der Asthmaprävention empfohlen [1].

Tab. 1.1: Übersicht von in diesem Kapitel erwähnten, publizierten Maßnahmen oder epidemiologischen Daten zur Prävention einer AD bei (individueller oder familiärer) atopischer Prädisposition. Grün hinterlegt sind jene Maßnahmen, zu denen in der derzeit gültigen S3-Leitlinie zur Allergieprävention [1] Empfehlungen formuliert worden sind. Eine ausführliche Darstellung der Ergebnisse aktuellerer Studien findet sich im Text.

Maßnahme	Referenz
Einnahme von Fischöl-Kapseln ab der 21. Schwangerschaftswoche bis zur Entbindung	Reese I et al. 2015 [6]
Hydrolysierte Säuglingsnahrung	Campbell D et al. 2016 [4]
Kontakt zu Bauernhoftieren während der Schwangerschaft	Roduit C et al. 2011 [26]
Vermeidung von Alkoholkonsum in der Schwangerschaft	Carson CG et al. 2012 [41]
Vermeidung einer aktiven und passiven Tabakrauchexposition während der Schwangerschaft, im Kindes- und Erwachsenenalter	Schäfer T et al. [1] Böhme M et al. 2010 [37] Fotopoulou M et al. 2018 [39] Lee CH et al. 2011[40] Krämer U et al. [38]
Vermeidung einer häuslichen Katzenhaltung	Schäfer T et al. 2014 [1] Schäfer T et al. 2009 [22] Apfelbacher CJ et al. 2011 [23] Thorsteinsdottir S et al. 2016 [24] Bisgaard H et al. [25]
Kein erhöhtes Risiko durch häusliche Hundehaltung	Schäfer T et al. 2014 [1] Thorsteinsdottir S et al. 2016 [24]
Stillen oder Gabe einer hydrolysierten Säuglingsnahrung während der ersten vier Lebensmonate	Schäfer T et al. 2014 [1] Lodge C et al. 2015 [2] Osborn DA et al. 2018 [3] Campbell D et al. 2016 [4]
Verzehr von Fisch in Schwangerschaft, Stillzeit und als Beikost ab dem vollendeten 4. Lebensmonat	Schäfer T et al. 2014 [1]
Gabe von Beikost ab dem vollendeten 4. Lebensmonat	Schäfer T et al. 2014 [1]
Gabe einer abwechslungsreichen Beikost insbesondere einschließlich Joghurt	Roduit C et al. 2012 [15] Peldan P et al. 2017 [16]
Vermeidung von Antibiotikatherapien vor Vollendung des 2. Lebensjahres	Yamamoto-Hanada K et al. 2017 [17]
Vermeidung von Übergewicht im Kindesalter	Schäfer T et al. 2014 [1] Silverberg JI et al. 2011 [42]
Konsequente Basistherapie während der ersten 6–8 Lebensmonate	Simpson EL et al. 2014 [29] Horimukai K et al. 2014 [33]
Neurodermititis-Schulungen	Heratizadeh et al. 2014 [34] Heratizadeh et al. 2017 [36]
Hausstaubmilben-Karenzmaßnahmen	Schäfer et al. 2014 [1] Bremmer et al. 2015 [28]

Literatur

[1] Schäfer T, Bauer CP, Beyer K et al. S3-Leitlinie Allergieprävention-Update 2014. AWMF 2014 Leitlinien-Register Nr.061/016.

[2] Lodge C, Tan D, Lau M et al. Breastfeeding and asthma and allergies: A systematic review and meta-analysis. Vol. 104, Acta Paediatrica, International Journal of Paediatrics. 2015. p. 38–53.

[3] Osborn DA, Sinn JKH, Jones LJ. Infant formulas containing hydrolysed protein for prevention of allergic disease. Vol. 2018, Cochrane Database of Systematic Reviews. 2018.

[4] Campbell D, Vale S, Smith J, Roche L, Netting M, Allen K. Ascia guidelines for infant feeding and allergy prevention. Vol 46, Internal Medicine Journal, 2016: 6

[5] Muche-Borowoski C, Kopp M, Reese I et al. Allergy prevention. J Dtsch Dermatol Ges. 2010;8:718–24.

[6] Reese I, Werfel T. Do long-chain omega-3 fatty acids protect from atopic dermatitis? JDDG – Journal of the German Society of Dermatology. 2015;13: 879–85.

[7] Snijders BE, Thijs C, van Ree R et al. Age at first introduction of cow milk products and other food products in relation to infant atopic manifestations in the first 2 years of life: the KOALA Birth Cohort Study. Pediatrics. 2008;122:e115-122.

[8] Heinrich J, Koletzko B, Koletzko S. Timing and diversity of complementary food introduction for prevention of allergic diseases. How early and how much? Expert Rev Clin Immunol. 2014;10(6):701–4.

[9] Cattaneo A, Williams C, Pallás-Alonso CR et al. ESPGHAN's 2008 recommendation for early introduction of complementary foods: How good is the evidence? Maternal and Child Nutrition. 2011;7: 335–43.

[10] Du Toit G, Katz Y, Sasieni P et al. Early consumption of peanuts in infancy is associated with a low prevalence of peanut allergy. J Allergy Clin Immunol. 2008;122(5):984–91.

[11] Du Toit G, Roberts G, Sayre PH et al. Randomized Trial of Peanut Consumption in Infants at Risk for Peanut Allergy. New Engl J Med 2015.

[12] Du Toit G, Sayre PH, Roberts G et al. Allergen specificity of early peanut consumption and effect on development of allergic disease in the Learning Early About Peanut Allergy study cohort. J Allergy Clin Immunol. 2018;141(4):1343–53.

[13] Du Toit G, Sayre PH, Roberts G et al. Effect of Avoidance on Peanut Allergy after Early Peanut Consumption. N Engl J Med. 2016;374(15):1435–43.

[14] Wei-Liang Tan J, Valerio C, Barnes EH et al. A randomized trial of egg introduction from 4 months of age in infants at risk for egg allergy. J Allergy Clin Immunol. 2017;139(5):1621–1628.e8.

[15] Roduit C, Frei R, Loss G et al. Development of atopic dermatitis according to age of onset and association with early-life exposures. J Allergy Clin Immunol. 2012;130(1).

[16] Peldan P, Kukkonen AK, Savilahti E, Kuitunen M. Perinatal probiotics decreased eczema up to 10 years of age, but at 5–10 years, allergic rhino-conjunctivitis was increased. Clin. Exp. Allergy. 2017;47: 975–9.

[17] Yamamoto-Hanada K, Yang L, Narita M, Saito H, Ohya Y. Influence of antibiotic use in early childhood on asthma and allergic diseases at age 5. Ann Allergy, Asthma Immunol. 2017;119(1):54–8.

[18] Werfel T, Fuchs T, Henzgen M et al. Vorgehen bei vermuteter Nahrungsmittelallergie bei atopischer Dermatitis. 2008; 17: 476–483, Allergo J (2008) 17: 476. https://doi.org/10.1007/BF03361903.

[19] Brown SJ, Asai Y, Cordell HJ, et al. Loss-of-function variants in the filaggrin gene are a significant risk factor for peanut allergy. J Allergy Clin Immunol 2011; 127: 661–667.

[20] Flohr C, Perkin M, Logan K et al. Atopic dermatitis and disease severity are the main risk factors for food sensitization in exclusively breastfed infants. J Invest Dermatol 2014;134(2):345–50.

[21] Werfel T, Aberer W, Ahrens F et al. Leitlinie Neurodermitis. J der Dtsch Dermatologischen Gesellschaft. 2016;14(1):e1–75.

[22] Schäfer T, Stieger B, Polzius R, Krauspe A. Associations between cat keeping, allergen exposure, allergic sensitization and atopic diseases: Results from the Children of Lübeck Allergy and Environment Study (KLAUS). Pediatr Allergy Immunol. 2009;20(4):353–7.

[23] Apfelbacher CJ, Diepgen TL, Schmitt J. Determinants of eczema: Population-based cross-sectional study in Germany. Allergy Eur J Allergy Clin Immunol. 2011;66(2):206–13.

[24] Thorsteinsdottir S, Thyssen JP, Stokholm J, Vissing NH, Waage J, Bisgaard H. Domestic dog exposure at birth reduces the incidence of atopic dermatitis. Allergy Eur J Allergy Clin Immunol. 2016;71(12):1736–44.

[25] Bisgaard H, Simpson A, Palmer CNA et al. Gene-environment interaction in the onset of eczema in infancy: Filaggrin loss-of-function mutations enhanced by neonatal cat exposure. PLoS Med. 2008;5(6):0934–40.

[26] Roduit C, Wohlgensinger J, Frei R et al. Prenatal animal contact and gene expression of innate immunity receptors at birth are associated with atopic dermatitis. J Allergy Clin Immunol. 2011;127(1).

[27] Darsow U, Laifaoui J, Kerschenlohr K et al. The prevalence of positive reactions in the atopy patch test with aeroallergens and food allergens in subjects with atopic eczema: A European multicenter study. Allergy Eur J Allergy Clin Immunol. 2004;59(12):1318–25.

[28] Bremmer SF, Simpson EL. Dust mite avoidance for the primary prevention of atopic dermatitis: A systematic review and meta-analysis. Pediatr Allergy Immunol. 2015;26(7):646–54.

[29] Simpson EL, Chalmers JR, Hanifin JM et al. Emollient enhancement of the skin barrier from birth offers effective atopic dermatitis prevention. J Allergy Clin Immunol. 2014;134(4):818–23.

[30] Horimukai K, Morita K, Narita M et al. Application of moisturizer to neonates prevents development of atopic dermatitis. J Allergy Clin Immunol. 2014;134(4):824–830.e6.

[31] Heine G, Schnuch A, Uter W, Worm M. Type-IV sensitization profile of individuals with atopic eczema: Results from the Information Network of Departments of Dermatology (IVDK) and the German Contact Dermatitis Research Group (DKG). Allergy Eur J Allergy Clin Immunol. 2006;61(5):611–6.

[32] Thyssen JP, Linneberg A, Engkilde K et al. Contact sensitization to common haptens is associated with atopic dermatitis: new insight. Br J Dermatol 2012; 166:1255–1261.

[33] Hamann CR, Hamann D, Egeberg A, Johansen JD, Silverberg J, Thyssen JP. Association between atopic dermatitis and contact sensitization: A systematic review and meta-analysis. J. Am. Acad. Dermatol. 2017;77:70–78.

[34] Heratizadeh A,Kupfer J, Werfel T, Gieler U und alle teilnehmenden Zentren der Neurodermitisschulung für Erwachsene. Erste Ergebnisse der ARNE-Multizenterstudie. Prävention und Rehabilitation. 2014;26:17–8.

[35] Staab D, Diepgen TL, Fartasch M et al. Age related, structured educational programmes for the management of atopic dermatitis in children and adolescents: multicentre, randomised controlled trial. BMJ. 2006;332(7547):933–8.

[36] Heratizadeh A, Werfel T, Wollenberg A et al. Effects of structured patient education in adults with atopic dermatitis: Multicenter randomized controlled trial. J Allergy Clin Immunol. 2017;140(3):845–853.e3.

[37] Böhme M, Kull I, Bergström A et al. Parental smoking increases the risk for eczema with sensitization in 4-year-old children. J. Allergy Clin. Immunol.. 2010;125: 941–3.

[38] Krämer U, Lemmen CH, Behrendt H et al. The effect of environmental tobacco smoke on eczema and allergic sensitization in children. Br J Dermatol 2004; 150: 111–118.

[39] Fotopoulou M, Iordanidou M, Vasileiou E, Trypsianis G, Chatzimichael A, Paraskakis E. A short period of breastfeeding in infancy, excessive house cleaning, absence of older sibling, and passive smoking are related to more severe atopic dermatitis in children. Eur J Dermatology. 2018;28(1):56–63.

[40] Lee CH, Chuang HY, Hong CH et al. Lifetime exposure to cigarette smoking and the development of adult-onset atopic dermatitis. Br J Dermatol. 2011;164(3):483–9.

[41] Carson CG, Halkjaer LB, Jensen SM, Bisgaard H. Alcohol intake in pregnancy increases the child's risk of atopic dermatitis. The COPSAC prospective birth cohort study of a high risk population. PLoS One. 2012;7(8).

[42] Silverberg JI, Kleiman E, Lev-Tov H et al. Association between obesity and atopic dermatitis in childhood: A case-control study. J Allergy Clin Immunol. 2011;127(5):1180–6.

1.3 Allergieprävention aus Sicht der HNO-Heilkunde

Ingrid Casper, Sven Becker, Ludger Klimek

Die allergische Rhinitis (AR) ist mit typischen Symptomen wie Rhinorrhoe, Obstruktion, Juckreiz, Niesen und Tagesmüdigkeit verbunden [1]. Mit der AR gehen allergische und nicht-allergische Begleiterkrankungen einher. Hierzu zählen atopisches Asthma, allergische Konjunktivitis, atopische Dermatitis und chronische Rhinosinusitis (CRS). AR, CRS und atopisches Asthma können in chronische Atemwegsinflammationen (CAI) resultieren.

CAI sind keine einheitlichen Krankheitsbilder, sie umfassen bei Kindern ebenso wie bei Erwachsenen verschiedene Phänotypen und können sowohl allergische wie nicht-allergische Ursachen haben [2],[3]. Grob können sie in Th1- und Th2-Phänotypen eingeteilt werden. Schwere eosinophile Verlaufsformen sind beispielsweise mit dem ASS-Intoleranz-Syndrom (acetylsalicylic acid exacerbated respiratory disease [NERD/AERD]), der CRS mit Polypen und dem Late-onset-Asthma assoziiert.

Von einer CAI sind weltweit mehr als 300 Millionen Patienten betroffen [4],[5]. Die Prävalenz der AR in der Bevölkerung variiert zwischen 15 % und 50 % [6],[7]. Eine aktuelle schwedische Studie zeigt, dass die Prävalenz der AR bei 12-Jährigen bereits bei 13 % liegt [8]. Bis zu 85 % der Asthmapatienten leiden an AR, aber nur 15–38 % der AR-Patienten sind an Asthma erkrankt [9].

Die Anzahl an Patienten mit atopischem Asthma und AR hat in den letzten Jahrzehnten stetig zugenommen und wird weiter wachsen. Neben der genetischen Prädisposition werden hierfür unterschiedliche Faktoren wie Luftverschmutzung, Tabakrauch, Einflüsse während der Schwangerschaft und im frühkindlichen Alter, Ernährungsgewohnheiten, die Einschleppung neuer Allergene sowie eine verminderte Auseinandersetzung des Immunsystems mit der Umwelt (Hygiene-Hypothese) als ursächlich angesehen. Megatrends wie der Klimawandel, Bevölkerungswachstum und zunehmende Urbanisierung können diese Effekte weiter verstärken [10]. Die sozioökonomische Belastung ist daher bereits heute hoch und wird weiter steigen, weshalb präventive Maßnahmen zur Vermeidung von Allergien empfehlenswert sind.

1.3.1 Rauchen und Atemwegserkrankungen

Die Exposition gegenüber Rauchen sowie Passivrauchen von Jugendlichen und sogar Kindern ist weltweit hoch [11]. Rauchen während der Schwangerschaft ist häufig und die geschätzten Raten variieren zwischen 17 und 30 % [12]. Zigarettenrauchen stellt das größte vermeidbare Risiko für alle schwangerschaftsbedingten Erkrankungen und Mortalitäten dar [13],[14]. Zahlreiche Studien haben den Einfluss von Tabakrauch auf das Risiko, eine chronische Atemwegsentzündung (CAI) zu entwickeln, sowie auf den Schweregrad von Asthma bronchiale bestätigt [15]. Jüngere Daten weisen darauf hin, dass dieses Risiko auch durch mögliche epigenetische Mechanismen von Großmüttern an Enkelkinder übertragen werden kann [16]. Eine in 2014 durchgeführte Metaanalyse ergab, dass das aktive Rauchen bei Erwachsenen zwar nicht das AR-Risiko, jedoch das Risiko für eine nichtallergische Rhinitis erhöht. Auf der anderen Seite war die AR mit Passivrauchen bei Erwachsenen assoziiert. Bei Kindern und Jugendlichen hat sowohl das Passivrauchen als auch aktives Rauchen die Häufigkeit der AR erhöht. Die Studiengruppe schätzte, dass 14 % der AR durch aktives Rauchen verursacht wurde. Folglich könnte jeder siebte Fall von AR durch Nichtrauchen im Kindes- und Jugendalter vermieden werden [17]. Die Reduzierung des Rauchens bleibt daher die einfachste und eine der konkretesten Möglichkeiten der praktischen CAI-Prävention [18]. Studien haben gezeigt, dass Rauchen während der Schwangerschaft das Risiko für Keuchen in der Kindheit erhöht, ebenso das Risiko für Asthma bei Nachkommen in der frühen Kindheit [19], im Vorschulalter [20], bei Jugendlichen [21], und bei Erwachsenen [22]. Diese Ergebnisse unterstreichen die Notwendigkeit von Strategien, um Frauen im gebärfähigen Alter und Eltern dazu zu ermutigen, das Rauchen endgültig einzustellen, um das AR- und Asthma-Risiko der Nachkommen zu verringern.

1.3.2 Allergenvermeidung als Präventionsstrategie bei Atemwegsallergien

Unklar ist, ob Allergien gegen Aeroallergene in Familien mit einem hohen Risiko für allergische Erkrankungen durch eine Allergenkarenz vorgebeugt werden kann. Die meisten Studien, die darauf abzielen, das Asthma- oder Allergierisiko durch eine Kontrolle der umweltbedingten Allergenexposition zu verringern, sind inkonsistent und haben versagt. Die Isle of Wight-Studie untersuchte die Auswirkungen von Diäten und umfangreiche Maßnahmen zur Verringerung der Hausstaubmilbenexposition (HSM). Diese Studie mit einer relativ kleinen Anzahl von Kindern (n = 120), bei denen das Risiko für allergische Erkrankungen als hoch eingestuft wurde, ist die einzige, bei der eine Verringerung der Sensibilisierung gegen Hausstaubmilben und der CAI bis zum Alter von 18 Jahren nachgewiesen wurde [23]. Die viel umfangreichere und umfassendere Manchester-Studie zeigte einen gegenteiligen Effekt auf die Milbensensibilisierung [24]. In einer randomisierten, kontrollierten Studie wurde bei

Familien, die HSM vermieden, keine Reduktion der Asthma-Entwicklung festgestellt verglichen mit solchen ohne HSM-Karenz [25]. Eine andere Studie untermauerte diese Ergebnisse, indem sie nach der Gewinnung von Staubproben keine Unterschiede bei der Sensibilisierung oder den Keuchperioden bei Kindern mit oder ohne Allergenkarenz zeigte [26]. Auf der anderen Seite könnten häufige virale Infektionen der oberen Atemwege in den ersten Lebensjahren die Entwicklung von Asthma im späteren Jahren verringern [27]. Leider sind die Mechanismen, die über eine Sensibilisierung zur Entstehung allergischer Erkrankungen führen, bislang nur unvollständig, verstanden so dass auch der Einfluss der Allergenexposition auf die Entwicklung von CAI bisher nicht abschließend geklärt ist. Eine klare Empfehlung zur Allergenkarenz besteht dagegen beim Auftreten einer Anaphylaxie. Auch in der Sekundärprävention spielt die Allergenkarenz eine entscheidende Rolle [28].

1.3.3 Innenraumallergene

Im Zusammenhang mit AR-Prävention wurden Hausstaubmilben als Innenraumallergen am häufigsten untersucht. Insbesondere in den tropischen Ländern ist die Rate an HSM-Allergien gestiegen [29]. Die Allergie gegen HSM stellt die häufigste Ursache für eine ganzjährige AR dar. Die Schlafumgebung scheint hierbei ein wichtiger Faktor zu sein, da die Kontaktvermeidung bei allergischen Personen zu einer Linderung der Symptome führen kann. In den Ländern, in denen unterschiedliche Allergene aufgrund von saisonalen Veränderungen auftreten, ist die Diagnose komplexer. Im Jahr 2010 wurde ein Cochrane-Review veröffentlicht, in dem von den neun eingeschlossene Untersuchungen sieben zu dem Schluss kamen, dass die HSM-Belastung durch Kombination von Akariziden und eine Kontrolle der Schlafumgebung reduziert werden kann. Die Reduzierung von AR-Symptomen wurde in den eingeschlossenen Studien dagegen nur unzureichend bewertet. Weiterführende Studien, die den Einfluss der Allergenreduktion auf die AR-Symptome untersuchen, sind daher notwendig [30],[31]. Andere Faktoren, z.B. übermäßiger Feuchtigkeitsgehalt und flüchtige organische Verbindungen, können ebenfalls eine Rolle bei der Allergieentwicklung spielen. Zusammengenommen ist die Studienlage zu Auswirkungen von Innenraumpartikeln auf die Entwicklung von AR oder CAI uneindeutig.

1.3.4 Außenluftallergene

Der Klimawandel sowie die zunehmende Exposition gegenüber Luftschadstoffen wie SO_2, NO_x, Feinstäuben (PM10 und PM2,5) und O_3 gelten als wichtige Ursachen für die Zunahme allergischer Erkrankungen [10].

Luftverunreinigende Substanzen wie Schwefeldioxid (SO_2) erhöhen nachweislich die Anzahl von AR-Erkrankungen. Ein Anstieg des SO_2-Spiegels korreliert mit einem

Anstieg von Arztbesuchen wegen AR [32]. In einer Querschnittsfragebogenstudie kamen die Autoren zu dem Schluss, dass die Erhöhung der SO_2-Spiegel die Prävalenz für AR bei taiwanesischen Schulkindern erhöhte [33]. Des Weiteren hat sich gezeigt, dass die Exposition gegenüber verkehrsbedingten Schadstoffen während der Schwangerschaft die Inzidenz von AR sowie Asthma und Ekzemen erhöht [34]. Diskutiert wird, dass die Einwirkung extremer Hitze das Auftreten von Heuschnupfen erhöht [35]. Zusammenfassend kann festgehalten werden, dass Hinweise vorliegen, dass Atemwegserkrankungen mit der Luftverschmutzung assoziiert sind. Die Festlegung entsprechender Emissionswerte durch den Gesetzgeber und deren Umsetzung durch Städte und Kommunen könnte somit gerade in Ballungszentren einen Beitrag zur Allergieprävention leisten.

Kinder, die in einer ländlichen Umgebung aufgewachsen sind, entwickeln seltener Asthma und Allergien. Dieser Effekt wurde ausführlich untersucht und wird auf den Kontakt mit Nutztieren und deren Mikroben zurückgeführt. Jüngste Studien, in die Amische und Hutterer eingeschlossen wurden, zeigen, dass die Kinder der Amischen eine viel geringere Prävalenz für Asthma haben als die Kinder der Hutterer, trotz eines gemeinsamen ethnischen Hintergrundes und einer ähnlichen Lebensweise [36]. Momentan deuten die Daten darauf hin, dass Substanzen aus der Luft, die wahrscheinlich von Tieren und ihren Mikroben stammen, die angeborenen Immunwege formen und schließlich vor Asthma schützen. Derzeit laufen mehrere Studien, die untersuchen, ob bakterielle Lysate die Entwicklung von Asthma verhindern könnten.

1.3.5 Probiotika, Vitamin D und Adipositas

In den letzten Jahrzehnten ist das Interesse an Probiotika gestiegen. In mehreren Studien konnte eine deutliche Verringerung des Risikos, ein atopisches Ekzem zu entwickeln, nachgewiesen werden, wenn sowohl schwangere Frauen als auch Neugeborene probiotische Bakterien wie *Bifidobacterium lactis* oder *Lactobacillus rhamnosus* erhalten [37]. Bisher konnte jedoch keine Studie einen Asthma- oder CAI-präventiven Effekt zeigen. Die zentralen biologischen und immunologischen Mechanismen bei der Entwicklung von CAI und Ekzemen scheinen durch Probiotika unterschiedlich stark beeinflussbar zu sein [38]. Eine große Fragebogenstudie aus Polen bestätigte, dass Probiotika keine präventiven Auswirkungen auf die AR haben, wenn die Exposition in der frühen Kindheit erfolgt. Im Gegensatz dazu könnten Jugendliche bei der Prävention allergischer Erkrankungen von Probiotika profitieren [39]. Zusammengenommen scheint für Probiotika in Bezug auf die Allergie-Prävention nur schwache Evidenz zu bestehen, und dies auch nur für einzelne atopische Erkrankungen wie das atopische Ekzem. CAI und AR können dagegen nicht durch Probiotika beeinflusst werden.

In einem aktuellen systematischen Review wurde die Rolle von Vitamin D bei der Primärprävention allergischer Erkrankungen in vier Bevölkerungsgruppen bewertet:

Schwangere und Stillende, Säuglinge und ältere Kinder. Es wurde kein eindeutiger Zusammenhang zwischen Vitamin D und der Prävention von Atemwegserkrankungen gefunden [40],[41]. Über einen Zusammenhang zwischen AR und Adipositas ist wenig bekannt. In einer chinesischen Studie an über vier tausend Kindern war die Prävalenz von allergischer Rhinitis, CAI und atopischer Dermatitis bei adipösen Kindern höher als bei Kindern mit normalem Gewicht [42].

1.3.6 Perinatale Ernährung

Mütterliche Ernährung

Die Ernährung des Babys während der Stillzeit und in den ersten Lebensmonaten wird als ein wesentlicher Faktor bei der Entwicklung allergischer Erkrankungen angesehen. Die Ernährung Schwangerer und stillender Mütter sowie das Alter der Kinder bei der Lebensmitteleinführung sind die Schwerpunkte der hierzu veröffentlichten Studien. Demzufolge ergibt sich keine Evidenz für einen Präventiveffekt in Bezug auf die AR bei diätetischer Ernährung der Mutter während der Schwangerschaft oder der Stillzeit. Es konnte jedoch gezeigt werden, dass bei mangelndem Milchfluss stark hydrolysierte Formulierungen aus Kuhmilch das Auftreten von atopischem Ekzem verringern. Das Auftreten von Asthma oder AR blieb dagegen unbeeinfusst [43]. In zahlreichen Follow-up-Kohorten wurde die Bedeutung des Stillens für die Entwicklung der CAI untersucht. Die Ergebnisse waren häufig inkonsistent und die Studien oft durch Selektionsbias und umgekehrte Kausalität beeinträchtigt. Selbst mehrere im Laufe der Jahre durchgeführte Metaanalysen konnten das Dilemma nicht lösen und zeigen keinen konsequenten Schutz vor CAI und Asthma. Stillen sollte jedoch aufgrund vieler anderer gesundheitlicher Vorteile empfohlen werden [44].

Auch der Einfluss von ungesättigten Fettsäuren (Omega-3 und -6) wurden in einer randomisierten, kontrollierten Studie in Australien untersucht. Es wurde kein signifikanter Unterschied beim Auftreten allergischer Erkrankungen zwischen den Studiengruppen festgestellt [25].

Ernährungsgewohnheiten und selektive Nahrungsergänzung sowie Eisen, Vitamin D, Folsäure und andere Nährstoffe während der Schwangerschaft können sowohl schützende als auch negative Auswirkungen auf die Entwicklung atopischer Erkrankungen der Kinder haben [45]. Zum aktuellen Zeitpunkt besteht keine Evidenz für einen allergiepräventiven Effekt diätetischer Maßnahmen während der Schwangerschaft, nur eine veröffentlichte Studie zum Ernährungsverhalten von Müttern konnte eine deutliche Verringerung des Asthma-Risikos zeigen. In dieser dänischen Studie erhielten schwangere Frauen Fischöl oder Placebo, ihre Kinder wurden drei Jahre lang beobachtet. Das Risiko von persistierendem Keuchen und Infektionen der Atemwege der Kinder wurde um etwa ein Drittel reduziert [4],[6].

1.3.7 Sekundärprävention mittels Immuntherapie

Nur wenige Studien befassen sich mit der Möglichkeit, Asthma bei Patienten mit AR vorzubeugen. Die GAP-Studie ist die einzige große, randomisierte, placebokontrollierte Studie zu diesem Thema. Die Prüfärzte rekrutierten 812 Kinder zwischen 5 und 12 Jahren mit einer Graspollenallergie und AR für eine sublinguale Immuntherapie-Studie, die 3 Jahre Behandlung und 2 Jahre Nachbeobachtung umfasste [47]. Obwohl die sublingual als Tablette applizierte Immuntherapie Asthma- und AR-Symptome sowie die Menge an benötigten Asthma- und AR Medikamenten reduzierte, gab es keinen Unterschied in der Zeit bis zum Auftreten von Asthma. Der primäre Endpunkt, die Neuentwicklung von Asthma zu verzögern oder gar zu verhindern, wurde damit verfehlt. Darüber hinaus bleibt die Frage offen, ob eine komplexe multifaktorielle Erkrankung wie das Asthma durch eine Immuntherapie gegen nur ein Allergen wirklich verhindert werden kann.

1.3.8 Können Asthma und chronische Atemwegserkrankungen durch Atopieprävention verhindert werden?

Atopie ist ein wichtiger Risikofaktor für die Entwicklung von Asthma. Die familiäre Vorgeschichte hinsichtlich Atopie ist für die Entwicklung von Asthma von großer Bedeutung.

Es ist daher logisch anzunehmen, dass die Verhinderung einer Atopie zur Verhinderung von Asthma beitragen kann. Jedoch ist bislang nicht verstanden, warum bis zu 75 % der jugendlichen Asthmatiker atopisch sind, aber ein viel geringerer Anteil an Atopikern asthmatisch [48],[49].

In den Anfängen der Atopie- und Asthmaforschung wurde vermutet, dass die meisten Kinder einem Muster folgen würden, das als „atopischer Marsch" bezeichnet wird. Mit anderen Worten, Asthma würde der Rhinitis folgen, der wiederum ein Ekzem und eine Nahrungsmittelallergie vorausgehen. In Bezug auf die Prävalenz scheint dieses Konzept gültig zu sein. Außerdem sehen Kliniker oft kleine Kinder, die häufig unter Ekzemen und Nahrungsmittelallergien leiden, ältere Kinder hingegen scheinen allergisches Asthma zu entwickeln. Die Ergebnisse aktueller Kohortenstudien zeigen dagegen, dass dies bei der Mehrzahl der asthmatischen Kinder nicht der Fall ist. Die sorgfältigste Studie, die dies untersuchte, wurde in Großbritannien durchgeführt. Hier wurden die Daten zweier Geburtenkohorten kombiniert, die zusammen mehr als 10.000 Kindern umfassten. In dieser Studie, die komplexe mathematische Modelle verwendete, folgten nur 6 % der Kinder mit einer atopischen Erkrankung dem klassischen atopischen Marsch wie oben beschrieben [50]. 70 % der Kinder mit Ekzemen entwickelten keine Atemwegserkrankungen. Es wurde diskutiert, ob die Hautbarriere durch kontinuierliches Waschen mit Seife aufgebrochen wird, indem sie die Haut austrocknet. Wird die Haut in der frühen Kindheit dagegen mit Cremes anstelle von Seife gewaschen, kann der allergische Marsch möglicherweise geändert werden [51].

Derzeit ist das Wissen über die Primärprävention allergischer Atemwegserkrankungen mit Ausnahme der Raucherentwöhnung begrenzt. Das Risiko für AR und Asthma im Kindesalter wird durch Rauchen erhöht. Daher könnten Asthma und AR bei Kindern reduziert und die Gesundheit der Atemwege verbessert werden, indem die Eltern dazu angehalten werden, das Rauchen dauerhaft einzustellen. Das Wissen über andere Umweltfaktoren und deren Auswirkungen auf allergische Atemwegserkrankungen ist begrenzt und widersprüchlich.

Auch wenn die einzelnen zugrunde liegenden Mechanismen bisher nicht verstanden sind, werden eine westliche Urbanisierung und Änderungen des Lebensstils als Hauptursache für die Zunahme allergischer Atemwegserkrankungen angesehen [52],[53],[54],[55]. Es besteht daher weltweit die Notwendigkeit, die gegenwärtige Epidemie chronisch-allergischer Atemwegserkrankungen einzudämmen und die entsprechende Studienlage durch nationale und internationale Förderung zu verbessern. Dabei sind vor allem Studien zur Vorhersage und Prävention von allergischen Erkrankungen erforderlich, da die Ergebnisse effektiv zur Reduktion der sozioökonomischen Belastung beitragen können. Ebenso notwendig sind Programme für eine bessere Aufklärung der Bevölkerung über die Folgen und Belastungen durch allergische Atemwegserkrankungen und wie diese durch primäre, sekundäre und tertiäre Präventionsansätze positiv beeinflusst werden können. Ein Beispiel für ein solches nationales Allergieprogramm, in dem klare Empfehlungen zur Prävention formuliert wurden, liegt in Finnland vor [56]. Die Umsetzung solcher Maßnahmen kann die Gesundheit der Atemwege sowie die allgemeine Gesundheit und das Wohlbefinden der Bevölkerung nachhaltig erhöhen.

Literatur

[1] Hansel FK. Clinical and histopathologic studies of the nose and sinuses in allergy. Journal of Allergy. 1929;1(1):43–70.

[2] Haldar P, Pavord ID, Shaw DE, Berry MA, Thomas M, Brightling CE, et al. Cluster analysis and clinical asthma phenotypes. Am J Respir Crit Care Med. 2008;178(3):218–24.

[3] Keller T, Hohmann C, Standl M, Wijga AH, Gehring U, Melen E, et al. The sex-shift in single disease and multimorbid asthma and rhinitis during puberty – a study by MeDALL. Allergy. 2018;73(3):602–14.

[4] Gupta R, Sheikh A, Strachan DP, Anderson HR. Burden of allergic disease in the UK: secondary analyses of national databases. Clin Exp Allergy. 2004;34(4):520–6.

[5] Vandenplas O, Vinnikov D, Blanc PD, Agache I, Bachert C, Bewick M, et al. Impact of rhinitis on work productivity: a systematic review. J Allergy Clin Immunol Pract. 2017;7. J Allergy Clin Immunol Pract. 2018 Jul - Aug;6(4):1274-1286.e9. doi: 10.1016/j.jaip.2017.09.002. Epub 2017 Oct 7.

[6] Papadopoulos NG, Agache I, Bavbek S, Bilo BM, Braido F, Cardona V, et al. Research needs in allergy: an EAACI position paper, in collaboration with EFA. Clin Transl Allergy. 2012;2(1): Clin Transl Allergy. 2012 Nov 2;2(1):21. doi: 10.1186/2045-7022-2-21.

[7]   Pallasaho P, Ronmark E, Haahtela T, Sovijarvi AR, Lundback B. Degree and clinical relevance of
      sensiti- zation to common allergens among adults: a population study in Helsinki. Finland Clin
      Exp Allergy. 2006;36(4):503–9.
[8]   Sterner T, Uldahl A, Svensson A, Bjork J, Svedman C. The Southern Sweden Adolescent Allergy-
      Cohort: prevalence of allergic diseases and cross-sectional associations with individual and
      social factors. J Asthma. 2019 Mar;56(3):227-235. doi: 10.1080/02770903.2018.1452033. Epub
      2018 Apr 5.
[9]   Mesidor M, Benedetti A, El-Zein M, Menzies D, Parent ME, Rousseau MC. Asthma phenotypes
      based on health services utilization for allergic diseases in a province-wide birth cohort.
      Ann Allergy Asthma Immunol. Ann Allergy Asthma Immunol. 2019 Jan;122(1):50-57.e2. doi:
      10.1016/j.anai.2018.09.453. Epub 2018 Sep 14.
[10] Paramesh H. Air pollution and allergic airway diseases: social determinantsand sustainability
      in the control and prevention. Indian J Pediatr. 2018;85(4):284–94.
[11] King K, Martynenko M, Bergman MH, Liu YH, Winickoff JP, Weitzman M. Family composition and
      children's exposure to adult smokers in their homes.Pediatrics 2009;123(4):e559–64.
[12] Skloot GS. Asthma phenotypes and endotypes: a per- sonalized approach to treatment. Curr
      Opin Pulm Med. 2016;22(1):3–9.
[13] Hylkema MN, Blacquiere MJ. Intrauterine effects of maternal smoking on sensitization, asthma,
      and chronic obstructive pulmonary disease. Proc Am Thorac Soc. 2009;6(8):660–2.
[14] Zacharasiewicz A. Maternal smoking in pregnancy and its influence on childhood asthma. ERJ
      Open Res. 2016;2:3. https://doi.org/10.1183/23120541.00042-2016e, Collection 2016 Jul.
[15] Kalliola S, Pelkonen AS, Malmberg LP, Sarna S, Hamalainen M, Mononen I, et al. Maternal
      smoking affects lung function and airway inflammation in young children with multiple-trigger
      wheeze. J Allergy Clin Immunol. 2013;131(3):730–5.
[16] Lodge CJ, Braback L, Lowe AJ, Dharmage SC, Olsson D, Forsberg B. Grandmaternal smoking
      increases asthma risk in grandchildren: a nationwide Swedish cohort. Clin Exp Allergy.
      2018;48(2):167–74.
[17] Saulyte J, Regueira C, Montes-Martinez A, Khudyakov P, Takkouche B. Active or passive ex-
      posure to tobacco smoking and allergic rhinitis, allergic dermatitis, and food allergy in adults
      and children: a systematic review and meta-analysis. PLoS Med. 2014;11(3):e1001611.
[18] Lee-Sarwar KA, Bacharier LB, Litonjua AA. Strate- gies to alter the natural history of childhood
      asthma. Curr Opin Allergy Clin Immunol. 2017;17(2):139–45.
[19] Burke H, Leonardi-Bee J, Hashim A, Pine-Abata H, Chen Y, Cook DG, et al. Prenatal and passive
      smoke exposure and incidence of asthma and wheeze: sys- tematic review and meta-analysis.
      Pediatrics. 2012;129(4):735–44.
[20] Neuman A, Hohmann C, Orsini N, Pershagen G, Eller E, Kjaer HF, et al. Maternal smoking in
      pregnancy and asthma in preschool children: a pooled analysis of eight birth cohorts. Am J
      Respir Crit Care Med. 2012;186(10):1037–43.
[21] Hollams EM, de Klerk NH, Holt PG, Sly PD. Persistent effects of maternal smoking during preg-
      nancy on lung function and asthma in adolescents. Am J Respir Crit Care Med. 2014;189(4):401–7.
[22] Svanes C, Omenaas E, Jarvis D, Chinn S, Gulsvik A, Burney P. Parental smoking in childhood
      and adult obstructive lung disease: results from the European Community Respiratory Health
      Survey. Thorax. 2004;59(4):295–302.
[23] Scott M, Roberts G, Kurukulaaratchy RJ, Matthews S, Nove A, Arshad SH. Multifaceted allergen
      avoidance during infancy reduces asthma during childhood with the effect persisting until age
      18 years. Thorax. 2012;67(12):1046–51.
[24] Custovic A, Simpson BM, Murray CS, Lowe L, Wood- cock A, NAC Manchester Asthma and
      Allergy Study Group. The National Asthma Campaign Manchester Asthma and Allergy Study.
      Pediatr Allergy Immunol. 2002;13(Suppl 15):32–7.

[25] Marks GB, Mihrshahi S, Kemp AS, Tovey ER, Webb K, Almqvist C, et al. Prevention of asthma during the first 5 years of life: a randomized controlled trial. J Allergy Clin Immunol. 2006;118(1):53–61.

[26] Cullinan P, MacNeill SJ, Harris JM, Moffat S, White C, Mills P, et al. Early allergen exposure, skin prick re- sponses, and atopic wheeze at age 5 in English chil- dren: a cohort study. Thorax. 2004;59(10):855–61.

[27] Illi S, von Mutius E, Lau S, Bergmann R, Niggemann B, Sommerfeld C, et al. Early childhood infectious diseases and the development of asthma up to school age: a birth cohort study. BMJ. 2001;322(7283):390–5.

[28] Cipriani F, Calamelli E, Ricci G. Allergen avoidance in allergic asthma. Front Pediatr. 2017;5:103.

[29] Andiappan AK, Puan KJ, Lee B, Nardin A, Poidinger M, Connolly J, et al. Allergic airway diseases in a tropical urban environment are driven by dominant mono- specific sensitization against house dust mites. Allergy. 2014;69(4):501–9.

[30] Nurmatov U, van Schayck CP, Hurwitz B, Sheikh A. House dust mite avoidance measures for pe- rennial allergic rhinitis: an updated Cochrane systematic review. Allergy. 2012;67(2):158–65.

[31] Sheikh A, Hurwitz B, Nurmatov U, van Schayck CP. House dust mite avoidance measures for pe- rennial allergic rhinitis. Cochrane Database Syst Rev. 2010;7(7):CD001563 doi(7):CD001563.

[32] Hajat S, Haines A, Atkinson RW, Bremner SA, Anderson HR, Emberlin J. Association between air pollution and daily consultations with general practitioners for allergic rhinitis in London, United Kingdom. Am J Epidemiol. 2001;153(7):704–14.

[33] Hwang BF, Jaakkola JJ, Lee YL, Lin YC, Guo YL. Relation between air pollution and allergic rhinitis in Taiwanese schoolchildren. Respir Res. 2006;(7):23–9921–7–23.

[34] Deng Q, Lu C, Li Y, Sundell J, Dan N. Exposure to outdoor air pollution during trimesters of pregnancy and childhood asthma, allergic rhinitis, and eczema. Environ Res. 2016;150:119–27.

[35] Upperman CR, Parker JD, Akinbami LJ, Jiang C, He X, Murtugudde R, et al. Exposure to extreme heat events is associated with increased hay fever prevalence among nationally representative sample of US adults: 1997–2013. J Allergy Clin Immunol Pract. 2017;5(2):435–441.e2.

[36] Ober C, Sperling AI, von Mutius E, Vercelli D. Immune development and environment: lessons from Amish and Hutterite children. Curr Opin Immunol. 2017;48:51–60.

[37] Li L, Han Z, Niu X, Zhang G, Jia Y, Zhang S, He C. Probiotic Supplementation for Prevention of Atopic Dermatitis in Infants and Children: A Systematic Review and Meta-analysis.Am J Clin Dermatol. 2018 Nov 21. doi: 10.1007/s40257-018-0404-3.

[38] Mennini M, Dahdah L, Artesani MC, Fiocchi A, Martelli A. Probiotics in asthma and allergy prevention. Front Pediatr. 2017;5:165.

[39] Krzych-Falta E, Furmanczyk K, Tomaszewska A, Olejniczak D, Samolinski B, Samolinska-Zawisza U. Probiotics: myths or facts about their role in allergy prevention. Adv Clin Exp Med. 2018;27(1):119–24.

[40] Yepes-Nunez JJ, Brozek JL, Fiocchi A, Pawankar R, Cuello-Garcia C, Zhang Y et al. Vitamin D supple- mentation in primary allergy prevention: systematic review of randomized and non-randomized studies. Allergy. 2018;73(1):37–49.

[41] Bunyavanich S, Rifas-Shiman SL, Platts-Mills TA, Workman L, Sordillo JE, Camargo CA Jr et al. Prenatal, perinatal, and childhood vitamin D exposure and their association with childhood allergic rhinitis and allergic sensitization. J Allergy Clin Immunol. 2016;137(4):1063–1070.e2.

[42] Lei Y, Yang H, Zhen L. Obesity is a risk factor for allergic rhinitis in children of Wuhan (China). Asia Pac Allergy. 2016;6(2):101–4.

[43] Kramer MS, Kakuma R. Cochrane in context: maternal dietary antigen avoidance during pregnancy or lactation, or both, for preventing or treating atopic disease in the child. Evid Based Child Health. 2014;9(2):484–5.

[44] Bion V, Lockett GA, Soto-Ramirez N, Zhang H, Venter C, Karmaus W, et al. Evaluating the efficacy of breastfeeding guidelines on long-term outcomes for allergic disease. Allergy. 2016;71(5):661–70.

[45] Hofmaier S. Allergic airway diseases in childhood: an update. Pediatr Allergy Immunol. 2014;25(8):810–6.

[46] Bisgaard H, Stokholm J, Chawes BL, Vissing NH, Bjarnadottir E, Schoos AM, et al. Fish oil-derived fatty acids in pregnancy and wheeze and asthma in off-spring. N Engl J Med. 2016;375(26):2530–9.

[47] Valovirta E, Petersen TH, Piotrowska T, Laursen MK, Andersen JS, Sorensen HF, et al. Results from the 5-year SQ grass sublingual immunotherapy tablet asthma prevention (GAP) trial in children with grass pollen allergy. J Allergy Clin Immunol. 2018;141(2):529– 538.e13.

[48] Hallberg J, Thunqvist P, Schultz ES, Kull I, Bottai M, Merritt AS, et al. Asthma phenotypes and lung function up to 16 years of age-the BAMSE cohort. Allergy. 2015;70(6):667–73.

[49] Lau S, Matricardi PM, Wahn U, Lee YA, Keil T. Allergy and atopy from infancy to adulthood: messages from the German birth cohort MAS. Ann Allergy Asthma Immunol. 2018;25.

[50] Belgrave DC, Granell R, Simpson A, Guiver J, Bishop C, Buchan I, et al. Developmental profiles of eczema, wheeze, and rhinitis: two population-based birth cohort studies. PLoS Med. 2014;11(10):e1001748.

[51] Lowe AJ, Leung DYM, Tang MLK, Su JC, Allen KJ. The skin as a target for prevention of the atopic march. Ann Allergy Asthma Immunol. 2018;120(2):145–51.

[52] Aberg N, Hesselmar B, Aberg B, Eriksson B. Increase of asthma, allergic rhinitis and eczema in Swedish schoolchildren between 1979 and 1991. Clin Exp Allergy. 1995;25(9):815–9.

[53] Latvala J, von Hertzen L, Lindholm H, Haahtela T. Trends in prevalence of asthma and allergy in Finnish young men: nationwide study, 1966–2003. BMJ. 2005;330(7501):1186–7.

[54] von Hertzen L, Haahtela T. Disconnection of man and the soil: reason for the asthma and atopy epidemic? J Allergy Clin Immunol. 2006;117(2):334–44.

[55] Pallasaho P, Kainu A, Juusela M, Meren M, Sovijarvi A. High prevalence of rhinitis symptoms without allergic sensitization in Estonia and Finland. Eur Clin Respir J. 2015;2:10. 3402/ecrj. v2.25401; eCollection 2015.

[56] Haahtela T, Valovirta E, Bousquet J, Makela M, and the Allergy Programme Steering Group. The Finnish Allergy Programme 2008–2018 works. Eur Respir J 2017;49(6): https://doi. org/10.1183/13993003. 00470–2017. Print 2017 Jun.

1.4 Allergieprävention aus pneumologischer Sicht

Christian Vogelberg

1.4.1 Asthma – Relevanz der Erkrankung

Asthma ist die häufigste chronische Atemwegserkrankung im Kindes- und Jugendalter mit einer Lebenszeitprävalenz von 6,3 % in dieser Altersgruppe [29]. Die Prävalenz stieg in den letzten Jahrzehnten kontinuierlich [30] und scheint aktuell ein Plateau erreicht zu haben. Neben der Beeinträchtigung der Lebensqualität betroffener Kinder und Jugendlicher ist die gesundheitsökonomische Relevanz im Vergleich zu anderen Erkrankungen hoch. Die drastische Zunahme von Asthma, insbesondere in der Kürze der Zeit, kann alleine durch genetische Faktoren nicht erklärt werden. Verschiedene

Risikofaktoren sind inzwischen bekannt, u. a. mütterliche Gesundheit sowie Stress, Geburtsmodus, Exposition gegenüber Allergenen und Umweltnoxen, Adipositas, Infekte und Ernährung [31]. Bislang ist ungeklärt, wie groß der jeweilige Anteil dieser Faktoren an der Asthmaentstehung ist.

1.4.2 Sectioentbindung

In den letzten Jahrzehnten ist die Rate an elektiven Kaiserschnittentbindungen gestiegen. Zahlreiche Studien weist darauf hin, dass der Geburtsmodus verschiedene physiologische Prozesse entscheidend beeinflusst, sowohl kurzfristig als auch langfristig [6]. Dazu zählen u. a. Einflüsse auf die Lungenfunktion, die Thermoregulation, den Metabolismus, Blutdruck und immunologische Einflüsse. Erklärbar sind diese Beobachtungen durch (stressbedingte) Unterschiede in der Hormonausschüttung zwischen vaginaler und Kaiserschnittentbindung, ferner durch fehlende Exposition gegenüber der mikrobiellen Flora des Vaginaltraktes und damit assoziierter Immunstimulation. Eine Metaanalyse zum Einfluss des Geburtsmodus erbrachte ein 20 % erhöhtes Risiko für das Auftreten eines Asthma bronchiale bei Kindern, die per Kaiserschnitt auf die Welt kamen [5]. Diese Aussage lässt sich nicht in allen Studien belegen [7], andere zeigen hingegen ein höheres Risiko [8]. Eine kritische Indikationsstellung der Sectioentbindung könnte jedoch eine effektive Präventionsmaßnahme für die Entstehung von Asthma bronchiale darstellen.

1.4.3 Ernährung

Während Stillen für die Allergieprävention im Allgemeinen empfohlen wird, ist der Effekt im Blick auf das Asthma eher gering. Eine Metaanalyse weist darauf hin, dass die Qualität der vorliegenden Studien überwiegend gering ist und mehrere Faktoren die Ergebnisse fälschlich beeinflussen könnten [22]. Grundsätzlich zeigen Studien, die in einkommensschwächeren Ländern durchgeführt wurden, etwas höhere Effekte als in einkommensstarken. Ein möglicher Erklärungsansatz könnte in der verbesserten Abwehr gegen virale Infekte bei gestillten Kindern liegen. Geringe präventive Effekte konnten ferner bei Kindern, deren Ernährung vermehrt Obst, Gemüse und Fisch beinhaltete, nachgewiesen werden [23].

Vitamin D

Ein Vitamin-D-Mangel als mögliche Ursache für eine erhöhte Rate allergischer Erkrankungen wurde in den letzten Jahren vermehrt diskutiert und mögliche Erklärungsansätze und Mechanismen, wie Vitamin D die Immunreaktion beeinflussen könnte, vorgeschlagen. Der Effekt einer primären Prävention gegen Asthma ist jedoch sowohl bei pränataler Gabe an die Schwangere als auch bei der postnatalen Substitution des Kindes irrelevant [24].

Prä-/Probiotika

Basierend auf der Hygienehypothese und folgende Untersuchungen wurden verstärkt Optionen untersucht, das Darmmikrobiom zu beeinflussen. Dazu gehört u. a. der Einsatz von **Probiotika,** lebende Mikroorganismen, die nach Verzehr durch eine Interaktion mit dem Darmmikrobiom zu einem gesundheitlichen Benefit beitragen [14]. In den letzten zwei Jahrzehnten wurden diese präventiven Effekte auf die Entstehung allergischer Erkrankungen bei Kindern untersucht. Die zum Teil widersprüchlichen Ergebnisse basieren v. a. auf den unterschiedlichen Bakterienstämmen, Dosierungen, Behandlungszeitpunkten und -dauern sowie Studienendpunkten. Hinsichtlich der Prävention von Asthma oder Symptomen der Atemwegsobstruktion konnte eine Metaanalyse von acht indikationsbezogenen Studien keinen Effekt zeigen [12]. Auch nach Unterteilung der Studien nach Empfänger (Mutter oder Kind) sowie Zeitpunkt der Gabe (vor / nach Geburt) konnte eine weitere Metaanalyse keine Auswirkung feststellen [13].

Präbiotika sind selektiv fermentierte Nahrungsmittelbestandteile, die spezifische Änderungen der Zusammensetzung und / oder Aktivität des gastrointestinalen Mikrobioums bewirken und zu einem gesundheitlichen Benefit beitragen [17]. Zwei Studien mit insgesamt aber geringer Anzahl an Asthmaepisoden und methodischen Schwächen zeigten eine Risikoreduktion für Asthma bzw. Giemen; eine Empfehlung für den Präbiotikaeinsatz zur Asthmaprävention kann auf dieser Grundlage aktuell ebenfalls nicht gegeben werden [13].

Übergewicht und Adipositas

Übergewicht und Adipositas haben in den letzten Jahrzehnten bei Kindern, aber auch Erwachsenen massiv zugenommen. Wesentliche Ursachen dafür dürften Elemente des westlichen Lebensstils mit veränderter Ernährung, geringer körperlicher Belastung und Umweltfaktoren sein. Verschiedene Aspekte spielen in der Pathophysiologie wie inflammatorische und metabolische Prozesse, genetische Prädisposition und eine Veränderung des Mikrobioms sind pathogenetisch relevant [29]. Ein wesentlicher präventiver Ansatz besteht in der entsprechenden Beeinflussung des Lebensstils, ggf. unterstützt durch Adipositasprogramme und Schulungen.

1.4.4 Medikamente

Durch einen bezogen auf das Lebensalter häufig frühzeitigen Einsatz von Paracetamol und / oder Antibiotika werden diese Medikamente immer wieder in einen kausalen Zusammenhang mit der Asthmaentstehung gebracht. Durch zum Teil qualitativ unzureichende Studien, vor allem aber aufgrund des Einflusses der Erkrankung, wegen der Paracetamol oder Antibiotika gegeben wurden, ist eine zufriedenstellende Interpretation der Daten nur bedingt möglich. Aktuell ist die Evidenz für einen relevanten Effekt von Paracetamol auf eine Asthmaentstehung so gering, dass von einer indikationsgerechten Gabe nicht abgeraten werden kann [25]. Bei Antibiotika bestehen Hinweise, dass die pränatale Gabe einen schwachen Effekt auf die Entwicklung eines Asthmas hat [26],[27], einen stärkeren Effekt hingegen bei früher postnataler Gabe. Diese Tatsache sollte ein weiteres Argument gegen einen unkritischen Einsatz von Antibiotika bei Kindern sein. Geringer für die Asthmaentstehung als für die Entwicklung von Nahrungsmittelallergien, dennoch relevant ist der prä- und postnatale Einsatz von Antazida [28]. Dementsprechend sollte hier ebenfalls eine strenge Indikationsstellung vorliegen.

1.4.5 Infektionen

Sowohl für die frühe Infektion mit dem Respiratory Syncytial Virus als auch mit dem humanen Rhinovirus besteht eine Assoziation zu Asthma und bronchialer Obstruktion mit Giemen [1],[2]. Bislang ist nicht abschließend geklärt, ob dies durch eine genetische Prädisposition beeinflusst ist oder direkt virusassoziiert [32]. Studien zum Einsatz einer RSV-Immunprophylaxe ergaben eine niedrigere Rate an Asthmasymptomen im Schulkindalter [3]. Entsprechende Einflussmöglichkeiten auf eine Rhinovirusinfektion bestehen bislang nicht, dementsprechend fehlen Daten, die den Effekt der Infektion deutlicher beurteilen lassen [4]. Eine Entwicklung entsprechender Vakzine hätte ein präventives Potenzial.

Exposition gegenüber Infektionserreger

Mehrere Studien konnten in den letzten Jahren belegen, dass Kinder, die auf einem Bauernhof mit traditioneller Viehhaltung aufwachsen, signifikant seltener an Asthma erkranken [9],[10]. Besonders relevant scheint neben der mikrobiellen Exposition im Stallumfeld das Trinken unbehandelter Kuhmilch. Während der Effekt der unbehandelten Kuhmilch weniger durch mikrobielle Kontamination als durch hitzelabile Bestandteile und Fette zu erklären ist, beeinflusst die mikrobielle Diversität der bakteriellen Exposition den Schutz vor der Entwicklung von Asthma [11]. Die zugrunde liegenden Mechanismen, die die protektiven Effekte erklären können, sind vielfältig, u. a. eine Aktivierung bzw. Beeinflussung der inerten und der adaptiven Immunantwort durch verschiedene mikrobielle Bestandteile, eine Beeinflussung der epithelialen Barriere mit konsekutiv verbesserter Abwehr viraler Infektionen und allergischer Sensibilisierung sowie eine Beeinflussung des Darmmikrobioms.

1.4.6 Rauchen

Neben den bekanntermaßen gesundheitsschädlichen Auswirkungen der Aktiv- und Passivtabakrauchexposition im Allgemeinen konnten mehrere Studien einen Zusammenhang zwischen Passivrauchexposition und Asthma im Kleinkindalter zeigen. In einer gepoolten Analyse der Daten aus sechs europäischen Geburtskohorten ließ sich ein erhöhtes Asthmarisiko um 65 % bei den Kindern, deren Mütter während der Schwangerschaft, nicht aber nach Geburt geraucht hatten, nachweisen [17]. Ferner stieg die Wahrscheinlichkeit für eine Asthmaentwicklung in einem linearen dosisabhängigen Verhältnis zum Zigarettenkonsum der Mutter. Ähnlich hohe Einflüsse hatte die Passivrauchexposition kombiniert pränatal und im ersten Lebensjahr. Zu vergleichbaren Ergebnissen kommt eine Metaanalyse von insgesamt 79 Studien mit einer um 21–85 % erhöhten Asthmainzidenz, vor allem bei pränataler Exposition [19]. Somit stellt die Verhinderung der Tabakrauchexposition eine der am besten beeinflussbaren Präventionsmaßnahmen für eine Asthmaentstehung dar.

1.4.7 Allergie-Immuntherapie

Kinder mit einer allergischen Rhinokonjunktivitis haben ein erhöhtes Risiko für die Entwicklung eines Asthma bronchiale. Unlängst wurden die Ergebnisse der ersten doppelblind-placebokontrollierte Studie zur Asthmaprävention mittels einer sublingualen Allergie-Immuntherapie (AIT) bei Kindern mit einer allergischen Rhinitis veröffentlicht. Der primäre Endpunkt wurde zwar verfehlt, Asthmasymptome und -medikamente wurden aber in der behandelten Kindergruppe signifikant weniger beobachtet bzw. benötigt [20]. Ohne Placebokontrolle, dafür mit langer Nachbeobachtung zeigte die PAT-Studie (Preventive Allergy Treatment-Studie) eine signifikante Reduktion des Asthmarisikos von 45 % bei Kindern mit Gras- und / oder Baumpollenallergie [21]. Für einen Effekt im Sinne der primären Prävention gibt es keinen Hinweis; zur Beurteilung des Umfangs des präventiven Potenzials der AIT sind weitere Studien notwendig.

Sowohl im Bereich der Ernährung als auch des Lebensstils sowie der medikamentösen Therapie ergeben sich hinsichtlich des Asthma bronchiale einige präventive Ansätze, die im Alltag umsetzbar sind. Für einige Aspekte werden weitere qualitativ hochwertigere und prospektiv konzipierte Studien notwendig sein, um das volle Ausmaß eines präventiven Potenzials besser einschätzen zu können.

Literatur

[1] Regnier SA, Huels J. Association between respiratory syncytial virus hospitalizations in infants and respiratory sequelae: systematic review and meta-analysis. Pediatr Infect Dis J. 2013;32(8):820–826.

[2] Liu L, Pan Y, Zhu Y, Song Y, Su X, Yang L et al. Association between rhinovirus wheezing illness and the development of childhood asthma: a meta-analysis. BMJ Open 2017;7(4):e013034.

[3] Simoes EA, Groothuis JR, Carbonell-Estrany X, Rieger CH, Mitchell I, Fredrick LM et al. Palivizumab prophylaxis, respiratory syncytial virus, and subsequent recurrent wheezing. J Pediatr 2017;151(1):34–42.

[4] Stone CA Jr, Miller EK. Understanding the association of human rhinovirus with asthma. Clin Vaccine Immunol. 2015;23(1):6–10.

[5] Huang L, Chen Q, Zhao Y, Wang W, Fang F, Bao Y. Is elective cesarean section associated with a higher risk of asthma? A meta-analysis. J Asthma 2015;52(1):16–25.

[6] Hyde MJ, Mostyn A, Modi N, Kemp PR. The health implications of birth by Caesarean section. Biol Rev Camb Philos Soc. 2012; 87(1):229–43.

[7] Menezes AM, Hallal PC, Matijasevich AM et al. Caesarean sections and risk of wheezing in childhood and adolescence: data from two birth cohort studies in Brazil. Clin Exp Allergy 2011; 41:218–223.

[8] Roduit C, Scholtens S, de Jongste JC et al. Asthma at 8 years of age in children born by caesarean section. Thorax 2009;64:107–113.

[9] Martinez FD, Guerra S. Early origins of asthma: role of microbial dysbiosis and metabolic dysfunction. Am J Respir Crit Care Med 2018;197(5):573–579.

[10] Mutius E von, Vercelli D. Farm living: effects on childhood asthma and allergy. Nature Reviews Immunology 2010; 10:861–868.

[11] von Mutius E. The microbial environment and its influence on asthma prevention in early life. J Allergy Clin Immunol. 2016;137(3):680–9.

[12] Zuccotti G, Meneghin F, Aceti A et al. Probiotics for prevention of atopic diseases in infants: systematic review and meta-analysis. Allergy. 2015; 0(11):1356–71.

[13] Cuello-Garcia CA, Brożek JL, Fiocchi A et al. Probiotics for the prevention of allergy: A systematic review and meta-analysis of randomized controlled trials. J Allergy Clin Immunol. 2015;136(4):952–61.

[14] Sanders ME, Guarner F, Guerrant R, Holt PR, Quigley EMM, Sartor RB et al. An update on the use and investigation of probiotics in health and disease. Gut 2013;62:787–796.

[15] Cuello-Garcia C, Fiocchi A, Pawankar R et al. Prebiotics for the prevention of allergies: A systematic review and meta-analysis of randomized controlled trials. Clin Exp Allergy 2017;47(11):1468–1477.

[16] Rastall RA, Gibson GR. Recent developments in prebiotics to selectively impact beneficial microbes and promote intestinal health. Curr Opin Biotechnol. 2015;32:42–46.

[17] Neuman Å, Hohmann C, Orsini N, Pershagen G, Eller E, Kjaer HF, Gehring U, Granell R, Henderson J, Heinrich J, Lau S, Nieuwenhuijsen M, Sunyer J, Tischer C, Torrent M, Wahn U, Wijga AH, Wickman M, Keil T, Bergström A; ENRIECO Consortium. Maternal smoking in pregnancy and asthma in preschool children: a pooled analysis of eight birth cohorts. Am J Respir Crit Care Med. 2012;186(10):1037–43.

[18] Burke H, Leonardi-Bee J, Hashim A, Pine-Abata H, Chen Y, Cook DG et al. Prenatal and passive smoke exposure and incidence of asthma and wheeze: systematic review and meta-analysis. Pediatrics 2012;129(4):735–744.

[19] Valovirta E, Petersen TH, Piotrowska T et al. Results from the 5-year SQ grass sublingual im-
      munotherapy tablet asthma prevention (GAP) trial in children with grass pollen allergy. J Allergy
      Clin Immunol. 2018; 141(2):529–538.e13.
[20] Jacobsen L, Niggemann B, Dreborg S et al. Specific immunotherapy has long-term preven-
      tive effect of seasonal and perennial asthma: 10-year follow-up on the PAT study. Allergy
      2007;62(8):943–948.
[21] Lodge CJ, Tan DJ, Lau MX, Dai X, Tham R, Lowe AJ et al. Breastfeeding and asthma and allergies:
      a systematic review and meta-analysis. Acta Paediatr. 2015;104(467):38–53.
[22] Guilleminault L, Williams EJ, Scott HA, Berthon BS, Jensen M, Wood LG. Diet and Asthma: Is It
      Time to Adapt Our Message? Nutrients. 2017;9(11).
[23] Yepes-Nuñez JJ, Brożek JL, Fiocchi A, Pawankar R, Cuello-García C, Zhang Y, Morgano GP,
      Agarwal A, Gandhi S, Terracciano L, Schünemann HJ. Vitamin D supplementation in primary
      allergy prevention: Systematic review of randomized and non-randomized studies. Allergy.
      2018;73(1):37–49.
[24] Cheelo M, Lodge CJ, Dharmage SC, Simpson JA, Matheson M, Heinrich J, Lowe AJ. Paracetamol
      exposure in pregnancy and early childhood and development of childhood asthma: a syste-
      matic review and meta-analysis. Arch Dis Child. 2015;100(1):81–9.
[25] Loewen K, Monchka B, Mahmud SM, ,t Jong G, Azad MB. Prenatal antibiotic exposure and
      childhood asthma: a population-based study. Eur Respir J. 2018;52(1).
[26] Yoshida S, Ide K, Takeuchi M, Kawakami K. Prenatal and early-life antibiotic use and risk of
      childhood asthma: A retrospective cohort study. Pediatr Allergy Immunol. 2018.;29(5):490-495.
[27] Mitre E, Susi A, Kropp LE, Schwartz DJ, Gorman GH, Nylund CM. Association Between Use of
      Acid-Suppressive Medications and Antibiotics During Infancy and Allergic Diseases in Early
      Childhood. JAMA pediatrics 2018: e180315.
[28] Peters U, Dixon AE, Forno E. Obesity and asthma. J Allergy Clin Immunol.
      2018;141(4):1169–1179.
[29] Schmitz R, Thamm M, Ellert U, Kalcklösch M, Schlaud M; KiGGS Study Group. Prevalence of
      common allergies in children and adolescents in Germany: results of the KiGGS study: first
      follow-up (KiGGS Wave 1) Bundesgesundheitsblatt Gesundheitsforschuung Gesundheitsschutz
      2014;57:771-778
[30] Dharmage SC, Perret JL, Custovic A. Epidemiology of asthma in children and adults. Front Pe-
      diatr 2019;7:246
[31] Custovic A. Epidemiology of asthma in children and adults. Front Pediatr 2019;7:246
[32] Jartti T, Gern JE Role of viral infections in the development and exacerbation of asthma in chil-
      dren. J Allergy Clin Immunol 2017;140:895-906

2 Immunologische Toleranz auf Nahrungsmittel

Harald Renz

2.1 Immunantwort auf Nahrungsmittel-Antigene

Die normale physiologische Antwort auf Nahrungsmittel-Antigene ist die immunologische und klinische Toleranz. Die Entwicklung dieser Toleranzreaktion ist im Wesentlichen abhängig von regulatorischen T-Zellen. Es handelt sich um aktive immunologische Prozesse, die initiiert und lebenslang aufrechterhalten werden müssen. Demgegenüber steht die koordinierte Entwicklung von allergischen Immunantworten mit der Entwicklung von Nahrungsmittel-spezifischen IgE-Antikörpern, der Induktion von intestinalen Mastzellexpansionen und -aktivierungen sowie gesteigertem Transport von Makromolekülen durch die intestinale epitheliale Barriere. Im Mittelpunkt dieser Reaktionskaskade stehen die allergenspezifischen Th2-Zellen vom Typ CD4, aber auch angeborene Lymphozyten (innate lymphocytes, ILCs).

Diese beiden fundamental unterschiedlichen Lymphozytenpopulationen, die regulatorischen T-Zellen und die Typ-2-T-Zellen (vom Typ CD4 und ILC), stehen in einem kontinuierlichen Wettstreit. Die beiden T-Zell-Antworten werden initiiert durch spezialisierte antigenpräsentierende Zellen (APCs), die Antigenmaterial aufnehmen und sie auf Histokompatibilitäts-Antigene vom Typ II laden (MHC, HLA-Antigene) und sodann die Peptide auf die Zelloberfläche transportieren. Dabei unterscheiden sich intestinale APCs sowohl hinsichtlich ihres Phänotyps als auch ihrer Funktionalität in Bezug auf ihre Kapazität, entweder regulatorische T-Zellen oder Typ-2-T-Zellen zu aktivieren. An dieser phänotypischen Heterogenität sind wesentlich Umweltfaktoren beteiligt. Ferner spielen Mikroben, das Mikrobiom, Pathogene, die Nahrungsmittel selbst sowie Metabolite und andere Faktoren eine wesentliche Rolle, um APC-Antworten zu beeinflussen und zu variieren.

2.2 Toleranzinduktion

Um in den Kontakt mit Immunzellen zu kommen, müssen makromolekulare Allergene (Nahrungsmittelallergene) durch die Epithelbarriere des Gastrointestinaltrakts transportiert werden. Hieran beteiligt sind verschiedene Prozesse, wie die parazelluläre Diffusion, die Transzytose in Enterozyten und die Passage über spezialisierte M-Zellen, die besonders häufig über den Lymphoidenstrukturen im Darm anzutreffen sind (sog. Peyer-Patches). Weiterhin spielt transzelluärer Antigentransport eine Rolle. Die Transzytose in Enterozyten und M-Zellen kann durch bereits vorhandene allergenspezifische IgA- und / oder IgE-Antikörper gesteigert werden. Ein weiterer Rezeptor, der den Transport beschleunigen bzw. verstärken kann, ist der niedrig-affine IgE-Rezeptor CD23. Ferner sind spezialisierte Makrophagen, die bestimmte Chemo-

https://doi.org/10.1515/9783110561012-002

kinrezeptoren (z. B. CX3, CR1) exprimieren, in der Lage, Antigene an sogenannten Tied Junctions durch diese Barriere hinweg zu schleusen. Dies ist nicht nur für Nahrungsmittelantigene, sondern auch für mikrobielle Antigene gezeigt worden. Gerade solche spezialisierten Makrophagen produzieren hohe Konzentrationen an IL-10, ein Zytokin, das für die Induktion von regulatorischen T-Zellen wesentlich ist.

Kommen keine weiteren „pro-inflammatorischen" Signale im lokalen Milieu hinzu, ist das Grundprogramm, auf das die mukosale Immunantwort eingestellt wird, die Entwicklung von Toleranz. Subepithelial gelegene dendritische Zellen (CD103-positiv) sind in der Lage, Nahrungsmittelantigene in den nächstgelegenen mesenterischen Lymphknoten zu transportieren, wo sie den T-Zellen präsentiert werden können. Dafür sind diese dendritischen Zellen mit Homing-Rezeptoren ausgestattet (CC-Chemokinrezeptor 9 und Integrin a4b7), um sie in der Region des mukosalen Immunsystems zu halten. Auch diese Zellen sind nachhaltig an der Induktion der regulatorischen T-Zellen beteiligt. Homing-Rezeptoren werden z. B. unter dem Einfluss der Aldehyddehydrogenase (ADH) heraufreguliert, ein Enzym, das an der Metabolisierung von Vitamin A in Retinolsäure beteiligt ist. Retinolsäure vermittelt ihre Signale über den Retinolsäurerezeptor auf T-Zellen, was wiederum zur Induktion des Master-Transkriptionsfaktors FOXp3 (fork head box protein p3) führt. Dieser Transkriptionsfaktor ist verantwortlich für die Entwicklung des regulatorischen T-Zell-Phänotyps. Ferner unterdrückt im Gegenzug die Retinolsäure die Produktion anderer T-Helferzytokine (s. Abb. 2.1).

Wenn Nahrungsmittelantigene absorbiert werden und in das Blutsystem gelangen, werden sie zunächst über den Portalkreislauf in die Leber geschleust, wo sie in der ersten Passage von Kupfferschen Sternzellen in Empfang genommen werden. Kupffersche Sternzellen sind spezialisierte residente Makrophagen, also ebenfalls antigenpräsentierende Zellen, und spielen offensichtlich auch eine wichtige Rolle in der Induktion von tolerogenen immunologischen Antworten. Dies wird indirekt darüber belegt, dass Kinder mit chronischen Lebererkrankungen und Empfänger von Lebertransplantationen eine ungewöhnlich hohe Rate von neu entwickelten Nahrungsmittelallergien aufweisen.

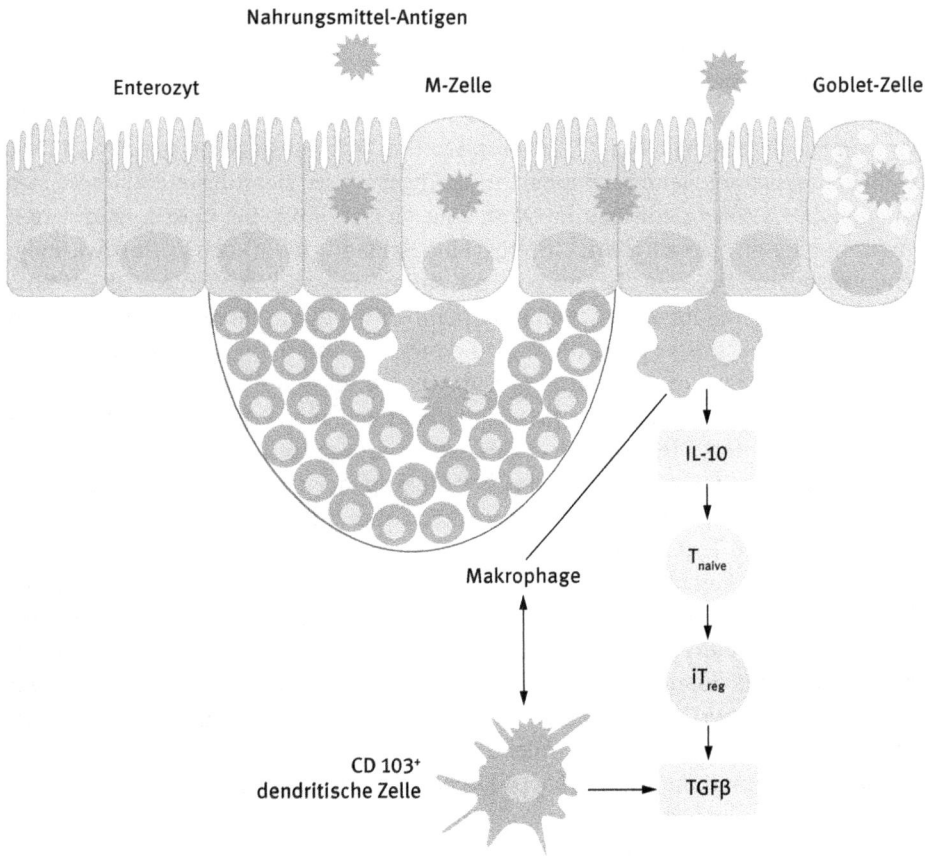

Abb. 2.1: Toleranzinduktion gegenüber Nahrungsmittelantigenen. Für die Toleranzinduktion gibt es eine Reihe von koordinierten Eintritts- und Prozessionsmöglichkeiten für Antigene. Zum einen spielen spezialisierte M-Zellen eine wesentliche Rolle, um Nahrungsmittelantigene koordiniert den Lymphoidfollikeln unterhalb der Epithelbarriere (sog. Peyer-Patches) darzureichen. In den Peyer-Patches erfolgt dann die Instruktion von naiven T-Zellen zur Differenzierung in induzierte regulatorische T-Zellen (iTregs). Dies erfolgt unter dem Einfluss von IL-10. IL-10 und wird auch direkt zur Verfügung gestellt von aktivierten Makrophagen oder dendritischen Zellen, die Nahrungsmittel-antigene aus dem Darmlumen vorbei an den Tight Junctions den naiven T-Zellen darreichen. Unter dem Einfluss von IL-10 entwickeln sich dann die regulatorischen T-Zellen, die im Wesentlichen für die Aufrechterhaltung der Toleranz gegenüber Nahrungsmittelantigenen verantwortlich sind.

2.3 Zusammenbruch von immunologischer Toleranz

Der Zusammenbruch der zuvor dargelegten physiologischen Mechanismen führt zu einem Shift der Immunantwort weg von den tolerogenen Signalwegen hin zur Induktion von proallergischen Typ-2-Effektorantworten. Was genau zu diesem Shift führt, ist bis heute unzureichend verstanden. Allerdings mehren sich Hinweise darauf, dass kommensiale Mikroorganismen im Darm eine wichtige Rolle bei diesen veränderten Immunantworten spielen. Hieran beteiligt sind Bakterien, aber auch Viren sowie möglicherweise Parasiten, die über sogenannte pathogen-associated molecular Patterns (PAMPs) die pro-inflammatorischen Immunantworten durch Bindung der PAMPs an Pattern Recognition Receptors (PRRs), zu denen die Toll-like Receptors (TLRs) und andere zählen, triggern. So konnte gezeigt werden, dass die Aktivierung von TLRs (TLR2, TLR5, TLR7 und TLR8) die Kapazität dieser Zellen erhöht, eine Typ-2-Effektorantwort zu initiieren. Diese sind ihrerseits exprimiert auf Epithelzellen und Zellen des angeborenen Immunsystems einschließlich Makrophagen und dendritischen Zellen.

Dieser Effektormechanismus wird verstärkt durch die Epithelzellen selbst, die unter bestimmten Bedingungen epitheliale Zytokine produzieren, um sich an der Entwicklung und Verstärkung einer lokalen Typ-2-T-Zellantwort zu beteiligen. Hierzu zählen TSLP, IL-25 und IL-33. Diese Zytokine wirken auf dendritische Zellen und andere, triggern dort ein Aktivierungsprogramm, das seinerseits die mit dendritischen Zellen in Kontakt tretenden T-Zellen in Richtung Typ 2 polarisiert. Wenn nun über den weiteren Kontakt von Nahrungsmittelnantigenen diese Immunzellen chronisch aktiviert werden, bildet sich ein lokales Reservoir von IL-4, dem Schlüsselzytokin der proallergischen Immunantwort. IL-4 ist notwendig, um Th2-Zellen zu entwickeln, damit diese Zellen expandieren und proliferieren, darüber hinaus ist IL-4 (zusammen mit IL-13) an der IgE Produktion in B-Zellen beteiligt. Ferner hat IL-4 wesentliche Effekte auf Mastzellen, wo sie das Überleben und die Gewebesensitivität dieser Zellen verstärken.

Es entstehen nicht nur regulatorische Mechanismen, die die Initiation der Th2-Zellen auf den Weg bringen, sondern es bilden sich auch regulatorische Schleifen aus, die zu einer Positivverstärkung dieser Immunantwort führen. An dieser positiven Verstärkung ist nicht nur das Typ-2-Zytokin IL-4 beteiligt, sondern auch das Effektormolekül IgE. So verstärkt Nahrungsmittel-spezifisches IgE die Typ-2-Immunantwort und unterdrückt simultan die regulatorischen T-Zellen. An diesen regulatorischen Signalwegen sind die Mastzellen wesentlich beteiligt, die auf ihrer Oberfläche den hoch affinen IgE-Rezeptor (FcR-I) exprimieren und nach Aktivierung nicht nur zahlreiche pro-inflammatorische Soforttyp-Mediatoren ausschütten, sondern auch selbst eine wesentliche Quelle der Typ-2-Zytokine IL-4 darstellen. So können in einem solchen pro-allergischen Milieu bereits vorhandene regulatorische T-Zellen zu Th2-Zellen umprogrammiert werden.

Diese Umprogrammierung ist darauf zurückzuführen, dass die Funktionalität des Master-Transkriptionsfaktors FOXp3 zurückgefahren wird zugunsten eines anderen Master-Transkriptionsfaktors, nämlich von GATA3, der die Funktionalität von Typ2-T-Zellen reguliert. Von GATA3 sind die Typ-2-T-Zellen maßgeblich abhängig, ohne GATA3 werden die IL-4, IL-5 und IL-13 nicht synthetisiert. Ferner ist GATA 3 auch exprimiert in eosinophilen Granulozyten, Mastzellen und Epithelzellen und wird somit als der Master-Regulator der Typ-2-abhängigen allergischen Reaktion angesehen.

Darüber hinaus sind weitere Faktoren am Zusammenbruch der immunologischen und klinischen Toleranz beteiligt (s. Abb. 2.2). Zum Beispiel hat die Mehrzahl der Kinder mit einer Nahrungsmittelallergie auch eine **atopische Dermatitis.** Diese und andere wissenschaftliche Erkenntnisse führen zu dem Konzept, dass Nahrungsmittelantigene nicht nur über den Gastrointestinaltrakt, sondern möglicherweise auch durch (läsionale) Haut aufgenommen werden können. Viele Kinder mit atopischem Ekzem hat eine Störung der Hautbarriere, die genetisch bedingt ist. Dies kann als Eintrittspforte für Nahrungsmittelantigene, gerade im frühen Kindes- und Säuglingsalter, von Bedeutung sein.

Einen weiteren Expositionsweg stellt der **Respirationstrakt** dar. Auch inhalativ kann es zur Ausbildung entsprechender Sensibilisierung kommen. Ein wichtiges klinisches Beispiel ist das orale Allergiesyndrom, bei dem inhalative Allergene (z. B. Frühblüher) kreuzreagieren mit bestimmten Nahrungsmitteln können. Dieses Syndrom ist klinisch im Wesentlichen beschränkt auf den Oropharynx und unterstreicht, dass der Oropharynx möglicherweise wiederum eine besondere mukosale Barriere darstellt. Allerdings sind diese Zusammenhänge bislang wenig beforscht. Ein weiteres Beispiel solcher Kreuzreaktionen ist die in den letzten Jahren in den Hintergrund getretene Latexallergie, bei der eine Kreuzreaktivität mit zahlreichen Nahrungsmitteln, z. B. Banane, Avocado und Kiwi, beobachtet werden kann. Zusammengefasst spielen Penetrationsmechanismen an Haut und diversen mukosalen Systemen eine zumindest unterstützende Rolle in der Entwicklung von gastrointestinalen pro-allergischen Immunantworten.

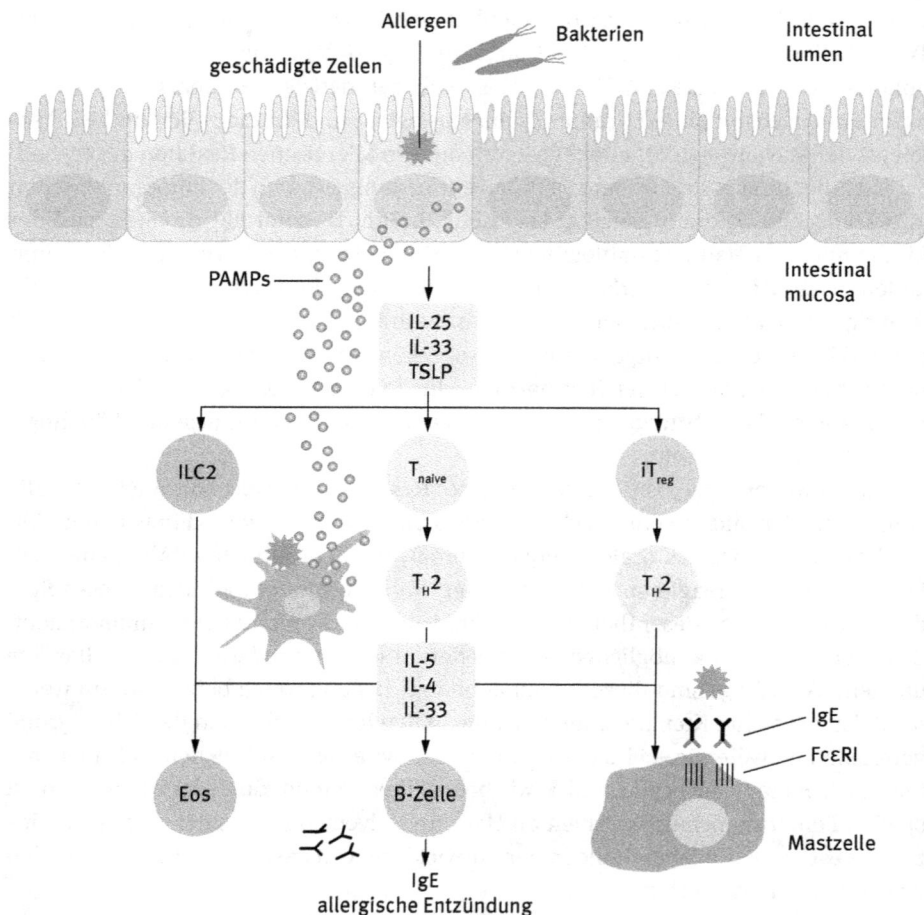

Abb. 2.2: Der Zusammenbruch der immunologischen Toleranz und die Entwicklung einer allergischen Immunantwort. Der Zusammenbruch der in Abb. 2.1 beschriebenen Toleranzmechanismen erfolgt über verschiedene pathologische Prozesse. Zum einen gelangen über geschädigte Enterozyten und Epithelzellen Nahrungsmittelantigene in unprozessierter und unkoordinierter Form in die Submukosa. Des Weiteren spielt eine veränderte Zusammensetzung des Mikrobioms eine Rolle, das an der normalen Prozessierung der Antigene ebenfalls über die Zurverfügungstellung eines entsprechenden anti-inflammatorischen Milieus beteiligt ist. Wird dieses Milieu pro-inflammatorisch, so triggert dies in den Epithelzellen die Produktion von mehreren wichtigen Mediatoren, die an der Instruktion von Th2-Zellen beteiligt sind. Hierzu zählen IL-25, IL-33, TSLP. Diese Mediatoren können einerseits regulatorische T-Zellen mithelfen umzuprogrammieren zu einer Th2-Effektorzelle. Parallel können diese Mediatoren aber auch innate lymphoide Zellen in Richtung einer ILC2-Population programmieren und schließlich können über naive T-Zellen direkt Th2-Effektorzellen instruiert werden. In jedem Falle ist der Effekt die Produktion von Th2-Zytokinen IL-4, IL-5 und IL-13, welche einerseits die Eosinophilie im Gewebe andererseits das Switching in den B-Zellen zum IgE-Isotyp und schließlich die Aktivierung der Mastzellen beeinflussen können. Damit sind alle Voraussetzungen erfüllt, um eine allergische Entzündung auszubilden.

2.4 Sensibilisierung gegen Nahrungsmittelantigene

Die Induktion der Typ-2-Immunantwort, die schließlich die IgE-vermittelte Nahrungs-mittelallergie triggert und an der Suppression der regulatorischen T-Zell-Antwort beteiligt ist, wird über zahlreiche Signale reguliert, die miteinander verwoben sind und sich teilweise gegenseitig beeinflussen. Hierzu zählen die Zusammensetzung der kommensalen Darmflora, die Metabolite der Darmbakterien, die diese unter dem Ein-fluss von Ernährungs- und Wirtsfaktoren produzieren, Adjuvantien, die in Nahrungs-mitteln enthalten sind, die Zusammensetzung der Nahrung und weitere, bisher unbe-kannte Faktoren.

Die Zunahme der Nahrungsmittelallergien in den letzten Jahren legt die Bedeu-tung von Umwelt- und Lebensstilfaktoren nahe, da genetisch determinierte Mecha-nismen erst über Generationen hinweg eine Veränderung von Krankheitshäufigkeiten bewirken werden. Der Einfluss von Umweltfaktoren, insbesondere Mikrobiota, wird durch Studien an keimfreien Mäusen untermauert. Solche unter absoluten sterilen Bedingungen keimfrei aufgezogenen Mäuse sind hinsichtlich ihrer adaptiven Immun-antwort per se in Richtung Typ-2-Immunantwort polarisiert. Der Grad der mikrobiel-len Diversität an der mukosalen Oberfläche scheint von besonderer Bedeutung zu sein; umso diverser und komplexer das mikrobielle Ökosystem, umso ausgeprägter die Suppression der Typ-2-Immunantwort und damit die IgE-Produktion.

Ferner spielen bestimmte mikrobielle Spezies ebenfalls eine wichtige Rolle. Be-stimmte Clostridium-Spezies verstärken die Entwicklung von FOXp3-positiven re-gulatorischen T-Zellen. Darüber hinaus wird durch einige dieser Spezies auch das intestinale Zytokinmilieu im Sinne einer verstärkten Produktion der pro-tolerogenen Zyotkine IL-10 und TGF- beeinflusst. Im Menschen spielen die intestinalen Mikrobio-ta, die ab der Geburt in einem frühen Stadium den Darm besiedeln, eine wichtige Rol-le, wobei die Diversität eine nicht zu unterschätzende Größe darstellt. Auch im Men-schen schützen einige Genus der Clostridien gegenüber Nahrungsmittelallergenen. Ferner ist der Geburtsweg – Kaiserschnittentbindung versus vaginaler Entbindung – eine wichtige Determinate; und auch die Frage, ob jemand im städtischen oder länd-lichen Milieu aufwächst, sowie die peri- und postnatale antibiotische Exposition und Infektionen mit viralen Pathogenen und anderem sind weitere Einflussfaktoren.

Ein wichtiger Mechanismus, über den Mikroben Immunantworten beeinflussen können, verläuft über immunregulatorische Komponenten und Moleküle, die von solchen Mikroorganismen selbst produziert werden. Ein prototypisches Beispiel sind die kurzkettigen Fettsäuren, die an sogenannte G-Protein-gekoppelte Rezeptoren (GPCRs) binden und die intestinale epitheliale Permeabilität beeinflussen sowie re-gulatorische T-Zellen indizieren können. Solche kurzkettigen Fettsäuren werden von bestimmten Mikroorganismen im Darm aus für den Menschen nicht verdaulichen komplexen Zuckermolekülen, wie den nicht verdaulichen Ballaststoffen, gebildet.

Dies kann als ein Beispiel von vielen gewertet werden, allerdings wird schon an dieser Stelle deutlich, dass die Forschung in Bezug auf die „funktionelle Mikrobiomforschung" erst ganz am Anfang steht. Nachdem viele Studien sich mit der „Kartierung" der mikrobiellen Zusammensetzung an verschiedenen anatomischen Lokalisationen über alle Lebensabschnitte hinweg befasst haben, und dies auch im Vergleich von Gesunden und Erkrankten, steht hingegen die Forschung zu funktionellen Auswirkungen erst am Anfang. Ebensowenig lassen sich diese Erkenntnisse bezüglich präventiver oder therapeutischer Effekte auf den Menschen übertragen oder gar anwenden.

Literatur

[1]   Allen KJ et al. Vitamin D insufficiency is associated with challenge-proven food allergy in infants. J. Allergy Clin. Immunol. 2013;131:1109–1116.e6.
[2]   Beyer KA. European perspective on immunotherapy for food allergies. J. Allergy Clin. Immunol. 2012;129:1179–1184.
[3]   Boyce JA et al. Guidelines for the diagnosis and management of food allergy in the United States. Report of the NIAID-sponsored expert panel. J. Allergy Clin. Immunol. 2010;126:S1–58.
[4]   Braun-Fahrländer C. et al. Environmental exposure to endotoxin and its relation to asthma in school-age children. N. Engl. J. Med. 2002;347:869–877.
[5]   Du Toit G. et al. Randomized trial of peanut consumption in infants at risk for peanut allergy. N. Engl. J. Med. 2015;372:803–813.
[6]   Hammad H, Lambrecht BN. Barrier epithelial cells and the control of type 2 immunity. Immunity 2015;43:29–40.
[7]   Kelleher MM et al. Skin barrier impairment at birth predicts food allergy at 2 years of age. J. Allergy Clin. Immunol. 2016;137:1111–1116.e1 8.
[8]   Leung DYM et al. Effect of anti-IgE therapy in patients with peanut allergy. N. Engl. J. Med. 2003;348:986–993.
[9]   Noval Rivas M. et al. Regulatory T cell reprogramming toward a Th2 cell-like lineage impairs oral tolerance and promotes food allergy. Immunity 2015;42:512–23.
[10] Prescott SL et al. A global survey of changing patterns of food allergy burden in children. World Allergy Organiz J. 2013;6:21.
[11] Renz H, Allen KJ, Sicherer SH, Sampson HA, Lack G, Beyer K, Oettgen HC,Nature Review Disease Primers. Food allergy Journal.2018;4:17098. doi: 10.1038/nrdp.2017.98.
[12] Strachan DP. Hay fever, hygiene, and household size. BMJ 1989;299:1259–1260.

3 Stillen und Allergieprävention

Matthias Kopp

Die ersten Berichte über einen protektiven Effekt des Stillens stammen aus dem Jahre 1936 von Grulee, der beobachtete, dass im Vergleich zu voll gestillten Neugeborenen teilweise gestillte Neugeborene doppelt so häufig und nicht-gestillte Säuglinge sieben Mal so häufig ein atopisches Ekzem entwickelten. Mittlerweile sind die allergiepräventiven Effekte des Stillens in zahlreichen Studien untersucht worden. Alle diese Arbeiten sind methodisch dadurch limitiert, dass es – in der Natur der Sache liegend – keine doppelblinden, placebo-kontrollierten Untersuchungen zu diesem Thema geben kann. Entsprechend schwierig ist im Einzelfall die Bewertung der Evidenz zum Thema „Stillen und Allergieprävention".

Die aktuelle Allergie-Präventions-Leitlinie stellt dem Kapitel zum Stillen eine sehr grundsätzliche, aber auch allgemeine Bemerkung voran: „Stillen hat viele Vorteile für Mutter und Kind." Diese Aussage soll auch diesem Kapitel vorangestellt werden und darauf hinweisen, dass „Allergieprävention" ein wichtiger Aspekt in der Stilldiskussion ist – aber bei Weitem nicht der Einzige. Konkret und zurückhaltend formuliert die Leitlinie im zweiten Satz: „Die aktuelle Datenlage unterstützt die Empfehlung, dass für den Zeitraum der ersten 4 Monate voll gestillt werden soll."

Tatsächlich ist die Datenlage zum Thema Stillen und Allergieprävention durchaus kontrovers. In diesem Kapitel geht es daher auch um 1) mögliche Gründe für die kontroverse Datenlage zum Thema Stillen und Allergieprävention; 2) mögliche Mechanismen, die eine kausale Assoziation zwischen Stillen und Allergieprävention unterstützen und 3) darum, Fragen für künftige Forschungsprojekte zu formulieren.

3.1 Definition des Stillens

Die Vergleichbarkeit epidemiologischer Studien wird durch unterschiedlich definierte Endpunkte, aber auch durch unterschiedlich definierte „Interventionen" erschwert. Dies trifft auch für das Stillen zu. Hier werden Begriffe wie exklusives Stillen, Vollstillen, überwiegendes Stillen oder Teilstillen unterschiedlich definiert. Um in epidemiologischen Studien mögliche Dosiseffekte zu untersuchen, sind klare Definitionen und ein sauberes Erfassen der Zeiträume ausschließlich gestillter und teil-gestillter Kinder unerlässlich. Hilfreich dabei ist die aktuelle Definition der WHO, die in Tab. 3.1 wiedergegeben ist.

https://doi.org/10.1515/9783110561012-003

Tab. 3.1: Definition der WHO (http://apps.who.int/iris/bitstream/handle/10665/43895/?sequence=1).

Stillpraxis	Kind erhält	Erlaubt ist	Verboten ist
Exklusives Stillen (Exclusive breast-feeding)	Muttermilch (ggf. auch von Amme)	Vitamine, Mineralstoffe, Medikamente als Tropfen oder Sirup	Alle andere Formen von Flüssigkeit
Überwiegendes Stillen (predominant breast-feeding)	Überwiegend Mutter-milch (ggf. auch von Amme)	Zusätzlich zu oben: Wasser, Fruchtsaft, wasserbasierte Drinks	Milchprodukte außer Muttermilch
Ergänzende Ernährung (complementary feeding)	Muttermilch (ggf. auch von Amme) und feste oder halbfeste Nahrung	Nahrungsmittel oder Flüssigkeiten einschließlich Formula-Nahrung oder Milchprodukte sind erlaubt	Nicht anwendbar
Stillen (breatsfeeding)	Muttermilch (ggf. auch von Amme)	Nahrungsmittel oder Flüssigkeiten einschließlich Formula-Nahrung oder Milchprodukte sind erlaubt	Nicht anwendbar
Flaschen-Ernährung (bottle feeding)	Jede Flüssigkeit (ein-schließlich Muttermilch) und halbfeste Nahrung, die über eine Flasche mit Sauger gefüttert wird	Nahrungsmittel oder Flüssigkeiten einschließlich Formula-Nahrung oder Milchprodukte sind erlaubt	Nicht anwendbar

3.2 Effekte des Stillens auf Asthma, Lungenfunktion und Wheezing

In der CHILD-Studie (Canadian Healthy Infant Longitudinal Development) wurden 2773 Neugeborene nachuntersucht. Bei Müttern, die selbst an Asthma litten, zeigte sich Stillen protektiv für Wheezing [1]. Im Alter von 3 Jahren hatten 12 % der Kinder ein ärztlich diagnostiziertes Asthma. Auch im Hinblick auf Asthma erwies sich Stillen in dieser Kohorte als protektiver Faktor[2].

In einer englischen Kohortenstudie wurden 1458 Kinder bis zum 12. Lebensjahr nachuntersucht. Stillen für 4–5 Monate und Stillen länger als sechs Monate war dabei mit einem signifikant besseren forcierten expiratorischen Atemfluss (FEF50) assoziiert ($p = 0.048$ und 0.041). Dabei war der Effekt bei Müttern mit Asthma größer. In dieser Subpopulation wurden neben der FEF50 auch signifikante Effekte zugunsten der Ein-Sekunden-Kapazität (FEV1: 4–6 Monate Stillen: + 148 ml, $p = 0.05$; > 6 Mo: + 167 ml, $p = 0.016$) und der forcierten expiratorischen Vitalkapazität (FVC: 4–6 Monate Stillen: + 123 ml; $p = 0.177$; > 6 Monate: + 164 ml, $p = 0.040$) ermittelt. Diese Effekte waren auch nach Adjustierung für Atemwegsinfektionen, Asthma und Allergien beim Kind stabil [3].

In einer weiteren englischen Geburtskohorte (n = 1456) wurden Kinder im Alter von 10 Jahren nachuntersucht. Dabei wurde prospektiv differenziert, ob die Kinder nicht (n = 196), weniger als 2 Monate (n = 243), 2 bis < 4 Monate (n = 142) oder länger als 4 Monate gestillt wurden. Dabei zeigte sich, dass Kinder, die mindestens 4 Monate gestillt wurden, eine signifikant höhere forcierte expiratorische Vitalkapazität (FVC: + 54.0, ± 21.1 ml, p = 0.001), eine höhere Ein-Sekunden-Kapazität (FEV$_1$ + 39.5, ± 20.1 ml, p = 0.05) und einen höheren Peak-Flow-Wert aufwiesen (PEF + 180.8 ± 66.1 ml/s, p = 0.006). Die Autoren erklären sich den Effekt auf die Lungenfunktion unter anderem mit einem mechanischen Trainingseffekt durch das frühe Saugen an der Brust [4].

Andere Arbeiten haben den Effekt des Stillens auf die Lungenfunktion und das Lungenwachstum durch eine Reduktion von Infektionen und den positiven Effekt auf das Größenwachstum erklärt [5].

Insgesamt sind die beschriebenen Effekte auf die Lungenfunktion am konsistentesten für die FVC belegt.

Atemwegssymptome wie pfeifende Atmung (Wheezing), Husten und Kurzatmigkeit, aber auch pulmonale Infektionen treten seltener bei Kindern auf, die lange gestillt wurden. Unabhängig von der Asthma-Diagnose untersuchten daher Gerhardt et al., ob ein Zusammenhang zwischen Stillen und „respiratorischen Symptomen" bei Erwachsenen besteht. Die Autoren haben Daten aus der prospektiven Tucson Children's Respiratory Study ausgewertet, deren Probanden 32 Jahre nachbeobachtet wurden. Von den ursprünglich rekrutierten 1246 Neugeborenen lagen für 786 Probanden Informationen zur Säuglingsernährung sowie mindestens ein ausgefüllter Fragebogen im Alter von 22, 26 bzw. 32 Jahren vor. In Bezug auf das Stillen wurden sie in drei Gruppen eingeteilt: weniger als ein Monat voll gestillt (d.h. Einführung von Formulanahrung im ersten Monat), zwischen 5 und 16 Wochen voll gestillt und mehr als 16 Wochen voll gestillt. Endpunkt dieser Studie war rezidivierender Husten (mind. zwei Episoden), der jeweils ohne Vorliegen eines Infekts länger als eine Woche in den vorangegangenen 12 Monaten aufgetreten war. Längeres Stillen war signifikant negativ mit rezidivierendem Husten korreliert: Je länger voll gestillt worden war, desto seltener litten die Probanden an rezidivierendem Husten im Alter von 22, 26 bzw. 32 Jahren. Da die beschriebene Assoziation unabhängig von Asthma sowie anderen Einflussfaktoren (u. a. Rauchen, Asthma, Wheezing und Lungenvolumen) auftrat, gehen die Autoren davon aus, dass der rezidivierende Husten keine Variante aus dem Formenkreis Asthma, sondern möglicherweise als „Spitze eines Eisbergs" ein Symptom späterer Lungenerkrankungen im Sinne einer chronischen Obstruktion darstellt [6].

3.2.1 Atopisches Ekzem

Im Rahmen der ISAAC- Studie (International Study of Asthma and Allergies in Childhood) wurden 51119 zufällig ausgewählte Schulkinder im Alter von 8–12 Jahren aus 21 Ländern untersucht und Fragebogeninformationen von den Eltern ausgewertet.

Obwohl sich ein protektiver Effekt des Stillens in Bezug auf eine höhere Krankheits-schwere ergab, fand sich keine Evidenz dafür, dass exklusives Stillen für 4 Monate oder länger vor einem Ekzem schützt [7]. Die Autoren fordern, dass interventionelle Studien den möglichen Effekt des Stillens auf das Ekzem klären und dabei auch mög-liche immunologische Mechanismen untersucht werden.

In der prospektiven, populationsbasierten Leicester Respiratory Cohort Study wur-de der Effekt des Stillens an 5676 Kindern untersucht. 2284 (40 %) wurden nie gestillt, 1610 (28 %) für 0–3 Monate, 705 (12 %) für 4–6 Monate und 1,077 (19 %) für länger als 6 Monate. Dabei zeigte sich ebenfalls, dass das Stillen nicht mit dem Auftreten eines ato-pischen Ekzems assoziiert war. Im Vergleich zu Kindern, die nie gestillt worden waren, betrug die Odds Ratio für Ekzem 1,02 (95 % Confidenz-Intervall 0,90–1,15) für Kinder, die 0–3 Monate gestillt wurden bzw. 0.97 (CI: 0,82–1,13) für Kinder, die 4–6 Monate ge-stillt wurden, und 0,98 (0,85–1,14) für Kinder, die länger als 6 Monate gestillt wurden [8].

Elbert und Mitarbeiter fanden in einer Kohorte von 5828 Kindern aus den Nieder-landen, dass kürzeres Stillen oder nicht ausschließliches Stillen einen schwachen ne-gativen Effekt auf das Ekzemrisiko hatte mit einer Odds Ratio von 1,11 (CI: 1,01–1,23). Hingegen wurden keine Effekte des Stillens auf die Häufigkeit einer allergischen Sensibilisierung gesehen. Ebensowenig hat sich das Stillen auf die Häufigkeit einer ärztlichen Diagnose einer allergischen Erkrankung ausgewirkt. [9].

Insgesamt sind die Hinweise aus Kohortenstudien eher schwach, die einen prä-ventiven Effekt des Stillens belegen. Die letzte große Metaanalyse [14], die 42 Studien zum Thema Stillen und atopisches Ekzem untersucht hat, konnte ebenfalls keine protektiven Effekte durch das Stillen identifizieren.

3.2.2 Mögliche allergieprotektive Mechanismen des Stillens

Zahlreiche Mechanismen, wie sich Stillen präventiv auf das Asthma auswirken kann, werden diskutiert. Zunächst werden durch das Stillen die Neugeborenen weniger mit Nahrungsmittelallergenen konfrontiert als mit Formula ernährte Kinder. Einige Studi-en haben Hinweise darauf geliefert, dass durch das Stillen epigenetisch Modifikatio-nen induziert werden, die asthmaprotektiv wirken. Untersucht wurden dabei bislang insbesondere Methylierungen in Asthma-Kandidatengenen. Ein weiterer genetischer Regulationsmechanismus könnte darin bestehen, dass über die Muttermilch direkt nicht-kodierende RNA-Moleküle transportiert werden, die die Gen-Expression regu-lieren [10],[11].

Sowohl über den direkten Hautkontakt zwischen Mutter und Kind als auch über die Muttermilch selbst beeinflusst das Stillen signifikant das kindliche Mikrobiom, das wiederum als ein wichtiger Trigger für die Asthmaentwicklung angesehen wird [12]. Hunt und Mitarbeiter haben mittels Pyrosequenzierung die Zusammensetzung des Mikrobioms in der Muttermilch untersucht und konnten eine hohe Diversität an Bakterien-Phyla nachweisen. Bei den untersuchten stillenden Frauen war dabei das

Mikrobiom in der Muttermilch über den Untersuchungszeitraum von vier Wochen stabil. Khodaya-Pardo und Mitarbeiter [13] konnten zeigen, dass der Laktations-Nachweis, das Gestationsalter und der Geburtsmodus mit Veränderungen des Mikrobioms in der Muttermilch assoziiert sind.

> Zusammengefasst greifen vermutlich unterschiedliche Mechanismen, die insgesamt für mögliche protektive Effekt des Stillens verantwortlich sind, die u. a. sowohl direkte (u. a. Epigenetik, mikro-RNA) und indirekte (u. a. Mikrobiom) immunologische bzw. immunregulatorische Faktoren umfassen.

3.3 Empfehlungen für künftige Studien

Doppelblinde, placebokontrollierte Studien werden im Bereich der Humanwissenschaften als die höchste Stufe der Evidenz angesehen. Diese Studien sind aus nachvollziehbaren Gründen für das Stillen nicht durchführbar. Beobachtungsstudien hingegen bergen die Gefahr von Verzerrung auf vielen Ebenen. Für künftige Studien muss insbesondere gefordert werden:
- Endpunkte und Interventionen sollten möglichst klar definiert und mit sensitiven Methoden erfasst werden. Dies betrifft z. B. für das Asthma bronchiale die Einbeziehung von sensitiven Verfahren zur Lungenfunktionsmessung zum Nachweis der (reversiblen) bronchialen Obstruktion bzw. der bronchialen Hyperreagibilität. Mit sensitiven Methoden wie z. B. Gasauswaschverfahren (multiple breath washout) können früh Effekte auf das Lungenwachstum bereits im Säuglings- und Kleinkindalter quantifiziert werden.
- Confounder, z. B. mütterliche und väterliche atopische Erkrankung, mütterlicher und väterlicher Nikotinkonsum, Gestationsalter, Geburtsmodus, Bildungsstatus der Eltern, Geschlecht des Kindes etc., müssen erfasst und in der Auswertung berücksichtigt werden.
- Um die oben angesprochenen möglicherweise protektiven Mechanismen des Stillens besser zu verstehen, sollten klinische Studien auch immer immunologische und funktionelle Untersuchungen einschließen. Systematisch erfasst werden sollte darüber hinaus das mütterliche und kindliche Mikrobiom.

Schließlich müssen beobachtete Effekte auch einer Überprüfung in Konfirmationskohorten standhalten. Bis dahin wird sich an der vorsichtigen und zurückhaltenden Empfehlung der Leitlinie Allergieprävention wenig ändern: Die aktuelle Datenlage unterstützt (überwiegend!) die Empfehlung, dass für den Zeitraum der ersten 4 Monate voll gestillt werden soll.

Literatur

[1] Azad MB, Vehling L, Lu Z, Dai D, Subbarao P, Becker AB, Mandhane PJ, Turvey SE, Lefebvre DL, Sears MR. Breastfeeding, maternal asthma and wheezing in the first year of life: A longitudinal birth cohort study. Eur Respir J. 2017;49:1602019. doi: 10.1183/13993003.02019-2016.

[2] Klopp A, Vehling L, Becker AB, Subbarao P, Mandhane PJ, Turvey SE, Lefebvre DL, Sears MR, Azad MB. Modes of infant feeding and the risk of childhood asthma: A prospective birth cohort study. J Pediatr. 2017;190:192–199. doi: 10.1016/j.jpeds.2017.07.012.

[3] Dogaru CM, Strippoli MP, Spycher BD, Frey U, Beardsmore CS, Silverman M, Kuehni CE. Breastfeeding and lung function at school age: does maternal asthma modify the effect? Am J Respir Crit Care Med. 2012;185(8):874–80. doi: 10.1164/rccm.201108-1490OC. Epub 2012 Feb 3.

[4] Ogbuanu IU, Karmaus W, Arshad SH, Kurukulaaratchy RJ, Ewart S. Effect of breastfeeding duration on lung function at age 10 years: A prospective birth cohort study. Thorax. 2009;64:62–66. doi: 10.1136/thx.2008.101543.

[5] Waidyatillake NT, Allen KJ, Lodge CJ, Dharmage SC, Abramson MJ, Simpson JA, Lowe AJ. The impact of breastfeeding on lung development and function: A systematic review. Expert. Rev. Clin. Immunol. 2013;9:1253–1265. doi: 10.1586/1744666X.2013.851005.

[6] Gerhart KD et al. Protective effect of breastfeeding on recurrent cough in adulthood. Thorax 2018;73:833–839.

[7] Flohr C, Nagel G, Weinmayr G, Kleiner A, Strachan DP, Williams HC; ISAAC Phase Two Study Group. Lack of evidence for a protective effect of prolonged breastfeeding on childhood eczema: lessons from the International Study of Asthma and Allergies in Childhood (ISAAC) Phase Two. Br J Dermatol. 2011;165(6):1280–9. doi: 10.1111/j.1365-2133.2011.10588.x.

[8] Wang J, Ramette A, Jurca M, Goutaki M, Beardsmore CS, Kuehni CE. Association between breastfeeding and eczema during childhood and adolescence: A cohort study. PLoS One. 2017;12(9):e0185066. doi: 10.1371/journal.pone.0185066. eCollection 2017.

[9] Elbert NJ, van Meel ER, den Dekker HT, de Jong NW, Nijsten TEC, Jaddoe VWV, de Jongste JC, Pasmans SGMA, Duijts L. Duration and exclusiveness of breastfeeding and risk of childhood atopic diseases. Allergy. 2017;72(12):1936–1943. doi: 10.1111/all.13195.

[10] Karlsson O, Rodosthenous RS, Jara C, Brennan KJ, Wright RO, Baccarelli AA, Wright RJ. Detection of long non-coding RNAs in human breastmilk extracellular vesicles: Implications for early child development. Epigenetic. 2016;11:721–729. doi: 10.1080/15592294.2016.1216285.

[11] Alsaweed M, Hartmann PE, Geddes DT, Kakulas F. Micrornas in breastmilk and the lactating breast: Potenzial immunoprotectors and developmental regulators for the infant and the mother. Int J Environ Res Public Health 2015;12:13981–14020.

[12] Hunt KM, Foster JA, Forney LJ, Schütte UM, Beck DL, Abdo Z, Fox LK, Williams JE, McGuire MK, McGuire MA. Characterization of the diversity and temporal stability of bacterial communities in human milk. PLoS One. 2011; 6(6):e21313.

[13] Khodayar-Pardo P, Mira-Pascual L, Collado MC, Martínez-Costa C. Impact of lactation stage, gestational age and mode of delivery on breast milk microbiota. J Perinatol. 2014;34(8):599–605.

[14] Gungor D, Nadaud P, LaPergola CC, Dreibelbis C, Wong YP, Terry N et al. Infant milk-feeding practices and food allergies, allergic rhinitis, atopic dermatitis, and asthma throughout the life span: a systematic review. Am J Clin Nutr 2019; 109: 772s-799s

4 Ernährung der Mutter in Schwangerschaft und Stillzeit

Imke Reese

Bis zum Ende des letzten Jahrtausends waren die Empfehlungen zur Vorbeugung allergischer Erkrankungen geprägt vom Prinzip der Karenz, insbesondere bezüglich Ernährung. Sowohl Schwangeren als auch Stillenden wurde geraten, häufige Auslöser kleinkindlicher Allergien wie Milch, Eier, Nüsse, Erdnüsse etc. vorbeugend zu meiden, um eine Sensibilisierung im Mutterleib oder über die Muttermilch zu verhindern. Diese Sichtweise änderte sich mit Erstellung der ersten S3-Leitlinie Allergieprävention 2004 grundlegend [1]. Von nun an hieß das Ziel aller Präventionsansätze nicht mehr Karenz, sondern Förderung der Toleranzentwicklung. Mit diesem neuen Fokus änderte sich auch die Zielgruppe: Adressaten der Empfehlungen seit 2004 waren nicht mehr nur Allergierisiko-Kinder und deren Familien, sondern immer stärker auch solche, deren Mutter, Vater und / oder Geschwisterkind nicht von allergischen Erkrankungen betroffen waren [1],[2],[3].

Im aktuellen Update der Leitlinie 2014 heißt es zur mütterlichen Ernährung in der Schwangerschaft und / oder Stillzeit:
„Während Schwangerschaft und Stillzeit wird eine ausgewogene und nährstoffdeckende Ernährung empfohlen.
Diätetische Restriktionen (Meidung potenter Nahrungsmittelallergene) während der Schwangerschaft oder Stillzeit sollen aus Gründen der Primärprävention nicht erfolgen. (A)
Es gibt Hinweise, dass Fisch in der mütterlichen Ernährung während der Schwangerschaft und/ oder Stillzeit einen protektiven Effekt auf die Entwicklung atopischer Erkrankungen beim Kind hat. Fisch sollte Bestandteil der mütterlichen Ernährung während der Schwangerschaft und Stillzeit sein (B)"
Eine zusätzliche Stellungnahme führt den Punkt Ernährung wie folgt aus:
„Es gibt Hinweise, dass der Konsum von Gemüse und Früchten, einer sog. mediterranen Kost, von Ω3-FS (bzw. ein günstiges Ω 3: Ω 6 Verhältnis), sowie von Milchfett einen präventiven Effekt auf atopische Erkrankungen hat."

Mit diesen Zitaten aus der Leitlinie sind die wichtigsten Punkte, auf die im Folgenden näher eingegangen wird, weitgehend benannt:
- gemüsebetonte vielseitige und hochwertige Ernährung im Sinne der mediterranen Kost
- regelmäßiger Verzehr von Fisch
- regelmäßiger Verzehr vollfetter Milchprodukte

Ausgespart bleibt in den aktuellen Empfehlungen, in wie weit häufige Auslöser kleinkindlicher Allergien gezielt verzehrt werden sollten. Zu diesem Thema wird die aktuelle Datenlage im Folgenden diskutiert.

https://doi.org/10.1515/9783110561012-004

4.1 Gemüsebetonte vielseitige und hochwertige Ernährung im Sinne der mediterranen Kost

Die Beobachtung, dass nicht nur Allergien, sondern auch andere Erkrankungen (Autoimmun-, chronisch entzündliche Darm- und neurodegenerative Erkrankungen) in den letzten Jahrzehnten stark angestiegen sind, spricht dafür, dass Umweltfaktoren eine weitaus größere Rolle an dieser Entwicklung tragen als genetische [4],[5]. Insofern wird auch der Ernährung als ein wichtiger Umweltfaktor heute eine maßgebliche Rolle bei der Prävention allergischer Erkrankungen zugesprochen. Dabei liegt der Fokus auf den Nachteilen einer modernen westlichen Ernährung und deren Auswirkungen auf die Zusammensetzung des Mikrobioms und auf die Ausbildung von oraler Toleranz [5],[6],[7]. So sind in hochprozessierten Nahrungsmitteln u. a. deutlich höhere Anteile an sogenannten Advanced Glycation End Products (AGEs) enthalten, die im Körper über Aussendung „falscher Alarmsignale" eine proentzündliche Immunantwort auslösen können [8]: Vor allem bei Zubereitungsverfahren wie Erhitzen in der Mikrowelle und Frittieren entstehen AGEs, indem durch Maillard-Reaktionen Zuckereinheiten an Proteine oder Fette gebunden werden. Fruktose führt besonders schnell zur Bildung von AGEs [8]. Dies erklärt möglicherweise auch, warum eine englische Studie eine Assoziation eines hohen mütterlichen Konsums von Zucker in der Schwangerschaft mit einem erhöhten Risiko für Atopie und allergisches Asthma zeigen konnte [9]. Deutlich günstiger hinsichtlich der Entstehung schädlicher AGEs sind Verfahren, die traditionell in der mediterranen und asiatischen Küche eingesetzt werden: Marinieren von Fleisch, schonendes Garen sowie ein hoher Gemüse-, Kräuter- und Polyphenolanteil [8].

Die mediterrane Ernährung steht aber nicht nur für traditionelle Zubereitungsverfahren [5], sie zeichnet sich auch durch eine vielseitige und aus frischen Lebensmitteln zubereitete Kost aus, wobei sich die Zusammensetzung je nach Region unterscheidet. Chatzi und Mitarbeiter [10] haben in drei Kohorten, die sich mediterran ernährten, die bevorzugten Lebensmittel derjenigen Frauen verglichen, die sich am strengsten an die Vorgaben der mediterranen Ernährung hielten: Am höchsten war der Konsum an Milchprodukten, gefolgt von Früchten und Nüssen sowie Gemüse, aber auch Getreide, Fisch, Fleisch und Hülsenfrüchte wurden häufig verzehrt. Während in Nordspanien (am Atlantik) deutlich mehr Milchprodukte verzehrt wurden als am Mittelmeer (Südspanien und Griechenland), verzehrten griechische Mütter deutlich mehr Früchte und Nüsse.

Eine mediterrane Ernährung wird – vermutlich auch aufgrund der enthaltenen Mikronährstoffe, Antioxidantien und sekundären Pflanzenstoffe – als protektiv in Hinblick auf allergische (Atemwegs-)Erkrankungen eingeschätzt [11],[12],[13],[14]. Zusätzlich liefert eine mediterrane Ernährung viele natürlich vorkommende, prebiotisch wirkende Ballaststoffe. Diese werden als günstig für die Ausbildung einer komplexen und diversen intestinalen Mikrobiota angesehen – einer wichtigen Voraussetzung für die orale Toleranzentwicklung [5],[15],[16].

4.2 Regelmäßiger Verzehr von Fisch

Vor allem Beobachtungsstudien legen nahe, dass der Verzehr von Fisch protektiv auf die Entwicklung allergischer Erkrankungen wirkt [13],[17],[18],[19],[20],[21],[22], wobei die Effekte in aktuellen Metaanalysen unterschiedlich beurteilt werden [23],[24]. Der Verzehr von fettem Seefisch ist eine wichtige Voraussetzung für die Zufuhr von langkettigen Omega-3-Fettsäuren, allerdings reicht der Verzehr von Fisch allein für eine ausreichende Versorgung mit Eicosapentaensäure (EPA) und Docosahexaensäure (DHA) häufig nicht aus [25]. Diesen beiden Fettsäuren werden wichtige immunregluatorische Wirkungen zugeschrieben, auf die im Kapitel 7 näher eingegangen wird. Doch auch über die Versorgung mit diesen beiden Fettsäuren hinaus hat der Verzehr von Fisch offenbar Vorteile. So zeigte der Konsum von Fisch durch Schwangere einen präventiven Effekt, unabhängig davon, ob fetter oder magerer Fisch verzehrt wurde [17]. Fischkonsum mag neben potenziell relevanten Mikronährstoffen auch ein Lebensstilfaktor im Sinne erhöhten Gesundheitsbewusstseins sein. Entsprechend war der mütterliche Konsum von Fischstäbchen in einer Untersuchung mit einem erhöhten Asthmarisiko assoziiert [21].

4.3 Regelmäßiger Verzehr von vollfetten Milchprodukten

Die Ergebnisse aus Beobachtungsstudien weisen darauf hin, dass Milch eine protektive Wirkung auf die Entwicklung allergischer Erkrankungen haben könnte [26],[27], [28],[29],[30],[31],[32],[33],[34]. Während einige Autoren die schützende Wirkung auf den Vitamin-D-Gehalt der Milch zurückführen [30],[31],[32],[33],[34], halten andere die wiederkäuertypischen Fettsäuren für relevant [26],[27],[28].

Ob Vitamin D bezüglich Allergien eher ein Schutz- oder Risikofaktor ist, wird kontrovers diskutiert. Offenbar ist das Vitamin – oder vielmehr Hormon – sowohl in der Lage, regulatorische Immunantworten zu fördern als auch das angeborene Immunsystem zu aktivieren, und – bei gleichzeitiger Unterdrückung des Th1-Arms – Th2-Antworten zu begünstigen [35]. Ob die vergleichsweise niedrige Zufuhr an Vitamin D durch Nahrungsmittel, selbst wenn diese angereichert sind, die Verhinderung allergischer Erkrankungen beeinflussen kann, ist fraglich. In einer aktuellen Studie war die Vitamin-D-Zufuhr von Schwangeren invers und dosisabhängig mit dem Vorliegen einer allergischen Rhinitis im Schulalter des Nachwuchses assoziiert [32]. Dabei war die Höhe der Vitamin-D-Zufuhr maßgeblich abhängig vom Konsum angereicherter Milch. Die allergische Rhinitis der Kinder stand hingegen in keinem Zusammenhang mit der Vitamin-D-Supplementation durch Präparate oder mit der Höhe der 25OHD-Spiegel der Schwangeren. Dies stellt Vitamin D als relevanten protektiven Inhaltsstoff der Milch stark infrage.

Einen möglichen Mechanismus, wie Wiederkäuerfette ihre schützende Wirkung entfalten könnten, entdeckten Jaudszus und Mitarbeiter im Mausmodell [36],[37]: Sowohl Rumensäure (c9,t11 CLA) als auch trans-Vaccensäure konnten die allergische Entzündung der Atemwege über einen PPARgamma-Mechanismus hemmen. In einer Untersuchung an Schwangeren zeigten sie außerdem, dass eine hohe mütterliche Aufnahme von Milchfett (über 40 g/ d) zu einer Erhöhung der trans-Vaccen- und der Rumensäure in Blutlipiden der Mutter sowie zu einer Erhöhung der CLA-Fettsäure (= konjugierte Linolsäure) in den fetalen Lipiden führt [38].

Offenbar ist der Nachweis der Wiederkäuerfette in Muttermilch aber nicht nur von der Höhe des Verzehrs abhängig, sondern auch von der Qualität der Milch: Die im Rahmen der niederländischen KOALA-Studie analysierten Muttermilchproben zeigten, dass der Gehalt an Rumen- und trans-Vaccensäure in der Muttermilch mit dem Anteil an biologisch erzeugten Milch- und Fleischprodukten korrelierte [39]. Eine „biologische Ernährung" der Mutter war mit einem niedrigeren Ekzemrisiko beim Kind während der ersten zwei Lebensjahre assoziiert [40]. Welche Rolle den wieder-käuertypischen Fetten an diesem Schutzeffekt zukommt, ist ungeklärt.

4.4 Gezielter Verzehr potenter Allergene?

Uneins sind sich die Experten bislang, in wie weit häufige Auslöser kleinkindlicher Allergien gezielt verzehrt werden sollten, um die Toleranzentwicklung zu fördern. Bekannt ist, dass die erste Exposition mit Allergenen bereits im Mutterleib stattfindet [41],[42],[43] und Allergene über die Muttermilch übertragen werden können [42],[44],45]. Eine Allergenübertragung von Ovalbumin war auch dann nachweisbar, wenn die untersuchten Frauen Ei gemieden hatten [42]. Eine aktuelle Arbeit von Schocker und Mitarbeitern zeigt dagegen, dass nach Erdnussverzehr nur ein Teil der Stillenden Allergenbestandteile mit der Muttermilch weitergeben. Außerdem gab es große interindividuelle Varianzen hinsichtlich der Zeitdauer zwischen Allergenverzehr und Nachweis in der Muttermilch [44].

Die meisten vorliegenden Untersuchungen zum Einfluss eines mütterlichen Allergenverzehrs während Schwangerschaft und Stillzeit konzentrieren sich auf den Verzehr von Nüssen oder Erdnuss [33],[46],[47],[48],[49], einige Untersuchungen überprüften Milch und Ei [33],[50],[51]. Meist handelt es sich um Beobachtungsstudien, allerdings an sehr unterschiedlichen Zielgruppen.

4.4.1 Beobachtungsstudien

Während bei 503 Kindern mit wahrscheinlicher Ei- oder Milchallergie ein Erdnuss-konsum in der Schwangerschaft als dosisabhängiger Risikofaktor für eine Erdnuss-Sensibilisierung identifiziert werden konnte, war der Zusammenhang während der Stillzeit nicht signifikant [46]. Die nachträgliche Analyse der Daten einer kanadischen Geburtskohorte von Allergierisiko-Kindern im Alter von 7 Jahren ergab dagegen die niedrigste Rate an Erdnuss-Sensibilisierungen bei den Kindern, deren Mütter in der Stillzeit Erdnuss verzehrt und diese noch im ersten Jahr an ihre Säuglinge verfüttert hatten [47]. Verzehrten weder Mutter noch Säugling Erdnüsse, war die Sensibilisierungsrate leicht erhöht. Mieden die Mütter in der Stillzeit Erdnüsse, aber gaben diese frühzeitig ihrem Nachwuchs, war die Sensibilisierungsrate am höchsten. Allerdings war sie vergleichbar mit den Kindern, deren Mütter in der Stillzeit Erdnüsse verzehrt hatten, diese aber im ersten Lebensjahr von ihren Säuglingen fernhielten. In beiden Untersuchungen wurde allerdings nur eine Sensibilisierung gegenüber Erdnuss nachgewiesen. In wie weit diese Sensibilisierung klinisch relevant war, geht aus den Untersuchungen nicht hervor. Aufgrund des retrospektiven Designs und dem fehlenden Nachweis von klinischer Relevanz sind keine konkreten Empfehlungen aus diesen Untersuchungen abzuleiten.

Dagegen zeigte der mütterliche Verzehr von Erd- und / oder Baumnüssen während der Schwangerschaft in einer prospektiven Kohortenstudie mit 8205 Teilnehmern eine schützende Wirkung für Kinder nicht-allergischer Mütter [48]. Waren die Mütter hingegen allergisch gegen Erdnuss oder Baumnüsse, war ein Verzehr der verträglichen Variante mit einem leicht erhöhten Risiko einer entsprechenden Allergie für den Nachwuchs assoziiert. In einer unselektierten dänischen Geburtskohorte mit 61908 Teilnehmern wurde ein inverser Bezug zwischen dem Erdnuss- bzw. Nussverzehr der Schwangeren und allergischen Atemwegserkrankungen mit 18 Monaten bzw. 7 Jahren beim Kind festgestellt [49]. In einer ebenfalls unselektierten Kohorte mit 1277 Mutter-Kind-Paaren war ein höherer Erdnussverzehr im ersten Trimester der Schwangerschaft mit einer dosisabhängigen Risikoreduzierung für eine allergische Reaktion auf Erdnuss im Kindesalter assoziiert [33].

Ein ähnlicher Zusammenhang wurde in der gleichen Kohorte für Milch in Hinblick auf allergische Atemwegserkrankungen beobachtet [33]. In einer finnischen Geburtskohorte mit Fokus auf Typ-1-Diabetes mit 6288 Kindern war ein hoher Verzehr von Milch und Milchprodukten der Schwangeren invers mit dem Risiko für Kuhmilchallergie beim Nachwuchs assoziiert, insbesondere bei Kindern von nicht-allergischen Müttern [50].

Ergebnisse aus Beobachtungsstudien liefern Hinweise für Zusammenhänge, die in Interventionsstudien auf Kausalität überprüft werden müssen.

4.4.2 Randomisiert kontrollierte Studien

Bisher wurde nur eine randomisiert-kontrollierte Untersuchung zum Einfluss eines mütterlichen Allergenverzehrs durchgeführt [51]: Eine australische Arbeitsgruppe untersuchte 120 Stillende, die noch während der Schwangerschaft in drei Gruppen eingeteilt wurden: 36 Frauen nahmen kein Ei zu sich (NEG – no egg group), 44 Frauen aßen 1–3 Eier pro Woche (LEG – low egg group) und 40 Frauen verzehrten > 4 Eier pro Woche (HEG – high egg group). Nach 2, 4 und 6 Wochen gaben die Stillenden

Muttermilchproben zur Analyse des Ovalbumin (OVA)-Gehalts ab. Dieser korrelierte dosisabhängig mit dem Eiverzehr, allerdings war bei einem Drittel der Frauen kein OVA in der Muttermilch nachweisbar – auch wenn sie zur LEG oder zur HEG gehörten. Dies untermauert die Ergebnisse von Schocker und Mitarbeitern zum Nachweis von Erdnuss in Muttermilchproben [44]. Andererseits war OVA bei zwei Drittel der Frauen, die Ei vermieden, in der Muttermilch nachweisbar. Auch diese Beobachtung wurde bereits beschrieben [42]. Im Verlauf der Stillzeit wurde zweimal hühnereispezifisches IgG4 und IgE beim Nachwuchs bestimmt. Nach 6 Wochen waren die IgG4-Spiegel signifikant mit dem durchschnittlichen Eikonsum der Mütter assoziiert, nach 16 Wochen war dagegen kaum noch hühnereispezifisches IgG4 nachweisbar. Mit 16 Wochen zeigten nur 2 Kinder spezifisches IgE von > 0,35 KUA/l, eine orale Provokation erfolgte nicht.

Allergieprävention fokussiert heute mehr denn je auf eine gesunde Ernährungsweise der Mutter als Grundlage einer guten Immunantwort. Die wichtigsten Empfehlungen zur Ernährung wurden bereits als „Empfehlungen für die Ernährung in Schwangerschaft und Stillzeit" in das Ringbuch „Diätetik in der Allergologie" integriert [52] und lauten:
– gemüsebetonte vielseitige und hochwertige Ernährung im Sinne einer mediterranen Kost
– regelmäßiger Verzehr von Fisch
– regelmäßiger Verzehr vollfetter Milchprodukte

Ob häufige Auslöser kleinkindlicher Allergien gezielt verzehrt werden sollten, ist nicht abschließend geklärt. Insgesamt spricht die Datenlage auch beim mütterlichen Verzehr in Schwangerschaft und Stillzeit eher dafür, dass die Exposition das kindliche Immunsystem trainiert. Voraussetzung dafür ist allerdings, dass Exposition im Mutterleib und durch die Muttermilch auch tatsächlich stattfindet.

Literatur

[1] Schafer T, Borowski C, Diepgen TL, et al. Evidence-based and consented guideline on allergy prevention. Journal der Deutschen Dermatologischen Gesellschaft 2004;2:1030–6:8.

[2] Muche-Borowski C, Kopp M, Reese I, Sitter H, Werfel T, Schafer T. Allergy prevention. Deutsches Arzteblatt international 2009;106:625–31.

[3] Schäfer T, Bauer C, Beyer K, et al. S3-Leitlinie Allergieprävention – Update 2014. Allergo Journal 2014:32–47.

[4] Renz H, von Mutius E, Brandtzaeg P, Cookson WO, Autenrieth IB, Haller D. Gene-environment interactions in chronic inflammatory disease. Nat Immunol 2011;12:273–7.

[5] Renz H, Holt PG, Inouye M, Logan AC, Prescott SL, Sly PD. An exposome perspective: Early-life events and immune development in a changing world. J. Allergy Clin. Immunol. 2017;140:24–40.

[6] Prescott SL. Early-life environmental determinants of allergic diseases and the wider pandemic of inflammatory noncommunicable diseases. J. Allergy Clin. Immunol. 2013;131:23–30.

[7] Palmer DJ, Metcalfe J, Prescott SL. Preventing disease in the 21st century: the importance of maternal and early infant diet and nutrition. J. Allergy Clin. Immunol. 2012;130:733–4.

[8] Smith PK, Masilamani M, Li XM, Sampson HA. The false alarm hypothesis: Food allergy is associated with high dietary advanced glycation end-products and proglycating dietary sugars that mimic alarmins. J. Allergy Clin. Immunol. 2017;139:429–37.

[9] Bedard A, Northstone K, Henderson AJ, Shaheen SO. Maternal intake of sugar during pregnancy and childhood respiratory and atopic outcomes. Eur. Respir. J. 2017;50.

[10] Chatzi L, Mendez M, Garcia R, et al. Mediterranean diet adherence during pregnancy and fetal growth: INMA (Spain) and RHEA (Greece) mother-child cohort studies. Br. J. Nutr. 2012;107:135–45.

[11] West CE, Dunstan J, McCarthy S, et al. Associations between maternal antioxidant intakes in pregnancy and infant allergic outcomes. Nutrients 2012;4:1747–58.

[12] Nurmatov U, Devereux G, Sheikh A. Nutrients and foods for the primary prevention of asthma and allergy: systematic review and meta-analysis. J. Allergy Clin. Immunol. 2011;127:724–33. e1-30.

[13] Netting MJ, Middleton PF, Makrides M. Does maternal diet during pregnancy and lactation affect outcomes in offspring? A systematic review of food-based approaches. Nutrition 2014;30:1225–41.

[14] Saadeh D, Salameh P, Baldi I, Raherison C. Diet and allergic diseases among population aged 0 to 18 years: myth or reality? Nutrients 2013;5:3399–423.

[15] Hormannsperger G, Clavel T, Haller D. Gut matters: microbe-host interactions in allergic diseases. J. Allergy Clin. Immunol. 2012;129:1452–9.

[16] Macpherson AJ, de Aguero MG, Ganal-Vonarburg SC. How nutrition and the maternal microbiota shape the neonatal immune system. Nature reviews Immunology 2017;17:508–17.

[17] Romieu I, Torrent M, Garcia-Esteban R, et al. Maternal fish intake during pregnancy and atopy and asthma in infancy. Clinical and experimental allergy. journal of the British Society for Allergy and Clinical Immunology 2007;37:518–25.

[18] Sausenthaler S, Koletzko S, Schaaf B, et al. Maternal diet during pregnancy in relation to eczema and allergic sensitization in the offspring at 2 y of age. Am J Clin Nutr 2007;85:530–7.

[19] Maslova E, Strom M, Oken E, et al. Fish intake during pregnancy and the risk of child asthma and allergic rhinitis – longitudinal evidence from the Danish National Birth Cohort. Br. J. Nutr. 2013;110:1313–25.

[20] Pele F, Bajeux E, Gendron H, et al. Maternal fish and shellfish consumption and wheeze, eczema and food allergy at age two: a prospective cohort study in Brittany, France. Environmental health: a global access science source 2013;12:102.

[21] Salam MT, Li YF, Langholz B, Gilliland FD. Maternal fish consumption during pregnancy and risk of early childhood asthma. J Asthma. 2005;42:513–8.

[22] Noakes PS, Vlachava M, Kremmyda LS, et al. Increased intake of oily fish in pregnancy: effects on neonatal immune responses and on clinical outcomes in infants at 6 mo. Am J Clin Nutr. 2012;95:395–404.

[23] Zhang GQ, Liu B, Li J, et al. Fish intake during pregnancy or infancy and allergic outcomes in children: A systematic review and meta-analysis. Pediatr Allergy Immunol. 2017;28:152–61.

[24] Best KP, Gold M, Kennedy D, Martin J, Makrides M. Omega-3 long-chain PUFA intake during pregnancy and allergic disease outcomes in the offspring: a systematic review and meta-analysis of observational studies and randomized controlled trials. Am J Clin Nutr. 2016;103:128–43.

[25] Bisgaard H, Stokholm J, Chawes BL, et al. Fish Oil–Derived Fatty Acids in Pregnancy and Wheeze and Asthma in Offspring. N Engl J Med 2016;375:2530–9.

[26] Thijs C, Muller A, Rist L, et al. Fatty acids in breast milk and development of atopic eczema and allergic sensitisation in infancy. Allergy 2011;66:58–67.

[27] Wijga A, Houwelingen AC, Smit HA, et al. Fatty acids in breast milk of allergic and non-allergic mothers: The PIAMA birth cohort study. Pediatr Allergy Immunol.2003;14:156–62.

[28] Wijga AH, van Houwelingen AC, Kerkhof M, et al. Breast milk fatty acids and allergic disease in preschool children: the Prevention and Incidence of Asthma and Mite Allergy birth cohort study. J. Allergy Clin. Immunol. 2006;117:440–7.

[29] Chatzi L, Garcia R, Roumeliotaki T, et al. Mediterranean diet adherence during pregnancy and risk of wheeze and eczema in the first year of life: INMA (Spain) and RHEA (Greece) mother-child cohort studies. Br. J. Nutr. 2013;110:2058–68.

[30] Miyake Y, Sasaki S, Tanaka K, Hirota Y. Dairy food, calcium and vitamin D intake in pregnancy, and wheeze and eczema in infants. Eur. Res. J. 2010;35:1228–34.

[31] Miyake Y, Tanaka K, Okubo H, Sasaki S, Arakawa M. Maternal consumption of dairy products, calcium, and vitamin D during pregnancy and infantile allergic disorders. Ann Allergy Asthma Immunol 2014;113:82–7.

[32] Bunyavanich S, Rifas-Shiman SL, Platts-Mills TA, et al. Prenatal, perinatal, and childhood vitamin D exposure and their association with childhood allergic rhinitis and allergic sensitization. J. Allergy Clin. Immunol. 2016;137:1063–1070.e2..

[33] Bunyavanich S, Rifas-Shiman SL, Platts-Mills TA, et al. Peanut, milk, and wheat intake during pregnancy is associated with reduced allergy and asthma in children. J. Allergy Clin. Immunol. 2014;133:1373–82.

[34] Camargo CA, Jr., Rifas-Shiman SL, Litonjua AA, et al. Maternal intake of vitamin D during pregnancy and risk of recurrent wheeze in children at 3 y of age. Am J Clin Nutr. 2007;85:788–95.

[35] Miles EA, Calder PC. Maternal diet and its influence on the development of allergic disease. Clin Exp Allergy. 2015;45:63–74.

[36] Jaudszus A, Krokowski M, Mockel P, et al. Cis-9,trans-11-conjugated linoleic acid inhibits allergic sensitization and airway inflammation via a PPARgamma-related mechanism in mice. J Nutr. 2008;138:1336–42.

[37] Jaudszus A, Jahreis G, Schlormann W, et al. Vaccenic acid-mediated reduction in cytokine production is independent of c9,t11-CLA in human peripheral blood mononuclear cells. Biochim Biophys Acta 2012;1821:1316–22.

[38] Enke U, Jaudszus A, Schleussner E, Seyfarth L, Jahreis G, Kuhnt K. Fatty acid distribution of cord and maternal blood in human pregnancy: special focus on individual trans fatty acids and conjugated linoleic acids. Lipids Health Dis. 2011;10:247.

[39] Rist L, Mueller A, Barthel C, et al. Influence of organic diet on the amount of conjugated linoleic acids in breast milk of lactating women in the Netherlands. Br. J. Nutr. 2007;97:735–43.

[40] Kummeling I, Thijs C, Huber M, et al. Consumption of organic foods and risk of atopic disease during the first 2 years of life in the Netherlands. Br. J. Nutr. 2008;99:598–605.

[41] Szepfalusi Z, Loibichler C, Pichler J, Reisenberger K, Ebner C, Urbanek R. Direct evidence for transplacental allergen transfer. Pediatr. Res. 2000;48:404–7.

[42] Vance GH, Lewis SA, Grimshaw KE, et al. Exposure of the fetus and infant to hens' egg ovalbumin via the placenta and breast milk in relation to maternal intake of dietary egg. Clin Exp Allergy 2005;35:1318–26.

[43] Pastor-Vargas C, Maroto AS, Diaz-Perales A, et al. Detection of major food allergens in amniotic fluid: initial allergenic encounter during pregnancy. Clin Exp Allergy 2016;27:716–20.

[44] Schocker F, Baumert J, Kull S, Petersen A, Becker WM, Jappe U. Prospective investigation on the transfer of Ara h 2, the most potent peanut allergen, in human breast milk. Clin Exp Allergy 2016;27:348–55.

[45] Bernard H, Ah-Leung S, Drumare MF, et al. Peanut allergens are rapidly transferred in human breast milk and can prevent sensitization in mice. Allergy 2014;69:888–97.

[46] Sicherer SH, Wood RA, Stablein D, et al. Maternal consumption of peanut during pregnancy is associated with peanut sensitization in atopic infants. J. Allergy Clin. Immunol.
2010;126:1191–7.

[47] Pitt TJ, Becker AB, Chan-Yeung M, et al. Reduced risk of peanut sensitization following
exposure through breast-feeding and early peanut introduction. J. Allergy Clin. Immunol.
2018;2:620–625.

[48] Frazier AL, Camargo CA, Jr., Malspeis S, Willett WC, Young MC. Prospective study of peripreg-
nancy consumption of peanuts or tree nuts by mothers and the risk of peanut or tree nut allergy
in their offspring. JAMA pediatrics 2014;168:156–62.

[49] Maslova E, Granstrom C, Hansen S, et al. Peanut and tree nut consumption during pregnancy
and allergic disease in children-should mothers decrease their intake? Longitudinal evidence
from the Danish National Birth Cohort. J. Allergy Clin. Immunol. 2012;130:724–32.

[50] Tuokkola J, Luukkainen P, Tapanainen H, et al. Maternal diet during pregnancy and lactation
and cow's milk allergy in offspring. Eur J Clin Nutr. 2016;116(4);710–718.

[51] Metcalfe JR, Marsh JA, D'Vaz N, et al. Effects of maternal dietary egg intake during early lactation on human milk ovalbumin concentration: a randomized controlled trial. Clin Exp Allergy.
2016;46:1605–13.

[52] Reese I, Schäfer C, Werfel T, Worm M. Diätetik in der Allergologie. 5. Aufl. München-Deisenhofen: Dustri-Verlag , 2017.

5 Hydrolysatnahrung

Birgit Ahrens

Proteinhydrolysate (therapeutische / extensive Hydrolysate) sind bei der Ernährung von Säuglingen mit einer manifesten Kuhmilchallergie die diätetische Intervention der Wahl [23],[31]. Im Gegensatz dazu wird eine Muttermilchersatz-Ernährung mittels hydrolysierter (hypoallergenen, HA) Säuglingsnahrung aus allergieprotektiven Gründen kontrovers diskutiert [5].

Unabhängig davon, gilt der Einfluss der frühkindlichen Ernährung zunehmend als bedeutsam für diverse, langanhaltende Gesundheitsaspekte bis ins Erwachsenenalter [21]. In diesem Zusammenhang viel diskutiert und wissenschaftlich erarbeitet wird insbesondere der immunmodulatorische Einfluss auf das (naive) darmassoziierte Immunsystem bzw. die Einflüsse der kindlichen Darm-Mikrobiota, die rasch auf diätetische Änderungen reagieren.

Darauf aufbauend, unterliegen die Anforderungen an Proteinhydrolysate einer stetigen und kritischen Überarbeitung, die sich in Auflagen an die Hersteller, aber auch in (Ernährungs-) Leitlinien widerspiegelt.

5.1 Was sind Proteinhydrolysate?

Muttermilch gilt als die erste und beste Ernährung für Säuglinge (Kap. 2.3). Doch trotz dieser uneingeschränkten Befürwortung, ist (ausschließliches) Stillen nicht immer möglich.

Das Bundesinstitut für Risikobewertung (BfR), das unter anderem Sitz der Nationalen Stillkommission ist, sowie das Forschungsinstitut für Kinderernährung (FKE) in Dortmund geben Empfehlungen für einen Muttermilchersatz heraus, wenn Stillen nicht als (alleinige) Ernährung in Betracht kommt (Bundesinstitut für Risikobewertung). So steht in den ersten Lebensmonaten alternativ eine Reihe von *Muttermilchersatz-Produkten* zur Verfügung. Diese industriell hergestellten „Säuglingsanfangsnahrungen" (Pre- oder 1-Nahrung) müssen hinsichtlich ihres Fett-, Kohlenhydrat-, Mineralstoff- und Vitamingehalts den Bedürfnissen von gesunden Säuglingen bis zu einem Alter von 16 Wochen gerecht werden (Bundesinstitut für Risikobewertung, s. a. Kap. 5.3). In Deutschland und der EU sind derzeit verschiedene Arten von Säuglingsanfangsnahrungen auf dem Markt. Diese unterscheiden sich hinsichtlich der Kohlenhydratkomposition (Milchzucker als alleinige Kohlenhydratquelle oder in Kombination) und / oder bezüglich der Eiweiß-Basis (z. B. Kuhmilch als Proteinquelle). Aus allergologischer Sicht bedeutsam sind Säuglingsanfangsnahrungen auf der Basis von hydrolysierten (gespaltenen, gebrochenen) Proteinbindungen, sogenannte Proteinhydrolysatnahrungen. Da mit dem „Brechen" typischer (Milch-)Proteinverbindungen die Allergenerkennungsstrukturen (Epitope) reduziert werden, werden diese

https://doi.org/10.1515/9783110561012-005

Nahrungen im deutschen Sprachgebrauch vereinfacht als „hypoallergen" oder „HA" bezeichnet.

Unter den (Kuh-)Milchproteinen / Milchallergenen machen die Kaseine (Bos d 8) 75–80 % aller Kuhmilchallergene aus. Als weniger dominante Molkenproteine sind α-Lactalbumin (Bos d 4 5 %), ß-Lactolgobuline (Bos d 5 10 %) und Lactoferrin (Bos d lactoferrin) vertreten. In einer auf Kuhmilchproteinen basierenden Säuglingsanfangsnahrung wird im Vergleich zur Muttermilch die sogenannte „orale antigene Last" (oral antigenic load) um ein Vielfaches (106-fach) höher angegeben [4],[34]. Mit der „oralen antigenen Last" ist die Menge an potenziellen, also intakten Proteinen / Allergenen gemeint, die mit dem Auslösen allergischer Reaktionen bei allergischen Kindern assoziiert und als Sensibilisierungsfaktor im Rahmen der Allergieprävention diskutiert werden (Kap. 5.4, Kap. 5.5) [4].

Damit ist der wesentliche Unterschied zwischen den nicht-hydrolysierten Nahrungen und den Hydrolysatnahrungen aus allergologischer Sicht die Höhe der „antigenen / allergenen Last".

Um Säuglings(anfangs)nahrungen mit einer reduzierten „antigenen / allergenen Last" anzubieten, wurden Verfahren entwickelt, um die Peptidgröße, das molekulare Gewicht bzw. die *Allergenität* der (Kuhmilch-)Proteine zu reduzieren. *Allergenität* meint hierbei, die Fähigkeit eines Allergens allergische Reaktionen auszulösen [17]. Am häufigsten angewandt werden die enzymatische Hydrolyse, die Hitze-Behandlung und / oder die Ultrafiltration [4]; [16]. Dabei zielt die Hitzebehandlung von über 80° C auf die Spaltung der diskontinuierlichen Antikörper-Bindungsstellen (Konformationsepitope) [4],[9],[17]. Die Dauer der Hitzebehandlung ist mitentscheidend, um die bestehenden Proteinstrukturen effektiv zu zerstören. So halten die hitzestabilsten Milchallergene, die Kaseine (Bos d 8), einem Kochprozess über 120 min stand [9]. Die enzymatische Hydrolyse kann sowohl Konformations- als auch Sequenz-Epitope (kontinuierliche oder auch lineare Epitope) verändern. Für die enzymatische Hydrolyse werden vorwiegend Schweine-Trypsin oder Chymotrypsin sowie Proteasen von Bakterien und Schimmelpilzen eingesetzt (s. Abb. 5.1) [4].

Kuhmilch-Proteinhydrolysate können abhängig von der Kuhmilchproteinquelle, auf Basis von Kasein- oder Molkeprotein hergestellt werden. Nach dem Grad der Hydrolyse und der Länge der zurückbleibenden Peptide kann zwischen partiell oder extensiven Proteinhydrolysaten bis hin zu auf freien Aminosäuren basierende Formulae / Elementardiäten unterschieden werden. Eine klare Definition existiert jedoch nicht: Partielle Hydrolysate enthalten einen höheren Anteil an Peptid-Fraktionen mit einem molekularen Gewicht zwischen 3000 und 10000 Da. Demgegenüber enthalten extensive Hydrolysate eher Peptide (mehr als 95 %) mit einer Größe kleiner 3000 Da [16],[34].

Stark bzw. extensiv hydrolysierte Kuhmilch-Formula und freie Aminosäuren / Elementardiäten (< 1500 kDA) werden bereits seit mehr als 70 Jahren erfolgreich bei Kleinkindern mit schwerer Kuhmilchallergie oder entzündlichen Darmerkrankungen eingesetzt [2],[17].

Konformations-
Epitop*

Sequenzepitop

„Intaktes" Protein/Allergen
Nahrungsmittel-Allergene:
ca. 10–60 kDa
(Milch ca. 10–40 kDa)

teilweise hydrolysiert
Anteil an Peptiden < 3.000 Da ↓
Anteil an Peptiden 3.000–
10.000 Da ↑

stark hydrolysiert
mehr als 95 % Peptide mit
einem Gewicht < 3.000 Da

Hydrolyse z. B. enzymatisch, mittels Hitze-
Behandlung, und/oder Ultrafiltration

freie Aminosäuren,
Elementardiäten

Abb. 5.1: Hydrolysat-
nahrungen. Verein-
fachtes Schaubild.

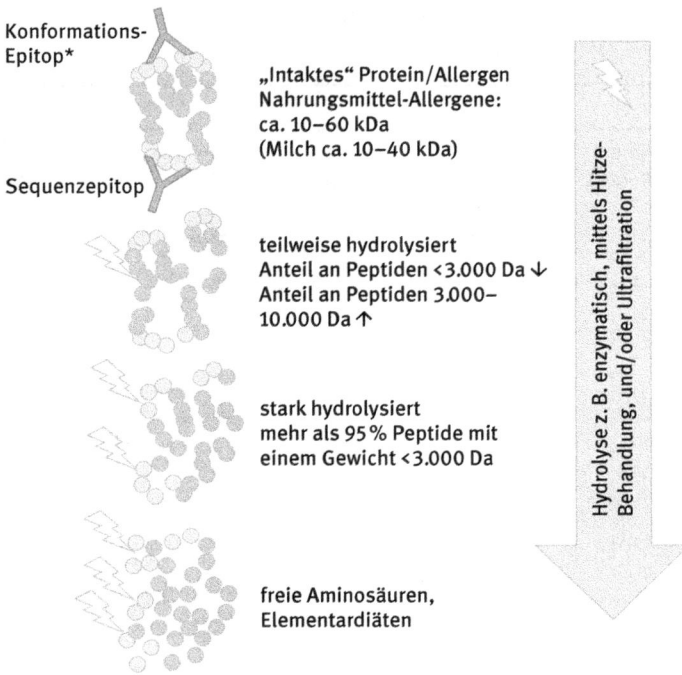

*Epitop = Bindungsstelle für spezifische IgE-Antikörper

Die Expertengruppen der ESPGHAN (European Society for Paediatric Gastroenterology, Hepatology and Nutrition) und der ESPACI (European Society for Paediatric Allergology and Clinical Immunology, merged with EAACI-Pediatric Section in 2001) sowie der American Academy of Pediatrics erwogen bereits 1999 bzw. 2000 den Einsatz der partiell hydrolysierte Nahrungen im Rahmen der Allergieprävention für die Ernährung von Kindern mit einem erhöhten hereditären Risiko für die Entwicklung von Allergien, die nicht gestillt werden können.

Proteinhydrolysate für Säuglingsernährung wurden mit dem übergeordneten Ziel entwickelt, die *Allergenität* durch Veränderungen der enthaltenen Proteine zu reduzieren.
Sie unterscheiden sich in:
– der Proteinquelle (z. B. Kuhmilch bzw. ausschließlich molke- oder kaseinbasiert, Ziegenmilch, Sojabohneneiweiß)
– Art (z. B. enzymatisch, Hitze-Behandlung und / oder Ultrafiltration) und Dauer der / des Hydrolyseprozess(es) und damit hinsichtlich
– Anteil und Größe der Peptid-Fragmente.

Tab. 5.1: Auf dem Markt befindliche extensive Hydrolysat- und Aminosäureformulanahrungen (Nährwertangaben pro 100 ml fertiger Nahrung; [30]).

Extensiv-Hydrolysatnahrungen

		Aptamil Proexpert Pepti (Milupa)	Althéra (Nestlé)	Aptamil Proexpert Pregomin (Milupa)	Alfaré (Nestlé)	Nutramigen LGG® Lipil (Mead Johnson)	Novolac Allernova AR (Medis)
Alters-angabe		von Geburt an	von Geburt an	von Geburt an	von Geburt an	von Geburt an	0–36 Monate
Energie	kcal	67	67	66	68	68	67
Eiweiß	g	1,6	1,7	1,8	2,0	1,9	1,6
Spal-tungs-grad			eHF; 80 % Pept. 20 % AS	eHF	eHF; 80 % Pept. 20 % AS	eHF	eHF
Eiweiß-quelle		Molke	Molke	Molke	Molke	Kasein	Kasein
Kohlen-hydrate	g	7,0	7,4	6,8	7,3	7,5	7,1
Laktose	g	2,9	3,8	< 0,1	< 0,1	nein	nein
Fett	g	3,5	3,4	3,5	3,4	3,4	3,5
MCT	g	nein	nein	1,8 (= 50 %)	1,3 (= 40 %)	nein	nein

Aminosäureformulanahrungen

		Alfamino (Nestle)	Aptamil Proexpert Pregomin AS (Milupa)	Neocate infant (SHS)	Neocate junior (SHS)	Nutramigen Puramino (Mead Johnson)	Novolac Aminova (Medis)
Alters-angabe		von Geburt an	von Geburt an	0–12 Monate	ab dem 1. Lj	von Geburt an	0–36 Monate
Energie	kcal	70	67	67	100	68	72
Eiweiß	g	1,9	1,8	1,8	2,8	1,89	1,9
Kohlen-hydrate	g	7,9	7,2	7,2	11,8	7,2	8,5
Laktose		nein	nein	nein	nein	nein	nein
Fett	g	3,4	3,4	3,4	4,6	3,6	3,2
MCT	%	24 %	nein	nein	35 %	nein	nein

5.2 Wie wirken Hydrolysate?

Basierend auf der klinischen Beobachtung, dass eine regelmäßige orale Aufnahme von (intakten) Allergenen zu einer oralen Toleranz diesem Nahrungsmittel (Protein) gegenüber führt [10], werden verschiedene Hypothesen für einen möglichen allergie-protektiven Effekt von Hydrolysatnahrungen diskutiert. Am stärksten untermauert ist die Hypothese, dass die größeren Protein-/Peptid-Fragmente in partiell hydrolysierten Proteinnahrungen nicht nur eine höhere Allergenität im Vergleich zu extensiv hydrolysierten Nahrungen (höhere residuale Allergenität), sondern auch eine höhere *Immunogenität* besitzen. Diese wird für über eine Toleranzinduktion hinausgehende allergieprotektive Effekte ursächlich angesehen [13]. Befürworter dieser Hypothese geben Beobachtungen aus Tierstudien an, in denen eher partiell als extensiv hydrolysierte (Kuhmilch-)Proteine eine (Kuhmilch-)Toleranz induzieren. Dabei unterstütze die Anwesenheit von „tolerogenen Milchproteinfragmenten oder -peptiden" insbesondere aus der partiell, nicht aber aus der extensiv hydrolysierten Proteinnahrung [15],[29].

In neueren Arbeiten, insbesondere einer Arbeitsgruppe, werden verschiedene immunmodulierende Fähigkeiten der Proteinhydrolysate postuliert [18]. Die durch die enzymatische Degradation entstandenen Proteinstrukturen mit Verlust typischer allergenspezifischer IgE-bindender Epitope, seien wesentlich daran beteiligt, *hypo-allergene Effekte* zu induzieren [19]. So werden lokale Effekte auf intestinale Epithelzellen, intestinale Immunzellen und mesenteriale Lymphknoten (MLN), sowie systemische Immuneffekte beschrieben, die sich gegenseitig bedingen. Hydrolysaten werden schleimhautbarrierestärkende (Erniedrigung der intestinalen Permeabilität) und antiinflammatorische Eigenschaften zugeschrieben (z. B. Vermehrung der Goblet- und der Paneth-Zellen, die wiederum mit vermehrter Produktion von Mukus und antibakteriellen Peptiden einhergingen). Eine erhöhte IgA-Sekretion (lokal und systemisch), die Modulierung der T-Zell-Differenzierung und eine Reduzierung von Inflammationsprozessen im intestinalen Immunsystem, den Peyer-Plaques, MLN oder auch systemisch (Milz) werden beschrieben [18],[19]. Die immunmodulierende Funktion der Peptide mittels diverser Mechanismen wird in der Literatur diskutiert: eine direkte Stimulation am Rezeptor (TLRs), eine Peptidaufnahme mittels spezieller Peptid-Transporter (z. B. PepT1 für sog. Di- und Tripeptide) oder eine Peptidaufnahme in die Zelle via Endozytose mit anschließender Inhibition inflammatorischer Signalwege.

5.3 Welchen Auflagen unterliegen die Hydrolysatnahrungen?

Die Prüfung und Zulassung von Hydrolysatnahrungen für die Säuglingsernährung erfolgt über die EFSA (European Food Safety Authority). Diese Europäische Behörde (https://www.efsa.europa.eu/de/aboutefsa) wurde mit der Verordnung 178/2002 „als unparteiische Quelle" gegründet (https://www.efsa.europa.eu/de/aboutefsa). Wie der Name bereits sagt, ist die übergeordnete Aufgabe der EFSA die Kontrolle und Gewährung der Lebensmittelsicherheit im weiteren Sinne. Die Säuglingsanfangs-nahrung unterliegt hierbei insbesondere dem Panel on Dietetic Products, Nutrition and Allergies (NDA, Themenbereich: diätetische Produkte, Ernährung und Allergien). Durch die EFSA werden Vorgaben für die Zusammensetzung der Säuglingsnahrung im Einzelnen gemacht (Proteine, Proteinquelle, Verarbeitung / Protolyse, Aminosäu-ren, Vitamine, Fettsäuren, Kohlenhydrate u.v.m.), und die Einhaltung von Grenzwer-ten von Pestiziden oder anderen gesundheitsgefährdenden Stoffen wird kontrolliert. Auch eine ausreichende Deklaration von Informationen zur Ernährung wird geprüft. Beispielsweise müssen bei den Hydrolysatnahrungen Angaben zu den Vorzügen des Stillens gemacht und auf dem Produkt für den Verbraucher (die Mutter) deutlich sichtbar platziert sein. Auch hinterfragt bzw. untersagt die EFSA nährwert- und ge-sundheitsbezogener Angaben der Hersteller, die sogenannten „Health Claims"(EU-Verordnung 1924/2006).

In den vergangenen Jahren erfolgte mehrfach eine „Novellierung des Diätrechts". Mit der Delegierten-Verordnung (EU) Nr. 609/2013) wurde die Säuglingsanfangs- und Folgenahrung dem Konzept „Lebensmittel für spezielle Verbrauchergruppen" (Foods for Specific Groups) zugeordnet. Eine bedeutende Änderung für die Bewertung der Hydrolysatnahrungen ergab sich mit der Delegierten-Verordnung (EU) 2016/127: Wäh-rend in der EU-Direktive 2006/141/EC der Fokus vornehmlich auf Sicherheitsaspekten der Nahrungen lag – vereinfacht gesprochen war die Verwendung aller Proteinhydro-lysaten als Proteinquelle in Säuglingsanfangsnahrungen zulässig, soweit der dekla-rierte Proteingehalt und der Gehalt an Aminosäuren den regulatorischen (nutritiven) Kriterien entsprachen –, liegt in der überarbeiten Verordnung der Fokus auf dem Wirk-samkeitsnachweis (http://www.bvl.bund.de/DE/01_Lebensmittel/04_Antragsteller-Unternehmen/13_FAQs/FAQ_diaetetische_LM/FAQ_diaetetische_LM_node.html). Folglich ist unter dem Aspekt der Allergieprävention festzuhalten, dass die Behörde nun ergänzend zur Sicherheit einen Nachweis der Eignung von Hydrolysatnahrungen durch eine klinische Bewertung fordert: „... klinische Studien sind erforderlich, um aufzuzeigen, ob und in welchem Umfang eine bestimmte Nahrung das Risiko der Ent-wicklung kurz- und langfristig klinischer Erscheinungen von Allergien bei gefährde-ten Säuglingen verringert ..." (Delegierten-Verordnung (EU) 2016/127 der Kommission für Säuglingsanfangsnahrung und Folgenahrung und der Ernährung von Säuglingen und Kleinkinder). Lediglich eine Hydrolysatnahrung (ein Molkenprotein-Partiell-Hy-drolysat) wurde (bislang) von der EFSA positiv bewertet. Proteinhydrolysate können zukünftig nur in Verkehr gebracht werden, wenn „ihre Zusammensetzung den Anfor-derungen dieser Verordnung entspricht". Die Delegierten-Verordnung (EU) 2016/127 für Säuglingsanfangs- und Folgenahrung, die aus Proteinhydrolysaten hergestellt werden, gilt ab dem 22. Februar 2021.

Auf der Grundlage von Studien soll die Funktion einer spezifischen aus Proteinhydrolysaten hergestellten Säuglingsanfangsnahrung bei der Verringerung des Risikos der Entwicklung von Allergien auf Milchproteine nachgewiesen werden.

Damit sollen übergeordnet folgende Fragen adressierte werden: Sind Proteinhydrolysate allergiepräventiv wirksam / welche(s) Proteinhydrolysat(e) in Säuglingsanfangsnahrung zeigen in klinischen Studien einen Wirksamkeitsnachweis im Sinne einer kurz- und langfristigen präventiven Beeinflussung allergischer Erkrankungen bei Kindern mit hereditär erhöhter Allergiebelastung?

5.4 Einsatz der Hydrolysatnahrungen für Prävention (aktuelle S3 Leitlinien inkl. kontroverser Diskussion) und Therapie

Die aktuellen Ernährungsempfehlungen sprechen sich für den Einsatz von Nahrungen mit hydrolysiertem anstelle von intaktem Kuhmilch-Protein zur primären Allergieprävention in den ersten 4–6 Lebensmonaten aus [5],[14],[24]. Der Fokus liegt hierbei insbesondere auf der Primärprävention von atopischer Dermatitis und Kuhmilchallergie bei Risikokindern.

So wird auch in der aktuellen deutschen S3-Leitlinie zur Allergieprävention bei Säuglingen mit hereditär erhöhtem Allergierisiko (betroffene Eltern und / oder Geschwister), die nicht gestillt werden können, der Einsatz von (partiell oder extensiv) hydrolysierter Säuglingsnahrung anstelle eines Produkts mit intaktem Kuhmilchprotein zur Primärprävention empfohlen [31]. Dabei sollen jene Hydrolysatnahrungen – soweit erhältlich – eingesetzt werden, deren präventiver Effekt in Studien nachgewiesen wurde.

„Muttermilchersatznahrung bei Risikokindern": Wenn nicht oder nicht ausreichend gestillt wird, soll hydrolysierte Säuglingsnahrung bei Risikokindern gegeben werden. Die aktuelle Datenlage stützt diese Empfehlung für den Zeitraum der ersten 4 Lebensmonate. (A = starke Empfehlung). S3-Leitlinien 061/016: Allergieprävention Stand Juli 2014 (Schäfer et al. 2014); gültig bis 2019

Die nationalen und internationalen Empfehlungen beruhen unter anderem auf wissenschaftliche Daten, die nahelegen, dass die frühe diätetische Exposition mit intaktem Kuhmilchprotein („hohe antigene / allergene Last") in Form von Muttermilchersatznahrungen die Entwicklung allergischer Erkrankungen (und auch anderen Autoimmunerkrankungen) triggern könnte [5],[11],[33]. Doch wird ebenfalls darauf hingewiesen, dass die Evidenzlage bezüglich des präventiven Einsatzes produktspezifisch unterschiedlich und eine Gesamtbeurteilung aufgrund verschiedener Faktoren erschwert sei. Neben Faktoren wie der Heterogenität im Design der Studien per se oder deren Fallzahl, gilt auch der Einfluss der Industrie auf das Studien-Outcome als kritisch [22]. Die Mehrzahl der Studien zu Hydrolysatnahrungen ist industriegesponsert.

So schlussfolgern Osborn und Kollegen im Cochrane Review von 2003 und 2006, dass es Evidenz – allerdings limitiert – für den Einsatz von Hydrolysatnahrungen anstelle einer auf Kuhmilchprotein basierenden Säuglingsnahrung zur Allergieprävention gebe. Sie verweisen jedoch auf diverse methodische Bedenken und Unstimmigkeiten der Studiendaten hin, so dass aus Sicht der Autoren weitere, gut designte, vergleichbare und strukturierte Studien zur Beurteilung nötig seien [25],[26]. Der Cochrane Review von 2017 wurde zwischenzeitlich zurückgezogen [27]. Als Begründung wurde ein Datenfehler angegeben. Im Zuge dessen waren auch die Volltexte der Cochrane Reviews von 2003 und 2006 nicht mehr über die Medline-Datenbank abrufbar [26],[27]. Auch in der aktuellen Arbeit von 2018, urteilen die Autoren zurückhaltend bezüglich eines allergiepräventiven Effekts durch den Einsatzes von Hydrolysatnahrungen [28].

Deutlicher Stellung beziehen Boyle et al. [5], in ihrem systematischen Review und der Metaanalyse. Sie geben an, keine konsistente Datenlage für die allergieprotektive Wirkung von partiell oder extensiv hydrolysierten Proteinnahrungen gefunden zu haben. Für ihre Arbeit analysierten die Autoren 37 prospektive Interventionsstudien mit insgesamt mehr als 19.000 Teilnehmern aus verschiedenen Datenbanken im Zeitraum 01/1946 bis 04/2015. Eingeschlossen wurden Studien, die den Einsatz von hydrolysierten Kuhmilchnahrungen mit anderen (hydrolysierten) Ersatznahrungen oder Stillen verglichen und über Allergien, autoimmune Erkrankungen oder allergische Sensibilisierungen berichteten.

Die Arbeit von Boyle et al. wurde unter anderem von der australischen Fachgesellschaft ASCIA (Australasian Society of Clinical Immunology and Allergy) für ihre Einschätzung herangezogen: Ihren Empfehlungen zufolge besthet keine konsistent überzeugende Evidenz, die die schützende Bedeutung der partiell und extensiv hydrolysierten Nahrungen für die Prävention von atopischer Dermatitis, Nahrungsmittelallergien, Asthma oder Heuschnupfen bei Kleinkindern und Kindern unterstützen würde (ASCIA). Damit zog die ASCIA im letzten Jahr ihre Empfehlung zur Gabe von Hydrolysatnahrungen zur Allergieprävention zurück.

Die Autoren Szajewska und Hoverath weisen in ihrer aktualisierten Metaanalyse 2017 nochmals darauf hin, dass nicht alle Hydrolysatnahrungen gleich sind und fordern separate Analysen der einzelnen Proteinhydrolysatnahrungen [32]. Damit schließt sich der Kreis unter anderem mit den Forderungen der EFSA (Kap. 5.3). Szajewska und Hoverath analysierten die Daten aus 8 RCTs bezüglich der Effektivität zur Allergieprävention einer partiell hydrolysierten, auf 100 % Molke basierenden Säuglingsnahrung eines Herstellers im Vergleich zu einer auf intakter Kuhmilch basierender Säuglingsnahrung [32]. Sie sprechen dem Produkt eine gewisse, wenn auch niedrige Evidenz zu, das Risiko, insbesondere eine atopische Dermatitis zu entwickeln, zu reduzieren.

Der Einsatz von Hydrolysatnahrungen zu Therapiezwecken ist vergleichsweise klar umrissen. In der entsprechenden europäischen Guideline wird betont, dass extensiv hydrolysierte Kuhmilchproteinnahrungen die erste Wahl als Alternative zu auf intaktem Kuhmilchprotein basierender Nahrung darstellen [24]. Durch die starke

Hydrolyse und den dadurch kleinen Peptidfragmenten ist eine *Allergenerkennung* bei den meisten Betroffenen weitgehend ausgeschlossen. Die auf freien Aminosäuren beruhenden Elementardiäten, die „wahre nichtallergene" Nahrung [24], sind für besonders empfindliche Kuhmilchallergiker gedacht, die auch auf die extensive Hydrolysatnahrung allergisch reagieren [24]. Auch Kinder, die an nicht-IgE-vermittelten Erkrankungen leiden, z.B. nahrungsmittelproteininduzierte Enterokolitis und Enteropathie, eosinophile Ösophagopathie und / oder Gastroenteropathie, können von einer Aminosäureformula profitieren. Andere, zum Beispiel auf pflanzlichen Proteinen basierende Ersatzmilche, können im zweiten Lebenshalbjahr ggf. eine Alternative bieten – allerdings nur, wenn über die Beikost ein wesentlicher Teil des Nährstoffbedarfs gedeckt wird [24].

Insgesamt sollten bei der *Wahl der Kuhmilchersatznahrung* folgende Gesichtspunkte berücksichtigt werden:

- die altersadaptierten unterschiedlichen Ernährungsansprüche (z. B. ausschließliche Ernährung bei Säuglingen unter 6 Monaten, bzw. bei älteren Kindern zusätzliche Kost / Beikost), damit eine ausreichende Versorgung für Wachstum und ein adäquates Gedeihen gewährleistet ist
- der Typ der Nahrungsmittelallergie (IgE-/nicht-IgE vermittelt)
- die individuelle Anamnese einschließlich koexistierender gastrointestinale Symptome oder anaphylaktischen Reaktionen
- eine Kosten-Nutzen-Abwägung [24].

5.5 Assoziierte Gesundheitsaspekte unabhängig von Allergien

Die Analyse des Effekts von partiell sowie von extensiv hydrolysierter Säuglingsanfangsnahrung auf die Allergieprävention ist das zentrale Anliegen diverser Studien. Dennoch sollen beispielhaft zwei weitere, in der Literatur diskutierte Aspekte in Zusammenhang mit Hydrolysatnahrungen beleuchtet werden: eine beschleunigte Körpergewichts-Zunahme durch Muttermilchersatznahrungen sowie Daten zu Typ-1-Diabetes-mellitus.

In mehreren Studien wurde gezeigt, dass Säuglinge, die mit Muttermilchersatznahrungen (basierend auf intakten Proteinen) ernährt wurden, schneller an Körpergewicht zunehmen, als gestillte Säuglinge [21]. Koletzko et al. (2009) verglichen in einer multizentrischen, europaweiten Studie über 1100 gesunde, Säuglinge, die eine nicht-hydrolysierte, auf Kuhmilch-basierende Säuglingsanfangs- und Folgenahrung mit entweder niedrigerem (1,77 g und 2,2 g Protein/100 kcal) oder höheren (2,9 g und 4,4 g Protein/kcal) Proteingehalt erhielten. Ein wichtiger Stimulus für dieses beschleunigte Wachstum scheint dabei der höhere Proteingehalt der Ersatznahrung im Vergleich zur Muttermilch zu sein, welcher mit einer erhöhten Sekretion von IGF-1 (Insulin-ähnlicher Wachstumsfaktor-I) einhergeht [6],[21]. Die schnelle Zunahme an Körpergewicht in den ersten 12 Lebensmonaten, gilt als Risikofaktor für die Entwicklung von Übergewicht und Adipositas im späteren Leben [6],[35]. Mittlerweile werden auf dem Markt fast ausschließlich Muttermilchersatznahrungen mit einem „niedrigeren" Proteingehalt angeboten. Zum Einsatz von hydrolysierten Ersatz-Nahrungen mit einem „reduzierten" Proteingehalt gibt es bisher kaum publizierte Daten [1]. Die Frage, ob und wie Proteinhydrolyse und / oder geänderte Aminosäurekompositionen anderes den Stoffwechsel bzw. Wachstum und Gedeihen beeinflussen, ist bisher kaum untersucht. Die EFSA schreibt dazu, dass bezüglich des minimal und maximal Proteingehalts in Säuglingsanfangsnahrungen 1,8 g/100 kcal für auf Kuhmilch basierende Nahrungen geeignet scheint, um die Ernährungsbedürfnisse der Säuglinge abzudecken (EFSA Panel on Dietetic Products, Nutrition and Allergies). Für Proteinhydrolysate jedoch könne derzeit keine Minimal-Protein-Angabe für Säuglingsanfangsnahrungen vorgeschlagen werden, die Sicherheit und Eignung des Proteingehaltes von spezifischen Säuglingsanfangsnahrungen mit hydrolysiertem Protein müsse klinisch evaluiert werden (EFSA Panel on Dietetic Products, Nutrition and Allergies). Schaut man auf den Proteingehalt aktuell auf dem Markt befindlichen extensiven Hydrolysatnahrungen, befinden diese sich fast ausschließlich im „niedrigeren" Proteinbereich, (Tab. 5.1, Angaben pro 100 ml fertiger Nahrung).

Hinsichtlich eines Zusammenhanges zwischen Diabetes mellitus Typ I und dem Einsatz von Muttermilchersatznahrungen gibt es widersprüchliche Aussagen. So wird ein (theoretisch) erhöhtes Erkrankungsrisiko aufgrund einer Kreuzreaktivität zwischen bovinem und humanem Insulin durch den Kontakt mit auf Kuhmilch-basierender, nicht hydrolysierter Säuglingsmilch diskutiert [33]. In dem bereits erwähnten Review und Metaanalyse von Boyles et al., konnten die Autoren kein signifikantes Risiko mit extensive hydrolysierten Nahrungen finden (Risk Ratio 1,12; 95 % Confidence Interval 0,62–2,02; $I^2 = 25$ %). Auch beschreiben die Autoren kein Risiko zwischen partiellen Hydrolysaten und Diabetes, sowie Hydrolysaten und anderen Autoimmunerkrankungen [5].

Der Effekt einer additiven Ergänzung von Hydrolysatnahrungen mit Prä- und Probiotika wird an anderer Stelle diskutiert (Kap. 8).

Die aktuellen Ernährungsempfehlungen für Kinder mit einem erhöhten Allergierisiko, die nicht gestillt werden können, empfehlen in Deutschland und den meisten westlichen Ländern den Einsatz von Hydrolysatnahrungen in den ersten 4–6 Lebensmonaten zur Primärprävention von allergischen Erkrankungen. Doch die Effektivität von partiell bzw. extensiv hydrolysierten Säuglingsanfangsnahrung zur Allergieprävention wird zunehmend kontrovers diskutiert. Beispielsweise hat Australien diese Empfehlungen zurückgezogen, da es die allergieprotektive Wirkung der Hydrolysatnahrung als nicht bestätigt ansieht. In der aktuellen Fachliteratur zum Thema wird zum einen auf die Unterschiede von Zusammensetzung und Hydrolysegrad der Muttermilchersatznahrungen per se hingewiesen, zum anderen erschwere die große Heterogenität der klinischen Studien eine fundierte Beurteilung der Produkte. Hier schließt sich der Kreis mit den aktuellen Anforderungen an die Hersteller durch die EFSA (Delegierten-Verordnung (EU) 2016/127) und der Forderung, einen kurz- und langfristigen Wirksamkeitsnachweis im Sinne einer Allergieprävention produktspezifisch mittels klinischer Studien aufzuzeigen.

Ob und in wie weit bereits erste (ergänzende) Studiendaten zur Allergieprävention und / oder weitere Erkenntnisse hinsichtlich einer protektiven Beeinflussung von Ko-Erkrankungen, zum Beispiel die Entwicklung von Adipositas, in die anstehende Überarbeitung der deutschen S3-Leitlinien einfließen, bleibt abzuwarten.

Literatur

[1]   Ahrens, Birgit; Hellmuth, Christian; Haiden, Nadja; Olbertz, Dirk; Hamelmann, Eckard; Vusurovic, Milica et al. (2018): Hydrolyzed Formula With Reduced Protein Content Supports Adequate Growth. A Randomized Controlled Noninferiority Trial. In: Journal of pediatric gastroenterology and nutrition 66 (5), S. 822–830. DOI: 10.1097/MPG.0000000000001853.

[2]   American Academy of Pediatrics. Committee on Nutrition. Hypoallergenic infant formulas (2000). In: Pediatrics 106 (2 Pt 1), S. 346–349.

[3]   ASCIA: ASCIA Guidelines – Infant feeding and allergy prevention. Hg. v. https://www.allergy.org.au/health-professionals/papers/infant-feeding-and-allergy-prevention, zuletzt geprüft am Accessed on 27.07.2018.

[4]   Berg, Andrea von (2009): Modified proteins in allergy prevention. In: Nestle Nutrition workshop series. Paediatric programme 64, 239–47; discussion 247–57. DOI: 10.1159/000235794.

[5]   Boyle, Robert J.; Ierodiakonou, Despo; Khan, Tasnia; Chivinge, Jennifer; Robinson, Zoe; Geoghegan, Natalie et al. (2016): Hydrolysed formula and risk of allergic or autoimmune disease. Systematic review and meta-analysis. In: BMJ (Clinical research ed.) 352, i974.

[6]   Brands, Brigitte; Demmelmair, Hans; Koletzko, Berthold (2014): How growth due to infant nutrition influences obesity and later disease risk. In: Acta paediatrica (Oslo, Norway : 1992) 103 (6), S. 578–585. DOI: 10.1111/apa.12593.

[7]   Bundesinstitut für Risikobewertung: Bewertung von Saeuglingsnahrung. Online verfügbar unter https://www.bfr.bund.de/de/gesundheitliche_bewertung_von_saeuglingsnahrung-1184.html, zuletzt geprüft am 17.07.2018.

[8]   Bundesinstitut für Risikobewertung: Unterschiede in der Zusammensetzung von Muttermilch- und industriell hergestellter Aaeuglingsanfangs-und Folgenahrung. Online verfügbar unter https://www.bfr.bund.de/cm/343/unterschiede-in-der-zusammensetzung-von-muttermilch-und-industriell-hergestellter-saeuglingsanfangs-und-folgenahrung.pdf, zuletzt geprüft am 16.07.2018.

[9]   Dang, Thanh D.; Peters, Rachel L.; Allen, Katrina J. (2016): Debates in allergy medicine. Baked egg and milk do not accelerate tolerance to egg and milk. In: The World Allergy Organization journal 9, S. 2. DOI: 10.1186/s40413-015-0090-z.

[10]   Du Toit, George; Katz, Yitzhak; Sasieni, Peter; Mesher, David; Maleki, Soheila J.; Fisher, Helen R. et al. (2008): Early consumption of peanuts in infancy is associated with a low prevalence of peanut allergy. In: The Journal of allergy and clinical immunology 122 (5), S. 984–991. DOI: 10.1016/j.jaci.2008.08.039.

[11]   Du Toit, George; Roberts, Graham; Sayre, Peter H.; Bahnson, Henry T.; Radulovic, Suzana; Santos, Alexandra F. et al. (2015): Randomized trial of peanut consumption in infants at risk for peanut allergy. In: The New England journal of medicine 372 (9), S. 803–813. DOI: 10.1056/NEJMoa1414850.

[12]   EFSA Panel on Dietetic Products, Nutrition and Allergies (NDA): Scientific Opinion on the essential composition of infant and follow-on formulae. In: EFSA Journal 2014 (12(7)), S. 3760.

[13]   Exl, Bianca-Maria; Fritsché, Rodolphe (2001): Cow's milk protein allergy and possible means for its prevention. In: Nutrition 17 (7–8), S. 642–651. DOI: 10.1016/S0899-9007(01)00566-4.

[14]   Fleischer, David M.; Spergel, Jonathan M.; Assa'ad, Amal H.; Pongracic, Jacqueline A. (2013): Primary prevention of allergic disease through nutritional interventions. In: The journal of allergy and clinical immunology. In practice 1 (1), S. 29–36. DOI: 10.1016/j.jaip.2012.09.003.

[15]   FRITSCHE, R.; PAHUD, J.; PECQUET, S.; PFEIFER, A. (1997): Induction of systemic immunologic tolerance to β-lactoglobulin by oral administration of a whey protein hydrolysate. In: Journal of Allergy and Clinical Immunology 100 (2), S. 266–273. DOI: 10.1016/S0091-6749(97)70235-5.

[16]   Hays, Tiffani; Wood, Robert A. (2005): A systematic review of the role of hydrolyzed infant formulas in allergy prevention. In: Archives of pediatrics & adolescent medicine 159 (9), S. 810–816. DOI: 10.1001/archpedi.159.9.810.

[17]   Host, A.; Koletzko, B.; Dreborg, S.; Muraro, A.; Wahn, U.; Aggett, P. et al. (1999): Dietary products used in infants for treatment and prevention of food allergy. Joint Statement of the European Society for Paediatric Allergology and Clinical Immunology (ESPACI) Committee on Hypoallergenic Formulas and the European Society for Paediatric Gastroenterology, Hepatology and Nutrition (ESPGHAN) Committee on Nutrition. In: Archives of disease in childhood 81 (1), S. 80–84.

[18]   Kiewiet, M. B. G.; Gros, M.; van Neerven, R. J. J.; Faas, M. M.; Vos, P. de (2015): Immunomodulating properties of protein hydrolysates for application in cow's milk allergy. In: Pediatric allergy and immunology : official publication of the European Society of Pediatric Allergy and Immunology 26 (3), S. 206–217. DOI: 10.1111/pai.12354.

[19]   Kiewiet, Mensiena B. G.; Faas, Marijke M.; Vos, Paul de (2018): Immunomodulatory Protein Hydrolysates and Their Application. In: Nutrients 10 (7). DOI: 10.3390/nu10070904.

[20]   Koletzko, Berthold; Chourdakis, Michael; Grote, Veit; Hellmuth, Christian; Prell, Christine; Rzehak, Peter et al. (2014): Regulation of early human growth. Impact on long-term health. In: Annals of nutrition & metabolism 65 (2–3), S. 101–109. DOI: 10.1159/000365873.

[21]   Koletzko, Berthold; Kries, Rüdiger von; Closa, Ricardo; Escribano, Joaquín; Scaglioni, Silvia; Giovannini, Marcello et al. (2009): Lower protein in infant formula is associated with lower weight up to age 2 y. A randomized clinical trial. In: The American journal of clinical nutrition 89 (6), S. 1836–1845. DOI: 10.3945/ajcn.2008.27091.

[22]   Lundh, Andreas; Sismondo, Sergio; Lexchin, Joel; Busuioc, Octavian A.; Bero, Lisa (2012): Industry sponsorship and research outcome. In: The Cochrane database of systematic reviews 12, MR000033. DOI: 10.1002/14651858.MR000033.pub2.

[23]   Muraro, A.; Halken, S.; Arshad, S. H.; Beyer, K.; Dubois, A. E. J.; Du Toit, G. et al. (2014a): EAACI food allergy and anaphylaxis guidelines. Primary prevention of food allergy. In: Allergy 69 (5), S. 590–601. DOI: 10.1111/all.12398.

[24] Muraro, A.; Werfel, T.; Hoffmann-Sommergruber, K.; Roberts, G.; Beyer, K.; Bindslev-Jensen, C. et al. (2014b): EAACI food allergy and anaphylaxis guidelines. Diagnosis and management of food allergy. In: Allergy 69 (8), S. 1008–1025. DOI: 10.1111/all.12429.

[25] Osborn, D. A.; Sinn, J. (2003): Formulas containing hydrolysed protein for prevention of allergy and food intolerance in infants. In: The Cochrane database of systematic reviews (4), CD003664. DOI: 10.1002/14651858.CD003664.

[26] Osborn, D. A.; Sinn, J. (2006): Formulas containing hydrolysed protein for prevention of allergy and food intolerance in infants. In: The Cochrane database of systematic reviews (4), CD003664. DOI: 10.1002/14651858.CD003664.pub3.

[27] Osborn, David A.; Sinn, John Kh; Jones, Lisa J. (2017): WITHDRAWN. Infant formulas containing hydrolysed protein for prevention of allergic disease and food allergy. In: The Cochrane database of systematic reviews 5, CD003664. DOI: 10.1002/14651858.CD003664.pub5.

[28] Osborn DA, Sinn JKH, Jones LJ. Infant formulas containing hy drolysed protein for prevention of allergic disease. In: The Cochrane database of systematic reviews 2018, Issue 10. Art. No.: CD003664. DOI: 10.1002/14651858.CD003664.pub6.

[29] Peng, H-J; Su, S-N; Tsai, J-J; Tsai, L-C; Kuo, H-L; Kuo, S-W (2004): Effect of ingestion of cow's milk hydrolysed formulas on whey protein-specific Th2 immune responses in naïve and sensitized mice. In: Clinical and experimental allergy : journal of the British Society for Allergy and Clinical Immunology 34 (4), S. 663–670. DOI: 10.1111/j.1365-2222.2004.1925.x.

[30] Reese I, Schäfer C, Werfel T, Worm M. Diätetik in der Allergologie Kombipaket (Buch + PDF/CD) 5. aktualisierte und erweiterte Auflage 2017. Kombipaket (Buch + PDF/CD) ISBN: 978–3–87185–530–6

[31] Schäfer, Torsten; Bauer, Carl-Peter; Beyer, Kirsten; Bufe, Albrecht; Friedrichs, Frank; Gieler, Uwe et al. (2014): S3-Guideline on allergy prevention. 2014 update: Guideline of the German Society for Allergology and Clinical Immunology (DGAKI) and the German Society for Pediatric and Adolescent Medicine (DGKJ). In: Allergo journal international 23 (6), S. 186–199. DOI: 10.1007/s40629-014-0022-4.

[32] Szajewska, Hania; Horvath, Andrea (2017): A partially hydrolyzed 100 % whey formula and the risk of eczema and any allergy. An updated meta-analysis. In: The World Allergy Organization journal 10 (1), S. 27. DOI: 10.1186/s40413-017-0158-z.

[33] Vaarala, O.; Knip, M.; Paronen, J.; Hamalainen, A. M.; Muona, P.; Vaatainen, M. et al. (1999): Cow's milk formula feeding induces primary immunization to insulin in infants at genetic risk for type 1 diabetes. In: Diabetes 48 (7), S. 1389–1394. DOI: 10.2337/diabetes.48.7.1389.

[34] Wahn U, Sampson H. A .(2015): Allergy, Immunity and Tolerance in Early Childhood. Page 47–57.

[35] Weng, Stephen Franklin; Redsell, Sarah A.; Swift, Judy A.; Yang, Min; Glazebrook, Cristine P. (2012): Systematic review and Metaanalyses of risk factors for childhood overweight identifiable during infancy. In: Archives of disease in childhood 97 (12), S. 1019–1026. DOI: 10.1136/archdischild-2012-302263.

6 Ernährung des Kindes

Imke Reese

Ähnlich wie für Schwangerschaft und Stillzeit waren die Empfehlungen zur Vorbeugung allergischer Erkrankungen für das Säuglings- und Kleinkindalter in puncto Ernährung lange geprägt vom Gedanken der Karenz. Dies war nicht nur extrem einschränkend, sondern auch wirkungslos [1]. Die Sicht auf die vorbeugenden Möglichkeiten änderte sich in Deutschland mit Erstellung der ersten S3-Leitlinie Allergieprävention im Jahr 2004 grundlegend [2]. Von nun an stand eine gezielte Förderung der Toleranzentwicklung im Mittelpunkt der Empfehlungen [3],[4]. Dies bedeutete Exposition statt Karenz – und zwar sowohl für Risikokinder als auch für solche, deren Mutter, Vater und/ oder Geschwisterkind nicht von allergischen Erkrankungen betroffen waren. Eine „vorbeugende" Meidung potenter Nahrungsmittelallergene wurde auch für Säuglinge und Kleinkinder nicht mehr empfohlen.

Die aktuellen Empfehlungen zur Ernährung des Kindes lauten [4]:

„Einführung von Beikost und Ernährung des Kindes im 1. Lebensjahr"
Die zu der Zeit in Deutschland existierende Empfehlung*, Beikost nach dem vollendeten 4. Lebensmonat einzuführen, ist aus Gründen eines steigenden Nährstoffbedarfs sinnvoll.
Eine Verzögerung der Beikosteinführung soll aus Gründen der Allergieprävention nicht erfolgen. (A)
Für einen präventiven Effekt einer diätetischen Restriktion durch Meidung potenter Nahrungsmittelallergene im ersten Lebensjahr gibt es keine Belege. Sie sollte deshalb nicht erfolgen. (B)
Für einen präventiven Effekt durch die Einführung potenter Nahrungsmittelallergen vor dem vollendeten 4. Lebensmonat gibt es derzeit keine gesicherten Belege.
Es gibt Hinweise darauf, dass Fischkonsum des Kindes im 1. Lebensjahr einen protektiven Effekt auf die Entwicklung atopischer Erkrankungen hat. Fisch sollte mit der Beikost eingeführt werden. (B)
* s. u. a. Empfehlungen der Ernährungskommission der DGKJ und des FKE.

Diese Empfehlungen werden ergänzt durch die folgende Stellungnahme zur Ernährung:
Es gibt Hinweise, dass der Konsum von Gemüse und Früchten, einer sog. mediterranen Kost, von 'Ω3-FS (bzw. ein günstiges 'Ω 3: 'Ω 6 Verhältnis), sowie von Milchfett einen präventiven Effekt auf atopische Erkrankungen hat."

„Körpergewicht"
Es gibt Belege, dass ein erhöhter Body Mass Index (BMI) mit Asthma positiv assoziiert ist.
Bei Kindern soll Übergewicht / Fettleibigkeit auch aus Gründen der Asthmaprävention vermieden werden. (A)

Mit den aktuellen Empfehlungen wird nicht mehr die frühe Gabe von Beikost als Risikofaktor eingestuft, sondern vielmehr die verzögerte. Zwischenzeitlich wurde ein „window of opportunity" zwischen dem vierten und dem sechsten Lebensmonat dis-

https://doi.org/10.1515/9783110561012-006

kutiert, das den optimalen Einführungszeitraum für Beikost allgemein bzw. für die gezielte Gabe von häufigen Auslösern kleinkindlicher Allergien darstellte.

Aus diesem Ansatz heraus entstand die heutige Empfehlung, die Einführung der Beikost aus Gründen der Allergieprävention nicht über den vollendeten vierten Lebensmonat hinaus zu verzögern. Dies steht im Einklang mit den allgemeinen Empfehlungen zum Stillen bzw. zur Beikosteinführung und, dass der frühere Gedanke, die Konfrontation mit Nahrungsmitteln möglichst lange hinauszuzögern, nicht mehr verfolgt wird. In den allgemeinen Empfehlungen zur Säuglingsernährung, die 2016 aktualisiert wurden, wird empfohlen, vier bis sechs Monate lang ausschließlich zu stillen bzw. alternativ oder zusätzlich eine Säuglingsnahrung zu füttern und dementsprechend „frühestens mit Beginn des 5., spätestens mit Beginn des 7. Monats" mit der Einführung der Beikost zu beginnen [5]. Diese solle nach dem Ernährungsplan für das 1. Lebensjahr des Forschungsinstituts für Kinderernährung (FKE) erfolgen. Eine Stellungnahme der EFSA besagt, dass ausschließliches Stillen bis zum sechsten Lebensmonat für die Mehrheit der Säuglinge eine angemessene Ernährung darstellt, einige Säuglinge aber bereits vor dem Alter von sechs Monaten – nicht aber vor vier Monaten – Beikost für ein optimales Wachstum und eine optimale Entwicklung benötigen [6].

Die Empfehlung, keine vorbeugenden diätetischen Restriktionen einzuhalten, folgt der Idee der Exposition und damit der Möglichkeit zu einer ungestörten Toleranzentwicklung. Von der frühzeitigen (*vor* dem abgeschlossenen vierten Lebensmonat) gezielten Gabe häufiger Auslöser kleinkindlicher Allergien wird jedoch weiterhin abgeraten. Ergänzend zur altersgerechten Beikosteinführung ist die Empfehlung der Leitlinie zu verstehen, Fisch bereits Säuglingsalter einzuführen.

Die konkrete Zusammenstellung der Beikost sollte auf der Grundlage des Ernährungsplans für das 1. Lebensjahr des FKE erfolgen, zusätzlich jedoch die Inhalte der Stellungnahme zur Ernährung berücksichtigen.

Daraus ergeben sich, ähnlich wie bei der mütterlichen Ernährung, folgende Leitgedanken, denen bereits als „Empfehlungen für eine Ernährung während des ersten Lebensjahres" im Ringbuch „Diätetik in der Allergologie" Rechnung getragen wurde [7]:

- gemüsebetonte vielseitige und hochwertige Ernährung im Sinne der mediterranen Kost
- regelmäßiger Verzehr von Fisch
- regelmäßiger Verzehr vollfetter Milchprodukte

Unklar ist bislang, ob (im Rahmen der Beikost) eine gezielte Allergen-Exposition erfolgen sollte. Wurde 2012 noch davon ausgegangen, dass die Allergen-Exposition kein treibender Faktor sei [8], sind inzwischen einige Studien erschienen, die diese Sichtweise infrage stellen. Die Studienlage und mögliche Konsequenzen daraus werden im Folgenden diskutiert.

6.1 Gemüsebetonte vielseitige und hochwertige Ernährung im Sinne der mediterranen Kost

Im Kapitel zur mütterlichen Ernährung (Kap. 4) wurden die Vorzüge einer mediterranen Ernährungsweise bereits dargestellt. Sie steht einerseits für eine traditionelle Ernährungsweise und damit im Gegensatz zur modernen westlichen Ernährung, zum Fast-Food-Konsum und zum hohen Gehalt an AGEs (advanced glycation endproducts) [9]. Letztere entstehen vor allem bei Zubereitungsverfahren, die mit hoher Hitzeeinwirkung arbeiten, indem Zuckereinheiten an Proteine oder Fette gebunden werden. AGEs können im Körper über Aussendung „falscher Alarmsignale" eine proentzündliche Immunantwort auslösen [10].

Darüber hinaus liefert die mediterrane Ernährung eine vielseitige, frische und gemüsebetonte Kost, die offenbar nicht nur eine optimale Grundlage zur langfristigen (über das Säuglingsalter hinaus!) Verhinderung von allergischen Erkrankungen, insbesondere von Asthma [11],[12],[13],[14],[15], sondern auch von Übergewicht darstellt [16],[17],[18].

Dem Verzehr von Obst und Gemüse wird, auch wegen seiner antioxidantiven und antiinflammatorischen Effekte, eine wesentliche Rolle bei der Prävention allergischer (Atemwegs-)Erkrankungen zugesprochen [19],[20],[21],[22],[23].

Die damit einhergehende hohe Aufnahme natürlich vorkommender, präbiotisch wirkender Ballaststoffe wird als günstig hinsichtlich der Ausbildung einer komplexen intestinalen Mikrobiota angesehen. Letztere gilt als ein wichtiger Einflussfaktor für eine orale Toleranzentwicklung [24]. Penders und Mitarbeiter zufolge lässt sich eine atopische Dermatitis bereits anhand der Zusammensetzung der Mikrobiota vorhersagen [25]. Während Bifidobakterien und Laktobazillen mit einem Schutz assoziiert waren, wiesen *Clostridien* auf ein Risiko hin. Da Bifidobakterien und Laktobazillen auf präbiotische Stoffe aus der Nahrung angewiesen sind, lässt sich mutmaßen, dass die mediterrane Ernährung auch über diesen Weg ihre schützende Wirkung entfaltet. Vor allem ist eine vielseitige und frisch zubereitete Kost aber die Voraussetzung für eine hohe Diversität des Mikrobioms, die mit einem Schutz vor allergischen Erkrankungen assoziiert wird [9],[26],[27],[28],[29],[30],[31].

Eine geringe Vielfalt der Ernährung während der Beikosteinführung wurde in den Analysen einer großen finnischen Kohortenstudie (DIPP) als Risikofaktor für die Entwicklung allergischer Erkrankungen identifiziert [32],[33]. Die Auswertung der Fragebögen zur Beikosteinführung einer multizentrischen europäischen Kohortenstudie (PASTURE/ EFRAIM) ergab einen vergleichbaren Zusammenhang [34]: Eine erhöhte Vielfalt in der Beikost war invers mit Asthma, Nahrungsmittelallergie und Sensibilisierung assoziiert – und zwar dosisabhängig. Kinder, deren Beikost-Ernährung sich durch eine geringe Vielfalt auszeichnete, wiesen im Alter von 6 Jahren eine geringere Expression eines Markers für regulatorische T-Zellen auf. Diese Beobachtung weist darauf hin, dass bei geringer Vielfalt die regulatorische Immunantwort nur unzureichend gefördert wird.

6.2 Regelmäßiger Verzehr von Fisch

Der Verzehr von Fisch, insbesondere von fettem Fisch, wird in vielen Untersuchungen mit einem Schutz hinsichtlich der Entwicklung allergischer Erkrankungen assoziiert [15],[34],[35],[36],[37],[38],[39],[40],[41], wobei aktuelle Metaanalysen die Effekte unterschiedlich beurteilen [42],[43],[44],[45]. Der Verzehr von fettem Seefisch ist eine wichtige Voraussetzung für die Zufuhr von langkettigen Omega-3-Fettsäuren, die nicht nur für die Gehirnentwicklung und Sehkraft des Säuglings wichtig sind [46],[47]. Sie können auch zu einer veränderten Immunantwort führen, die mit einem Schutz vor Allergien assoziiert ist [48],[49]. Auf die immunregulatorischen Wirkungen langkettiger Omega-3-Fettsäuren wird im Kapitel 7 näher eingegangen. Offenbar hat der Verzehr von Fisch noch weitere Vorteile außer der Versorgung mit den wichtigen langkettigen Omega-3-Fettsäuren. Denn auch der Konsum von magerem Fisch zeigte in einer Untersuchung an Säuglingen einen präventiven Effekt [36].

6.3 Regelmäßiger Verzehr von vollfetten Milchprodukten

Viele Studienergebnisse zeigen eine inverse Assoziation zwischen dem Konsum von Milch, insbesondere Bauernhofmilch, und dem Auftreten allergischer Erkrankungen bzw. respiratorischer Infektionen [34],[50],[51],[52],[53],[54],[55], 56]. Für den inzwischen anerkannten Schutzfaktor „Aufwachsen auf dem Bauernhof" (farm exposition) wird hinsichtlich der Ernährung vor allem der Konsum auf dem Hof hergestellter Milchprodukte herausgestellt [57]. Zwei aktuelle Studien konnten zeigen, dass auch Joghurtkonsum einen günstigen Effekt haben kann: Wird dieser bereits im Säuglingsalter regelmäßig verzehrt, ist dies mit einer geminderten Entwicklung eines atopischen Ekzems und einer niedrigeren Sensibilisierungsrate assoziiert [58],[59].

Welche Inhaltsstoffe für die protektive Wirkung verantwortlich sind, ist nicht abschließend geklärt. Diskutiert werden: Keimgehalt, intakte Molkenproteine und das Milchfett [60]. Dass vor allem Butter und vollfette Milchprodukte eine schützende Wirkung haben, wurde in diversen Untersuchungen gezeigt [34],[51],[52],[55], auch wenn Loss und Mitarbeiter in ihren Analysen den Fettgehalt nicht für den relevanten Einflussfaktor hielten [53],[56]. Während die protektive Wirkung des Milchfetts bisher vor allem den wiederkäuertypischen trans-Fettsäuren zugeschrieben wurde [61],[62],[63],[64],[65],[66], konnte in einer aktuellen Untersuchung gezeigt werden, dass offenbar auch den Omega-3-Fettsäuren eine wichtige Rolle zukommt [55].

Loss und Mitarbeiter halten eher die intakten Milchproteine für die schützende Wirkung der Bauernhofmilch für ausschlaggebend [53],[56]. Möglicherweise spielt aber auch das eingesetzte Verfahren zur Haltbarmachung von Kuhmilch eine Rolle hinsichtlich Allergenität [67]: In Versuchen an Mäusen veränderte pasteurisierte Milch den Aufnahmeweg aus dem Darmlumen derart, dass eine höhere TH2-Antwort hervorgerufen wurde. Dies war offenbar auf die Aggregation der Molkenproteine zurückzuführen. Denn nicht-aggregierte Molkenproteine führten zu keiner allergischen Reaktion.

Schließlich sind positive Effekte auf das Mikrobiom auch über die enthaltene Laktose zu erwarten[60]: So konnte eine Untersuchung an kuhmilchallergischen Säuglingen zeigen, dass die Zugabe von Laktose zu einer therapeutischen Formulanahrung mit einem Anstieg der Keimzahlen von Bifidobakterien und Laktobazillen bei gleichzeitigem Abfall der *Bakteriodes-* und *Clostridien*-Keimzahlen einherging 68].

6.4 Gezielte Gabe potenter Allergene

Das derzeit umstrittenste Thema ist sicherlich die Frage, ob eine gezielte Allergenexposition empfohlen werden sollte. Die Vermutung, dass es einen optimalen Einführungszeitraum gäbe, um Krankheit zu verhindern, bestand auch für die Zöliakie. Doch bei dieser Erkrankung wurde die Vorstellung eines „window of opportunity" durch eine große Interventionsstudie (PreventCD) eindeutig widerlegt [69]. Einige Untersuchungen zur Allergieprävention zeigten tatsächlich, dass eine späte Einführung von häufigen Auslösern kleinkindlicher Allergien mit einem erhöhten Risiko einer entsprechenden Sensibilisierung bzw. Allergie einherging [70],[71],[72]. Doch handelte es sich dabei lediglich um Beobachtungsstudien, aus denen keine kausalen Zusammenhänge abgeleitet werden können.

Aus den Ergebnissen der vielen randomisierten Interventionsstudien auf dem Gebiet der Allergologie eindeutige Schlussfolgerungen zu ziehen, ist im Moment kaum möglich, da diese uneinheitlich und zum Teil widersprüchlich ausgefallen sind. Im Folgenden werden die wichtigsten Ergebnisse der bereits veröffentlichten Untersuchungen dargestellt.

Erdnuss

Die LEAP-Studie (Lerning Early About Peanut allergy) hat weltweit Aufsehen erregt. In dieser Untersuchung wurden 640 Säuglinge (4–11 Monate) mit schwerem Ekzem und / oder Hühnereiallergie randomisiert in zwei Gruppen eingeteilt: eine Gruppe sollte Erdnuss regelmäßig bis zum Alter von 60 Monaten verzehren, die andere konsequent meiden. Ein vor Intervention durchgeführter Hauttest teilte die Säuglinge darüber hinaus in nicht sensibilisierte und leicht sensibilisierte (Quaddelgröße: 1–4 mm) Kinder ein. Säuglinge mit einer größeren Quaddel wurden ausgeschlossen. Primärer Endpunkt war eine manifeste Erdnussallergie mit 60 Monaten. Während 13,7 % der anfangs nicht-sensibilisierten Kinder der Karenzgruppe eine Erdnussallergie entwickelt hatten, lag der Anteil derer in der Verzehrgruppe bei lediglich 1,9 %. Noch deutlicher war der Unterschied bei den bereits sensibilisierten Kindern: 35,3 % der Karenzkohorte versus 10,6 % der Verzehrkohorte. Letzte waren die Kinder, die bereits vor Intervention eine Erdnussallergie aufwiesen. Folglich konnte mit einer frühen Einführung von Erdnüssen die Häufigkeit der Manifestation einer Erdnussallergie bei Kindern mit einem hohen Allergierisiko signifikant gesenkt werden. Vor allem aber zeigen die Ergebnisse, dass eine vorhandene Toleranz durch regelmäßigen Verzehr erhalten werden kann.

Die kurz darauf veröffentlichte EAT Studie (Enquiring about Tolerance), konnte die vorbeugende Wirkung einer frühen Erdnussgabe bestätigen[73]. In der Untersuchung wurde die Einführung sechs häufiger Kleinkindallergene (Milch, Ei, Erdnuss, Fisch, Sesam, Weizen) bei sonst gestillten Kindern bereits mit 3 Monaten verglichen mit der Einführung nach 6 Monaten. Allerdings zeigte sich in der Intention-to-treat-Analyse hinsichtlich Nahrungsmittelallergie kein signifikanter Schutzeffekt für die Interventionsgruppe (5,6 %) im Vergleich zur Kontrollgruppe (7,1 %). Eine Erdnussallergie trat mit 1,2 % in der Interventionsgruppe allerdings deutlich seltener auf als in der Kontrollgruppe mit 2,5 %. Die Auswertung der Per-protocol-Analyse ergaben für Joghurt, Sesam, Fisch und Weizen weder Vorteil noch Risiko für eine frühe Beikosteinführung.

Hühnerei

Zur frühen Einführung von Hühnerei sind in den letzten Jahren zahlreiche Untersuchungen publiziert worden. Allein in Australien wurden drei Untersuchungen an verschieden Populationen durchgeführt [74],[75],[76]. Weitere Ergebnisse liegen aus Deutschland [77] und Japan [78] vor (s. Tab. 6.1). Aufgrund der verschiedenen Populationen mit ihrem ungleichen Allergierisiko, aber auch wegen der unterschiedlichen Studiendesigns ist die Vergleichbarkeit der Ergebnisse schwierig. Der Einführungszeitraum war in allen Studien ähnlich. Deutliche Unterschiede gab es dagegen bei der verabreichten Dosis und der Darreichungsform.

Auffallend häufig reagierten Säuglinge schon vor oder innerhalb der ersten Woche der Intervention allergisch [74],[76],[77]. Damit kam für einen Teil der Säuglinge jede Intervention zur Verhinderung einer Hühnereiallergie zu spät. Nicht immer verliefen die Reaktionen mild, sondern insbesondere bei Säuglingen mit Ekzem auch anaphylaktisch [74],[77].

Weder in den australischen noch in der deutschen Untersuchung konnte das Risiko für eine Hühnereiallergie im Alter von einem Jahr durch frühe Einführung von Hühnerei signifikant gesenkt werden [74],[75],[77]. Obwohl in der BEAT-Studie hinsichtlich Sensibilisierung eine deutliche Risikoreduktion für die Interventionsgruppe ergab, unterschied sich der Anteil an wahrscheinlich Hühnerei-allergischen Kindern nicht [76]. Lediglich in der japanischen Untersuchung zeigte die frühe Eigabe eine signifikante Reduzierung des Risikos für eine Hühnereiallergie mit einem Jahr [78]. Dies mag auch an der Verwendung von erhitztem Eipulver gelegen haben. Denn auch in der STEP-Studie vertrugen 92 % der Hühnereiallergiker gebackenes oder gekochtes Ei, das bereits mit 10 Monaten eingeführt wurde [75].

Tab. 6.1: RCT Interventionsstudien zur gezielten Einführung von Hühnerei.

Studie	Land	Zielgruppe	Einführungs-zeitraum	Darreichungs-form	Endpunkt
STAR (Solids Timing for Allergy Research) [74]	Australien	Säuglinge mit modera-tem bis schwerem Ekzem	4.–8. Lebensmonat, danach Einführung von erhitztem Ei	0,9 g Hühnereiprotein als pasteurisiertes Volleipulver	klinisch relevante Hühnerei-allergie mit 12 Monaten
STEP (Starting Time for Egg Protein) [75]	Australien	ekzemfreie Säuglinge mit einer allergischen Mutter	4.–6. bis 10. Lebensmonat, danach Einführung von erhitztem Ei	0,9 g Hühnereiprotein als pasteurisiertes Volleipulver	klinisch relevante Hühnerei-allergie mit 12 Monaten
BEAT (Beating Egg Aller-gy) [76]	Australien	Säuglinge mit einem Allergiker in der Kern-familie	4.–8. Lebensmonat, danach Liberalisierung der eifreien Grunddiät	350 mg Hühnereiprotein als pasteurisiertes Volleipulver	Hühnereisensibilisierung mit 12 Monaten
HEAP (Hen's Egg Allergy Prevention) [77]	Deutsch-land	Säuglingen aus der Allgemeinbevölkerung	4.–6. bis zum 12. Lebens-monat	1. Woche ½ ML, 2. Woche 1 ML, ab 3. Woche dreimal pro Woche 1,5 ML (2,5 g) Hühnereiprotein als pasteuri-siertes Volleipulver	1. Hühnereisensibilisierung mit 12 Monaten 2. klinisch relevante Hühnerei-allergie mit 12 Monaten
PETIT (Prevention of Egg allergy in Infants with atopic dermatitis) [78]	Japan	Säuglinge mit atopischer Dermatitis	6.–9. Lebensmonat 10.–12. Lebensmonat	50 mg erhitztes Eipulver (25 mg Hühnereiprotein) 250 mg erhitztes Eipulver (125 mg Hühnereiprotein)	klinisch relevante Hühner-eiallergie mit 12 Monaten

ML = Messlöffel

Allergieprävention fokussiert heute mehr denn je auf eine gesunde Ernährungsweise als Grundlage einer guten Immunantwort. So lauten auch für das Säuglings- und Kleinkindalter die wichtigsten Empfehlungen:
– gemüsebetonte, vielseitige und hochwertige Ernährung im Sinne einer mediterranen Kost
– regelmäßiger Verzehr von Fisch
– regelmäßiger Verzehr vollfetter Milchprodukte

Ob häufige Auslöser kleinkindlicher Allergien gezielt mit der Beikost gegeben werden sollten, ist nicht abschließend geklärt. Während in den USA über eine „Addendum guideline" die gezielte Gabe von Erdnuss für eine bestimmte Risikogruppe von Säuglingen bereits empfohlen wird, wird in Deutschland dieser Ansatz zögerlich verfolgt [79]. Eine solche Empfehlung wäre in Deutschland wohlmöglich sogar kontraproduktiv, weil der Verzehr von Erdnüssen bisher nicht derart verbreitet ist wie in den angelsächsischen Ländern. Eine Zunahme des Erdnussverzehrs, u. a. durch gezielte Einführung, könnte über die stärkere Verbreitung von Erdnuss in deutschen Haushalten einen Anstieg der Erdnussallergierate nach sich ziehen. Wichtiger für Deutschland sind die folgenden Aspekte:
– Eine bestehende Toleranz sollte durch regelmäßigen Verzehr erhalten werden.
– Der Nachweis einer Sensibilisierung sollte nach sich ziehen, dass die klinische Relevanz dieser Sensibilisierung geprüft wird.

Insgesamt spricht die aktuelle Datenlage dafür, dass bereits die Fülle an Exposition mit Umweltfaktoren, u. a. über eine vielfältig ausgerichtete Beikost, das kindliche Immunsystem trainiert und eine gezielte Einführung potenter Kleinkindallergene nur bei entsprechender Indikation (s. o.) erfolgen sollte.

Literatur

[1] Prescott SL. Early origins of allergic disease: a review of processes and influences during early immune development. Current opinion in allergy and clinical immunology 2003;3:125–32.
[2] Schafer T, Borowski C, Diepgen TL, et al. Evidence-based and consented guideline on allergy prevention. Journal der Deutschen Dermatologischen Gesellschaft = Journal of the German Society of Dermatology : JDDG 2004;2:1030–6, 8.
[3] Muche-Borowski C, Kopp M, Reese I, Sitter H, Werfel T, Schafer T. Allergy prevention. Deutsches Arzteblatt international 2009;106:625–31.
[4] Schäfer T, Bauer C, Beyer K, et al. S3-Leitlinie Allergieprävention – Update 2014. Allergo Journal 2014:32–47
[5] Koletzko B, Bauer C-P, Brönstrup A, et al. Säuglingsernährung und Ernährung der stillenden Mutter. Monatsschr Kinderheilkd 2013;161:237–46.
[6] Efsa Panel on Dietetic Products N, Allergies. Scientific Opinion on the appropriate age for introduction of complementary feeding of infants. EFSA Journal 2009;7:1423-n/a.
[7] Reese I, Schäfer C, Werfel T, Worm M. Diätetik in der Allergologie. 5. ed. München-Deisenhofen: Dustri-Verlag Karl Feistle; 2017.
[8] Palmer DJ, Metcalfe J, Prescott SL. Preventing disease in the 21st century: the importance of maternal and early infant diet and nutrition. The Journal of allergy and clinical immunology 2012;130:733–4.

[9] Renz H, Holt PG, Inouye M, Logan AC, Prescott SL, Sly PD. An exposome perspective: Early-life events and immune development in a changing world. The Journal of allergy and clinical immunology 2017;140:24–40.

[10] Smith PK, Masilamani M, Li XM, Sampson HA. The false alarm hypothesis: Food allergy is associated with high dietary advanced glycation end-products and proglycating dietary sugars that mimic alarmins. The Journal of allergy and clinical immunology 2017;139:429–37.

[11] Chatzi L, Apostolaki G, Bibakis I, et al. Protective effect of fruits, vegetables and the Mediterranean diet on asthma and allergies among children in Crete. Thorax 2007;62:677–83.

[12] Papamichael MM, Itsiopoulos C, Susanto NH, Erbas B. Does adherence to the Mediterranean dietary pattern reduce asthma symptoms in children? A systematic review of observational studies. Public health nutrition 2017;20:2722–34.

[13] Chatzi L, Torrent M, Romieu I, et al. Diet, wheeze, and atopy in school children in Menorca, Spain. Pediatric allergy and immunology : official publication of the European Society of Pediatric Allergy and Immunology 2007;18:480–5.

[14] Garcia-Marcos L, Castro-Rodriguez JA, Weinmayr G, Panagiotakos DB, Priftis KN, Nagel G. Influence of Mediterranean diet on asthma in children: a systematic review and meta-analysis. Pediatric allergy and immunology : official publication of the European Society of Pediatric Allergy and Immunology 2013;24:330–8.

[15] Arvaniti F, Priftis KN, Papadimitriou A, et al. Adherence to the Mediterranean type of diet is associated with lower prevalence of asthma symptoms, among 10–12 years old children: the PANACEA study. Pediatric allergy and immunology : official publication of the European Society of Pediatric Allergy and Immunology 2011;22:283–9.

[16] Chatzi L, Rifas-Shiman SL, Georgiou V, et al. Adherence to the Mediterranean diet during pregnancy and offspring adiposity and cardiometabolic traits in childhood. Pediatric obesity 2017;12 Suppl 1:47–56.

[17] Leventakou V, Sarri K, Georgiou V, et al. Early life determinants of dietary patterns in preschool children: Rhea mother-child cohort, Crete, Greece. European journal of clinical nutrition 2016;70:60–5.

[18] Labayen Goni I, Arenaza L, Medrano M, Garcia N, Cadenas-Sanchez C, Ortega FB. Associations between the adherence to the Mediterranean diet and cardiorespiratory fitness with total and central obesity in preschool children: the PREFIT project. Eur J Nutr 2017.

[19] Seyedrezazadeh E, Moghaddam MP, Ansarin K, Vafa MR, Sharma S, Kolahdooz F. Fruit and vegetable intake and risk of wheezing and asthma: a systematic review and meta-analysis. Nutrition reviews 2014;72:411–28.

[20] Gref A, Rautiainen S, Gruzieva O, et al. Dietary total antioxidant capacity in early school age and subsequent allergic disease. Clinical and experimental allergy : journal of the British Society for Allergy and Clinical Immunology 2017;47:751–9.

[21] Saadeh D, Salameh P, Baldi I, Raherison C. Diet and allergic diseases among population aged 0 to 18 years: myth or reality? Nutrients 2013;5:3399–423.

[22] Rosenlund H, Fagerstedt S, Alm J, Mie A. Breastmilk fatty acids in relation to sensitization – the ALADDIN birth cohort. Allergy 2016;71:1444–52.

[23] Ellwood P, Asher MI, Garcia-Marcos L, et al. Do fast foods cause asthma, rhinoconjunctivitis and eczema? Global findings from the International Study of Asthma and Allergies in Childhood (ISAAC) phase three. Thorax 2013;68:351–60.

[24] Hormannsperger G, Clavel T, Haller D. Gut matters: microbe-host interactions in allergic diseases. The Journal of allergy and clinical immunology 2012;129:1452–9.

[25] Penders J, Gerhold K, Stobberingh EE, et al. Establishment of the intestinal microbiota and its role for atopic dermatitis in early childhood. The Journal of allergy and clinical immunology 2013;132:601–7.e8.

[26] Abrahamsson TR, Jakobsson HE, Andersson AF, Bjorksten B, Engstrand L, Jenmalm MC. Low diversity of the gut microbiota in infants with atopic eczema. The Journal of allergy and clinical immunology 2012;129:434–40, 40.e1-2.

[27] Abrahamsson TR, Jakobsson HE, Andersson AF, Bjorksten B, Engstrand L, Jenmalm MC. Low gut microbiota diversity in early infancy precedes asthma at school age. Clinical and experimental allergy : journal of the British Society for Allergy and Clinical Immunology 2014;44:842–50.

[28] Bisgaard H, Bonnelykke K, Stokholm J. Immune-mediated diseases and microbial exposure in early life. Clinical and experimental allergy : journal of the British Society for Allergy and Clinical Immunology 2014;44:475–81.

[29] Bisgaard H, Li N, Bonnelykke K, et al. Reduced diversity of the intestinal microbiota during infancy is associated with increased risk of allergic disease at school age. The Journal of allergy and clinical immunology 2011;128:646–52.e1-5.

[30] West CE. Gut microbiota and allergic disease: new findings. Current opinion in clinical nutrition and metabolic care 2014;17:261–6.

[31] Huang YJ, Marsland BJ, Bunyavanich S, et al. The microbiome in allergic disease: Current understanding and future opportunities-2017 PRACTALL document of the American Academy of Allergy, Asthma & Immunology and the European Academy of Allergy and Clinical Immunology. The Journal of allergy and clinical immunology 2017;139:1099–110.

[32] Nwaru BI, Takkinen HM, Niemela O, et al. Introduction of complementary foods in infancy and atopic sensitization at the age of 5 years: timing and food diversity in a Finnish birth cohort. Allergy 2013;68:507–16.

[33] Nwaru BI, Takkinen HM, Kaila M, et al. Food diversity in infancy and the risk of childhood asthma and allergies. The Journal of allergy and clinical immunology 2014;133:1084–91.

[34] Roduit C, Frei R, Depner M, et al. Increased food diversity in the first year of life is inversely associated with allergic diseases. The Journal of allergy and clinical immunology 2014;133:1056–64.

[35] Kull I, Bergstrom A, Lilja G, Pershagen G, Wickman M. Fish consumption during the first year of life and development of allergic diseases during childhood. Allergy 2006;61:1009–15.

[36] Alm B, Aberg N, Erdes L, et al. Early introduction of fish decreases the risk of eczema in infants. Archives of disease in childhood 2009;94:11–5.

[37] Virtanen SM, Kaila M, Pekkanen J, et al. Early introduction of oats associated with decreased risk of persistent asthma and early introduction of fish with decreased risk of allergic rhinitis. The British journal of nutrition 2010;103:266–73.

[38] Goksor E, Alm B, Pettersson R, et al. Early fish introduction and neonatal antibiotics affect the risk of asthma into school age. Pediatric allergy and immunology : official publication of the European Society of Pediatric Allergy and Immunology 2013;24:339–44.

[39] Magnusson J, Kull I, Rosenlund H, et al. Fish consumption in infancy and development of allergic disease up to age 12 y. The American journal of clinical nutrition 2013;97:1324–30.

[40] Nwaru BI, Takkinen HM, Niemela O, et al. Timing of infant feeding in relation to childhood asthma and allergic diseases. The Journal of allergy and clinical immunology 2013;131:78–86.

[41] Magnusson J, Kull I, Westman M, et al. Fish and polyunsaturated fat intake and development of allergic and nonallergic rhinitis. The Journal of allergy and clinical immunology 2015.

[42] Zhang GQ, Liu B, Li J, et al. Fish intake during pregnancy or infancy and allergic outcomes in children: A systematic review and meta-analysis. Pediatric allergy and immunology : official publication of the European Society of Pediatric Allergy and Immunology 2017;28:152–61.

[43] Papamichael MM, Shrestha SK, Itsiopoulos C, Erbas B. The role of fish intake on asthma in children: A meta-analysis of observational studies. Pediatric Allergy and Immunology 2018;29:350–60.

[44] Best KP, Gold M, Kennedy D, Martin J, Makrides M. Omega-3 long-chain PUFA intake during pregnancy and allergic disease outcomes in the offspring: a systematic review and meta-analysis of observational studies and randomized controlled trials. The American journal of clinical nutrition 2016;103:128–43.

[45] Kremmyda LS, Vlachava M, Noakes PS, Diaper ND, Miles EA, Calder PC. Atopy risk in infants and children in relation to early exposure to fish, oily fish, or long-chain omega-3 fatty acids: a systematic review. Clinical reviews in allergy & immunology 2011;41:36–66.

[46] Cunnane SC, Crawford MA. Energetic and nutritional constraints on infant brain development: Implications for brain expansion during human evolution. Journal of human evolution 2014;77c:88–98.

[47] Efsa Panel on Dietetic Products N, Allergies. Scientific Opinion on the Tolerable Upper Intake Level of eicosapentaenoic acid (EPA), docosahexaenoic acid (DHA) and docosapentaenoic acid (DPA). EFSA Journal 2012;10:2815-n/a.

[48] Harbige LS. Fatty acids, the immune response, and autoimmunity: a question of n-6 essentiality and the balance between n-6 and n-3. Lipids 2003;38:323–41.

[49] Calder PC, Kremmyda LS, Vlachava M, Noakes PS, Miles EA. Is there a role for fatty acids in early life programming of the immune system? The Proceedings of the Nutrition Society 2010;69:373–80.

[50] Riedler J, Braun-Fahrlander C, Eder W, et al. Exposure to farming in early life and development of asthma and allergy: a cross-sectional survey. Lancet 2001;358:1129–33.

[51] Wijga AH, Smit HA, Kerkhof M, et al. Association of consumption of products containing milk fat with reduced asthma risk in pre-school children: the PIAMA birth cohort study. Thorax 2003;58:567–72.

[52] Waser M, Michels KB, Bieli C, et al. Inverse association of farm milk consumption with asthma and allergy in rural and suburban populations across Europe. Clinical and experimental allergy : journal of the British Society for Allergy and Clinical Immunology 2007;37:661–70.

[53] Loss G, Apprich S, Waser M, et al. The protective effect of farm milk consumption on childhood asthma and atopy: the GABRIELA study. The Journal of allergy and clinical immunology 2011;128:766–73.e4.

[54] Sozanska B, Pearce N, Dudek K, Cullinan P. Consumption of unpasteurized milk and its effects on atopy and asthma in children and adult inhabitants in rural Poland. Allergy 2013;68:644–50.

[55] Brick T, Schober Y, Bocking C, et al. omega-3 fatty acids contribute to the asthma-protective effect of unprocessed cow's milk. The Journal of allergy and clinical immunology 2016;137:1699–706.e13.

[56] Loss G, Depner M, Ulfman LH, et al. Consumption of unprocessed cow's milk protects infants from common respiratory infections. The Journal of allergy and clinical immunology 2015;135:56–62.

[57] Campbell BE, Lodge CJ, Lowe AJ, Burgess JA, Matheson MC, Dharmage SC. Exposure to ,farming' and objective markers of atopy: a systematic review and meta-analysis. Clinical and experimental allergy : journal of the British Society for Allergy and Clinical Immunology 2015;45:744–57.

[58] Shoda T, Futamura M, Yang L, Narita M, Saito H, Ohya Y. Yogurt consumption in infancy is inversely associated with atopic dermatitis and food sensitization at 5 years of age: A hospital-based birth cohort study. Journal of dermatological science 2017;86:90–6.

[59] Crane J, Barthow C, Mitchell EA, et al. Is yoghurt an acceptable alternative to raw milk for reducing eczema and allergy in infancy? Clinical & Experimental Allergy 2018;48:604–6.

[60] van Neerven RJ, Knol EF, Heck JM, Savelkoul HF. Which factors in raw cow's milk contribute to protection against allergies? The Journal of allergy and clinical immunology 2012;130:853–8.

[61] Enke U, Jaudszus A, Schleussner E, Seyfarth L, Jahreis G, Kuhnt K. Fatty acid distribution of cord and maternal blood in human pregnancy: special focus on individual trans fatty acids and conjugated linoleic acids. Lipids in health and disease 2011;10:247.

[62] Jaudszus A, Jahreis G, Schlormann W, et al. Vaccenic acid-mediated reduction in cytokine production is independent of c9,t11-CLA in human peripheral blood mononuclear cells. Biochimica et biophysica acta 2012;1821:1316–22.

[63] Jaudszus A, Krokowski M, Mockel P, et al. Cis-9,trans-11-conjugated linoleic acid inhibits allergic sensitization and airway inflammation via a PPARgamma-related mechanism in mice. The Journal of nutrition 2008;138:1336–42.

[64] Thijs C, Muller A, Rist L, et al. Fatty acids in breast milk and development of atopic eczema and allergic sensitisation in infancy. Allergy 2011;66:58–67.

[65] Wijga AH, van Houwelingen AC, Kerkhof M, et al. Breast milk fatty acids and allergic disease in preschool children: the Prevention and Incidence of Asthma and Mite Allergy birth cohort study. The Journal of allergy and clinical immunology 2006;117:440–7.

[66] Jaudszus A, Mainz JG, Pittag S, et al. Effects of a dietary intervention with conjugated linoleic acid on immunological and metabolic parameters in children and adolescents with allergic asthma--a placebo-controlled pilot trial. Lipids in health and disease 2016;15:21.

[67] Roth-Walter F, Berin MC, Arnaboldi P, et al. Pasteurization of milk proteins promotes allergic sensitization by enhancing uptake through Peyer's patches. Allergy 2008;63:882–90.

[68] Francavilla R, Calasso M, Calace L, et al. Effect of lactose on gut microbiota and metabolome of infants with cow's milk allergy. Pediatric allergy and immunology : official publication of the European Society of Pediatric Allergy and Immunology 2012;23:420–7.

[69] Vriezinga SL, Auricchio R, Bravi E, et al. Randomized Feeding Intervention in Infants at High Risk for Celiac Disease. New England Journal of Medicine 2014;371:1304–15.

[70] Poole JA, Barriga K, Leung DY, et al. Timing of initial exposure to cereal grains and the risk of wheat allergy. Pediatrics 2006;117:2175–82.

[71] Koplin JJ, Osborne NJ, Wake M, et al. Can early introduction of egg prevent egg allergy in infants? A population-based study. The Journal of allergy and clinical immunology 2010;126:807–13.

[72] Tran MM, Lefebvre DL, Dai D, et al. Timing of food introduction and development of food sensitization in a prospective birth cohort. Pediatric Allergy and Immunology 2017;28:471–7.

[73] Perkin MR, Logan K, Tseng A, et al. Randomized Trial of Introduction of Allergenic Foods in Breast-Fed Infants. The New England journal of medicine 2016.

[74] Palmer DJ, Metcalfe J, Makrides M, et al. Early regular egg exposure in infants with eczema: A randomized controlled trial. The Journal of allergy and clinical immunology 2013;132:387–92. e1.

[75] Palmer DJ, Sullivan TR, Gold MS, Prescott SL, Makrides M. Randomized controlled trial of early regular egg intake to prevent egg allergy. The Journal of allergy and clinical immunology 2016.

[76] Wei-Liang Tan J, Valerio C, Barnes EH, et al. A randomized trial of egg introduction from 4 months of age in infants at risk for egg allergy. The Journal of allergy and clinical immunology 2017;139:1621–8.e8.

[77] Bellach J, Schwarz V, Ahrens B, et al. Randomized placebo-controlled trial of hen's egg consumption for primary prevention in infants. The Journal of allergy and clinical immunology 2016.

[78] Natsume O, Kabashima S, Nakazato J, et al. Two-step egg introduction for prevention of egg allergy in high-risk infants with eczema (PETIT): a randomised, double-blind, placebo-controlled trial. Lancet 2017;389:276–86.

[79] Togias A, Cooper SF, Acebal ML, et al. Addendum guidelines for the prevention of peanut allergy in the United States: Report of the National Institute of Allergy and Infectious Diseases-sponsored expert panel. The Journal of allergy and clinical immunology 2017;139:29–44.

7 Hoch-ungesättigte Fettsäuren in der Ernährung von Mutter und Kind

Imke Reese

Einige langkettige, mehrfach ungesättigte Fettsäuren (LC-PUFAs) sind essentiell für die menschliche Ernährung (s. Kasten). Als Strukturlipide der Zellmembranen beeinflussen sie die Membranfunktionen vielfältig und wirken auf die Regulation der Signalübertragung, die Genexpression und die Zellfunktionen[1]. Bereits im Mutterleib beginnt die Akkumulation der hoch-ungesättigten Omega-6(Ω-6)- und Omega-3(Ω-3)-Fettsäuren im Gehirn und noch im Säuglingsalter ist eine ausreichende Versorgung mit LC-PUFAs, vor allem der hoch-ungesättigten Fettsäuren (HUFA), wichtig für eine regelrechte Gehirnentwicklung sowie für die Ausbildung einer regulatorischen Immunantwort [2],[3],[4],[5],[6]. Eine besondere Rolle bei der Gehirnreifung wird der Docosahexaensäure (DHA) zugeschrieben. Darüber hinaus werden Gestationsdauer sowie das Geburtsgewicht, die Kognition und die Sehkraft des Säuglings günstig durch DHA beeinflusst [6],[7],[8],[9].

Da die Arachidonsäure (AA)-Gehalte der Muttermilch relativ konstant sind, werden die DHA-Gehalte offenbar maßgeblich durch die Ernährung beeinflusst [10],[11].

Essentielle Fettsäuren

Je mehr Doppelbindungen in der Kohlenstoffkette vorhandenen sind, desto ungesättigter ist die Fettsäure. Bei einer Omega-3-Fettsäure findet sich die erste Doppelbindung von der Methylgruppe aus zwischen dem dritten und vierten C-Atom, bei einer Ω-6-Fettsäure zwischen dem sechsten und siebten C-Atom (s. Abb. 7.1). Als essentiell werden Fettsäuren bezeichnet, die eine Doppelbindung an höheren Positionen als dem neunten Kohlenstoffatom – allerdings jetzt von der Carbonylgruppe ausgezählt – besitzen. Denn Säugetiere können nur Doppelbindungen zwischen C-Atomen näher an der Carbonylgruppe einfügen. Streng genommen sind nur Linolsäure (LA) und Alpha-Linolensäure (ALA) essentiell, weil der Körper diese durch Kettenverlängerung in die LC-PUFAs umwandeln kann. Praktisch ist dieser Stoffwechselweg aber nicht sehr effektiv, so dass beispielsweise für Säuglinge bis 6 Monate ein Bedarf von 140 mg AA und 100 mg DHA ausgewiesen wird [12]. Ob tatsächlich LA und ALA essentiell sind oder nicht vielmehr die hochungesättigten AA und DHA, ist Inhalt aktueller wissenschaftlicher Diskussionen [13].

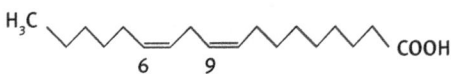

Linolsäure (18:2 n-6)
omega-6-Fettsäure mit Doppelbindungen an Stelle 6 und 9 gezählt von der Methylgruppe

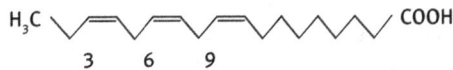

α-Linolensäure (18:3 n-3)
omega-3-Fettsäure mit Doppelbindungen an Stelle 3, 6 und 9 gezählt von der Methylgruppe

Abb. 7.1: Beispielhafte Strukturformeln von Vertretern der Omega-6- und Omega-3-Fettsäurefamilien.

https://doi.org/10.1515/9783110561012-007

7.1 Langkettige Fettsäuren aus immunologischer Sicht

Eine hohe Aufnahme von LC-PUFA der Ω-6-Familie bzw. ein Missverhältnis zwischen Ω-6- und Ω-3-Fettsäuren werden als Risikofaktoren für die Entwicklung allergischer Erkrankungen angesehen [5]. Infolge einer vermehrten Bildung proinflammatorischer Mediatoren durch Ω-6-FS kommt es über die Bildung von PGE2 und anderen Eicosanoiden aufgrund ihrer Wirkung auf die dendritischen Zellen, die T-Zell-Differenzierung und über den Klassenwechsel der Immunglobuline in den B-Zellen zu einer vermehrten Sensibilisierung gegenüber Allergenen [1],[5]. Allerdings haben einige Eicosanoide auch entgegengesetzte Wirkungen: So begünstigt PGE2 zwar die Sensibilisierung, schützt aber vor den Folgen einer Entzündung bei erneutem Allergenkontakt [1].

Da in der frühen Entwicklungsphase die HUFA AA offenbar auch eine aktivierende Wirkung auf die regulatorische T-Zell-Antwort besitzt [4], ist unklar, ob alle Ω-6-Fettsäuren das Risiko für allergische Erkrankungen erhöhen oder ob dies vor allem auf die stark erhöhte Aufnahme von LA zurückzuführen ist [5]. In einer typisch westlichen Ernährung wird durch die vermehrte Verwendung pflanzlicher Keimöle (z. B. Sonnenblumenöl, Distelöl etc.) deutlich mehr LA aufgenommen als beispielsweise in der traditionellen mediterranen Ernährung mit Olivenöl als dominierendem Fett (s. Tab. 7.1).

Die Ω-3-HUFA, Eicosapentaensäure (EPA) und DHA, beeinflussen das Immunsystem grundsätzlich eher in Richtung einer regulatorischen Wirkung. Werden vermehrt EPA und DHA über die Nahrung aufgenommen, werden diese zu Lasten von AA in die Zellmembranen eingebaut, was u. a. zu Veränderungen der Membranfluidität führt [1]. Durch den vermehrten Einbau in die Zellmembranen immunologischer Effektorzellen sinkt die Bildung der stark proinflammatorischen Eicosanoide der AA und stattdessen werden die weniger potenten Eicosanoide der EPA gebildet [1].

Tab. 7.1: Steckbriefe.

Omega-6-Fettsäuren	Omega-3-Fettsäuren
Wichtigste pflanzliche Vertreter: Linolsäure	Wichtigste pflanzliche Vertreter: α-Linolensäure
Vorkommen vor allem in pflanzlichen Ölen wie Sonnenblumen-, Diestel-, Trauenkernöl, aber auch in vielen Nuss- und Samenölen	Vorkommen in Raps-, Lein-, Perilla-, Walnuss-, Soja- und Weizenkeimöl
Langkettige omega-6 Fettsäuren: Arachidonsäure	Langkettige Omega-3-Fettsäuren: DHA, EPA
Vorkommen in tierischen Lebensmitteln	Vorkommen in Fisch, Algen, Fleisch von artgerecht gehaltenen Tieren

Biosynthese langkettiger ungesättigter Fettsäuren

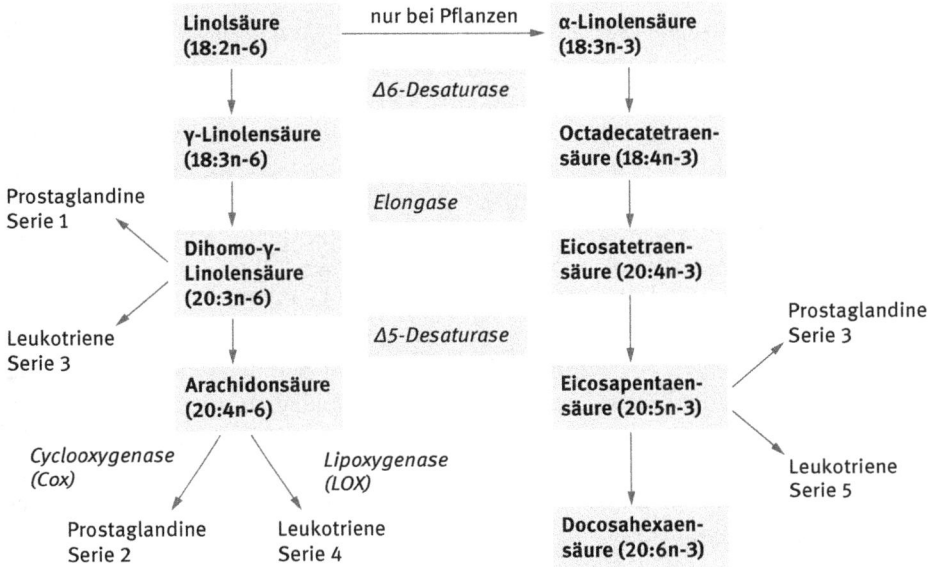

Linolsäure (18:2n-6)	nur bei Pflanzen →	**α-Linolensäure (18:3n-3)**
	Δ6-Desaturase	
γ-Linolensäure (18:3n-6)		**Octadecatetraensäure (18:4n-3)**
Prostaglandine Serie 1	*Elongase*	
Dihomo-γ-Linolensäure (20:3n-6)		**Eicosatetraensäure (20:4n-3)**
Leukotriene Serie 3	*Δ5-Desaturase*	Prostaglandine Serie 3
Arachidonsäure (20:4n-6)		**Eicosapentaensäure (20:5n-3)**
Cyclooxygenase (Cox)	*Lipoxygenase (LOX)*	Leukotriene Serie 5
Prostaglandine Serie 2	Leukotriene Serie 4	**Docosahexaensäure (20:6n-3)**

Abb. 7.2: Biosynthese der Omega-6- und Omega-3-Fettsäuren (modifiziert nach [62]).

Über den Einfluss auf die Eicosanoid-Produktion hinaus wird den aus DHA und EPA gebildeten Protektinen und Resolvinen eine wichtige Rolle zugeschrieben. Ihre aktive Rolle beim Abklingen von Entzündungen und ihre antiinflammatorische Wirkung im Gewebe wurde erstmals in Tiermodellen gezeigt [14],[15]. Inzwischen sind diese Lipidmediatoren auch im menschlichen Körper sowie im Nabelschnurblut nachgewiesen [9],[16]. Bei einer typisch westlichen Ernährung mit einem Übermaß an Ω-6-Fettsäuren können sie allerdings nur dann gebildet werden, wenn ausreichend EPA und DHA mit der Nahrung zugeführt werden. Die ohnehin begrenzte Kapazität der Kettenverlängerung von PUFAs, bei der beide Fettsäure-Familien um die gleichen Enzyme konkurrieren, ist dadurch erschwert, dass in der Regel die LA mit erheblichem Überhang zugeführt wird (s. Abb. 7.2) [14],[15],[17]. Eine aktuelle Studie aus Australien konnte entsprechend erstmals zeigen, dass eine hochdosierte Supplementation mit EPA und DHA (3,7 g LC PUFA) in der Schwangerschaft auch zu deutlich erhöhten Vorstufen von Resolvinen im Nabelschnurblut führt [9].

7.2 Ω-3-HUFAs in der Nahrung

Die wichtigste natürliche Quelle für EPA und DHA ist (fetter) Fisch. Doch auch das Fleisch artgerecht gehaltener Wiederkäuer kann einen beträchtlichen Gehalt an Ω-3-Fettsäuren aufweisen, vorausgesetzt, die Tiere bewegen sich ausreichend und grasen überwiegend [18],[19]. So tragen laut einer aktuellen Untersuchung die in Bauernhofmilch enthaltenen Ω-3-Fettsäuren maßgeblich dazu bei, Atemwegserkrankungen bei Kindern zu verhindern [20]. Zur Supplementation von EPA und DHA werden Fischöl und Fischölkapseln angeboten. Als vegane Quelle werden Mikroalgen genutzt, die die HUFA-DHA ebenfalls produzieren können [21].

Die Aufnahme von ALA, der wichtigsten pflanzlichen Ω-3-Fettsäure, führt bei einer typischen westlichen Ernährung nicht zu einer Erhöhung der DHA- und EPA-Spiegel in den Plasma-Phospholipiden [22],[23], da der Weg der Kettenverlängerung fast ausschließlich der LA zur Verfügung steht (s. o.). Lediglich bei Frauen im gebärfähigen Alter ist die Kapazität, aus ALA die HUFAs EPA und DHA herzustellen, erhöht [24],[25]. Allerdings zeigen aktuelle Daten aus Deutschland, dass auch Schwangere und vor allem Stillende sehr schlecht versorgt sind, was mithilfe des Ω-3-Indexes objektiviert werden konnte [26].

Der HS-Omega-3-Index®, der mit einer hoch standardisierten Methode die Summe von EPA und DHA in den Erythrozyten misst, gibt Auskunft über die Gewebespiegel und damit über den individuellen Versorgungsstatus eines Menschen. Ein Zielwert von 8–11 % ist mit dem geringsten Risiko für kardiovaskuläre Ereignisse assoziiert und wird daher als optimal angesehen [27].

Diverse Beobachtungsstudien haben gezeigt, dass sich ein regelmäßiger Fischverzehr in der Schwangerschaft und im Säuglingsalter protektiv auf die Entwicklung von allergischen Erkrankungen auswirkt [28],[29],[30],[31],[32],[33],[34],[35],[36],[37], [38],[39],[40],[41],[42],[43],[44],[45]. Auch wenn vereinzelt selbst der Verzehr von magerem Fisch eine vorbeugende Wirkung zeigte, ist es naheliegend, zumindest einen Teil des Schutzeffekts den enthaltenen Ω-3-Fettsäuren EPA und DHA zuzuschreiben [5],[28],[32].

Entsprechend heißt es im Update der S3-Leitlinie Allergieprävention: „Es gibt Hinweise, dass der Konsum von Gemüse und Früchten, einer sog. mediterranen Kost, von Ω-3-FS (bzw. ein günstiges Ω-3: Ω-6-Verhältnis), sowie von Milchfett einen präventiven Effekt auf atopische Erkrankungen hat."

7.3 Interventionsstudien mit Ω-3-HUFAs

Um zu überprüfen, ob Ω-3-HUFAs tatsächlich einen schützenden Einfluss auf die Entwicklung von allergischen Erkrankungen ausüben, wurden mehrere kontrollierte Interventionsstudien an Schwangeren, Stillenden und Säuglingen durchgeführt – allerdings mit unterschiedlichen Zeitfenstern und verschiedenen Dosierungen. Die verabreichten Mengen von bis zu 4,5 g Fischöl (2 g DHA, 1,6 EPA) wurden von den Autoren einer Metaanalyse sowohl für die Mutter als auch für ihren Nachwuchs als sicher eingeschätzt [46].

In zahlreichen Studien geht die Gabe von langkettigen Ω-3-Fettsäuren mit einem niedrigeren Ekzemrisiko (insbesondere für das IgE-assoziierte Ekzem) bzw. einem reduzierten Ekzem-Schweregrad und zum Teil mit einer niedrigeren Sensibilisierungsrate für Ei einher [47],[48],[49],[50],[51],[52],[53]. Doch nicht alle Untersuchungen konnten eine schützende Wirkung der langkettigen Ω-3-Fettsäuren hinsichtlich Ekzem und anderen allergischen Erkrankungen bestätigen: In der australischen Childhood Asthma Prevention Study (CAPS), in der gleichzeitig die Effekte einer Hausstaubmilbenreduktion und die einer Modifikation der Fettsäure-Aufnahme beobachtet wurden, ließen sich keine Unterschiede hinsichtlich des Auftretens allergischer Erkrankungen zeigen [54],[55],[56]. Allerdings wurden in der Studie nur geringe Mengen an EPA und DHA supplementiert. In erster Linie ging es um einen Vergleich zwischen einer an Ω-6-Fettsäuren reichen Ernährung mit einer Ernährung, die reich an Ω-3-Fettsäuren ist. Dabei war die primär zugeführte Ω-3-Fettsäure die ALA.

Problematisch hinsichtlich der Interpretation der meisten Studienergebnisse ist der Umstand, dass nur in wenigen Interventionsstudien Messungen zum Einbau der LC-PUFA in die Plasma-Phospholipide bzw. Erythrozyten vorgenommen wurden. Aus der Kardiologie, in der Ω-3-HUFAs bereits seit Jahren erfolgreich therapeutisch eingesetzt werden, ist aber bekannt, dass EPA und DHA bei identischer Supplementationsdosis und vergleichbaren Ausgangsspiegeln individuell in sehr unterschiedlichem Ausmaß in die Zellmembranen eingebaut werden [23],[57]. Eine objektive Beurteilung des biologisch wirksamen Status ist z. B. anhand des bereits genannten HS-Omega-3-Index möglich [27].

Erfolgte dagegen eine Bestimmung des Gewebestatus von EPA und DHA, korrelierte dieser deutlich mit einer protektiven Wirkung hinsichtlich der atopischen Dermatitis [50],[53],[58],[59]. Allerdings verdeutlichen diese Studienergebnisse ebenfalls, dass höhere Gewebeanteile an langkettigen Ω-3-Fettsäuren nicht allein von einer vorherigen Supplementation abhängen, da auch bei Teilnehmern aus der Kontroll- bzw. Placebogruppe ausreichende Anteile nachweisbar waren. Im Folgenden werden die Ergebnisse von zwei Interventionsstudien mit Messung einer Inkorporation bzw. der Muttermilchgehalte vorgestellt:

1. Furuhjelm und Mitarbeiter ordneten 145 Schwangere, deren Nachwuchs ein Allergierisiko hatte, randomisiert zwei Gruppen zu: Die Interventionsgruppe erhielt von der 25. Gestationswoche an für durchschnittlich 30 Wochen täglich 1,6 EPA

und 1,1 g DHA, die Kontrollgruppe bekam 2,7 g Sojaöl als Placebo in Kapselform [58]. Am Ende der Untersuchung ergab sich bezüglich der Prävalenz allergischer Erkrankungen kein Unterschied zwischen Interventions- und Kontrollgruppe. Allerdings war ein höherer Anteil an DHA und EPA in den Plasma-Phosholipiden von Mutter und Kind mit einem niedrigeren Risiko für IgE-assoziierte Erkrankungen sowie einem reduzierten Schweregrad (weniger Symptome) der allergischen Erkrankung (Ekzemerkrankung, Nahrungsmittelallergie, Asthma oder Rhinokonjunktivitis) assoziiert. Dieser Effekt war dosisabhängig und galt für beide Gruppen.

In einer neueren Untergruppen-Analyse dieser Studie wurden Muttermilchproben von 95 Schwangeren in Hinblick auf den Gehalt an LC-PUFAs analysiert und mit dem Auftreten von allergischen Erkrankungen im Alter von 2 Jahren assoziiert [53]. Auf Basis der EPA-Gehalte der Muttermilch wurden – unabhängig von einer vorherigen Supplementation – drei Gruppen gebildet: Gruppe A umfasste Gehalte zwischen 0,83 und 1,29 mol%, Gruppe B zwischen 0,27 und 0,82 mol% und Gruppe C zwischen 0,06 und 0,26 mol%. Der Gruppe A konnten sieben Säuglinge zugeordnet werden, von denen keiner eine IgE-assoziierte Erkrankung entwickelte. Gruppe B umfasste 32 Säuglinge, bei fünf (16 %) manifestierte sich eine IgE-assoziierte Erkrankung. Dagegen wiesen 32 % der Säuglinge in Gruppe C im Alter von 2 Jahren eine IgE-assoziierte Erkrankung auf. Alle Mütter der Gruppe A hatten Fischölkapseln während der Schwangerschaft eingenommen. Der Gruppe B gehörte auch ein Säugling an, dessen Mutter Sojaöl als Supplementation erhalten hatte. Gruppe C bestand – wie erwartet – vorrangig aus Säuglingen, deren Mütter der Sojagruppe angehörten, aber auch aus vier Säuglingen der Fischölgruppe. Das heißt: Kein Kind, das mit der Kolostralmilch einen EPA-Anteil gleich bzw. über 0,83 mol% erhielt, entwickelte eine IgE-assoziierte Erkrankung. Der entsprechende Cut-Off-Wert für DHA lag bei 1,5 mol%. Darüber hinaus zeigte auch ein Verhältnis von AA zu EPA unter 0,60 diesen Schutzeffekt, der allerdings nur Säuglingen von supplementierten Müttern zugute kam.

2. Die Zielgruppe einer australischen Untersuchung von d'Vaz und Mitarbeitern waren 420 allergiegefährdete Säuglinge. Diese bekamen entweder täglich 650 mg Fischöl (280 mg DHA, 110 mg EPA) oder Olivenöl als Kapseln zugeführt [50],[59]. Der Kapselinhalt wurde den Säuglingen mit der ersten Stillmahlzeit des Tages in den Mund gedrückt bzw. in der ersten Flasche untergeschüttelt gegeben. Nach sechs Monaten wurden in der Interventionsgruppe signifikant höhere DHA- und EPA-Spiegel im Plasma und in den Erythrozyten nachgewiesen, aber auch niedrigere AA-Spiegel in den Erythrozyten. Allerdings unterschied sich zum Studienende die Ekzem-Prävalenz zwischen Interventions- und Kontrollgruppe nicht. Doch auch in dieser Untersuchung bestätigte sich, dass der Einbau von Ω-3-Fettsäuren entscheidend war, aber nur bedingt mit der Supplementationsdosis zusammenhing: In einer Untergruppenanalyse zeigten lediglich 41 Säuglinge der Interventionsgruppe hohe Plasma-DHA-Spiegel, bei 24 Säuglingen waren diese trotz Sup-

plementation niedrig. Dagegen konnten in der Kontrollgruppe bei 32 Säuglingen hohe Plasma-DHA-Spiegel nachgewiesen werden. Das entscheidende Resultat war: Höhere Plasma DHA-Spiegeln mit 6 Monaten waren signifikant seltener mit Ekzem und wiederholtem Giemen im Alter von einem Jahr assoziiert als niedrige. Höhere AA- bzw. Gesamt-Ω-6-Fettsäure-Spiegel im Alter von 6 Monaten dagegen waren mit einem erhöhten Ekzem-Schweregrad assoziiert.

Während bisherige systematische Übersichtsarbeiten vor allem Effekte auf IgE-vermittelte Allergien (insbesondere gegenüber Hühnerei) und IgE-assoziiertes Ekzem herausstellten [34],[46], sind in den letzten Jahren zwei Interventionsstudien veröffentlicht worden, die einen Schutzeffekt der Ω-3-HUFAs vor allergischen Atemwegserkrankungen beschreiben [60],[61]. Beide Studien wurden in Dänemark durchgeführt. Bisgaard und Mitarbeiter (a) beobachten den Nachwuchs von Ω-3-HUFA-supplementierten Müttern im Vergleich zu nicht mit Fischöl supplementierten Müttern im Alter zwischen drei und fünf Jahren hinsichtlich Asthma und persistentem Giemen (primärer Endpunkt). In der Untersuchung von Hansen und Mitarbeitern (b) wurde der Nachwuchs erst im jungen Erwachsenenalter nachuntersucht.

In der Untersuchung von Bisgaard und Mitarbeitern wurden 695 Schwangere in eine Fischöl- und eine Kontrollgruppe randomisiert, die ab der 24. Schwangerschaftswoche täglich 4 Kapseln mit 2,4 g Ω-3-LCPUFA (55 % EPA, 37 % DHA) oder Olivenöl als Placebo erhielten [60]. Die Kinder aus der Fischölgruppe zeigten im Vergleich zur Kontrollgruppe einen deutlichen Effekt auf persistentes Giemen und Asthma: Während in der Fischölgruppe 16,9 % der Kinder symptomatisch waren, lag der Anteil in der Kontrollgruppe 23,7 %. Damit konnte das relative Risiko um 30,7 % gesenkt werden.

Dabei profitierten insbesondere die Kinder, deren Mütter zum Zeitpunkt des Studieneinschlusses niedrige EPA- und DHA-Blutspiegel aufwiesen (Kontrollgruppe 34,1 %, Fischölgruppe 17,5 %). Das Risiko für persistentes Giemen und Asthma war auch in der Kontrollgruppe signifikant mit niedrigen mütterlichen Blutspiegeln an EPA und DHA assoziiert. Passend dazu wurde als weiterer Risikofaktor das mütterliche Vorliegen einer Genvariante für die Fettsäure-Desaturase aufgedeckt, die mit einer niedrigen Synthese von EPA und DHA aus der alpha-Linolensäure (der pflanzlichen n-3 PUFA) einhergeht.

Zusätzlich war die Einnahme von Fischölkapseln während der Schwangerschaft mit einem erniedrigten Risiko für Infektionen der unteren Atemwege assoziiert, hatte aber keinen Einfluss auf das Ekzemrisiko, allergische Sensibilisierung und andere sekundäre Endpunkte wie Lungenfunktion.

Zeitraum und Höhe der Supplementation waren in der Untersuchung von Hansen und Mitarbeitern ähnlich: 266 Schwangere erhielten ab dem letzten Schwangerschaftsdrittel täglich Kapseln mit 2,7 g Ω-3-HUFA (32 % EPA, 23 % DHA), 136 Schwangere erhielten Olivenöl als Placebo [61]. Zusätzlich wurde in dieser Untersuchung eine dritte Gruppe (n = 131) von Schwangeren mitgeführt, die keine Supplementation erhielten, aber über das Ziel der Untersuchung aufgeklärt wurden.

Über ein verpflichtendes nationales Verschreibungsregister wurde der Nachwuchs bezüglich der Behandlung von Asthma und allergischer Rhinitis verfolgt, so dass auch leichte Asthmaformen erfasst werden konnten. Die Wahrscheinlichkeit für die Verschreibung einer Asthmamedikation war in der Fischölgruppe im Vergleich zur Placebogruppe um 46 % reduziert, für die Verschreibung einer Rhinitismedikation um 30 %. Allerdings fiel letztere Reduzierung statisch nicht signifikant aus.

Die Eigenangaben der Teilnehmer zum Vorliegen von Asthma bzw. schwerem Asthma bestätigten eine protektive Wirkung der Supplementation mit Fischöl: Die Diagnose (schweres) Asthma traf auf drei von acht Teilnehmern aus der Fischölgruppe im Vergleich zu zehn von 13 Teilnehmern aus der Kontrollgruppe zu. Ein Unterschied bzgl. Lungenfunktion und Sensibilisierung wurde auch in dieser Arbeit nicht beobachtet.

In der Gruppe der jungen Erwachsenen, deren Mütter keine Kapseln während der Schwangerschaft eingenommen hatten, unterschieden sich die Ergebnisse hinsichtlich Asthma-Prävention erstaunlicherweise kaum von denen der Fischölgruppe, was offenbar auf einen erhöhten Fischkonsum und / oder eine freiwillige Supplementation zurückzuführen ist.

Die Supplementation mit langkettigen Ω-3-Fettsäuren scheint bei der Prävention allergischer Erkrankungen ein erfolgversprechender Ansatz zu sein, auch wenn eine abschließende Bewertung der Datenlage bisher schwierig ist, da Zielgruppe, Dosis und Behandlungszeitraum der verschiedenen Untersuchungen uneinheitlich und schwer vergleichbar sind. Das größte Hindernis besteht allerdings darin, dass in den wenigsten Studien eine Bestimmung des biologisch wirksamen Gewebestatus vorgenommen wurde, obwohl bekannt ist, dass die Inkorporation von Ω-3-HUFAs individuell sehr unterschiedlich ausfällt. Idealerweise sollten künftige Untersuchungen diese Lücke schließen, indem spiegelbezogen interveniert wird. Das heißt, dass die erforderliche Supplementationsdosis möglichst individuell über die Messung der Inkorporation (z.B. über den etablierten HS-Omega-3-Index) ermittelt wird. Weiterhin legen etliche Studienergebnisse nahe, dass eine Supplementation von EPA und DHA auch über die perinatale Phase hinaus wichtig ist, um ausreichend hohe Spiegel von Lipidmediatoren, die Entzündung aktiv zurückbilden, bereit zu stellen [9].

Literatur

[1]   Miles EA, Calder PC. Can Early Omega-3 Fatty Acid Exposure Reduce Risk of Childhood Allergic Disease? Nutrients 2017;9(7):784.
[2]   Cunnane SC, Crawford MA. Energetic and nutritional constraints on infant brain development: Implications for brain expansion during human evolution. J Hum Evol. 2014;77c:88–98.
[3]   EFSA Panel on Dietetic Products Nutrition and Allergies. Scientific Opinion on the Tolerable Upper Intake Level of eicosapentaenoic acid (EPA), docosahexaenoic acid (DHA) and docosapentaenoic acid (DPA). EFSA Journal 2012;10:2815.
[4]   Harbige LS. Fatty acids, the immune response, and autoimmunity: a question of n-6 essentiality and the balance between n-6 and n-3. Lipids 2003;38:323–41.

[5]   Calder PC, Kremmyda LS, Vlachava M, Noakes PS, Miles EA. Is there a role for fatty acids
      in early life programming of the immune system? The Proceedings of the Nutrition Society
      2010;69:373–80.
[6]   Lauritzen L, Fewtrell M, Agostoni C. Dietary arachidonic acid in perinatal nutrition: a commen-
      tary. Pediatr. Res. 2015;77:263–9.
[7]   Imhoff-Kunsch B, Briggs V, Goldenberg T, Ramakrishnan U. Effect of n-3 long-chain polyunsa-
      turated fatty acid intake during pregnancy on maternal, infant, and child health outcomes: a
      systematic review. Paediatr Perinat Epidemiol 2012;26 Suppl 1:91–107.
[8]   Carlson SE, Colombo J, Gajewski BJ, et al. DHA supplementation and pregnancy outcomes. Am J
      Clin Nutr 2013;97:808–15.
[9]   See VHL, Mas E, Prescott SL, et al. Effects of prenatal n-3 fatty acid supplementation on off-
      spring resolvins at birth and 12 years of age: a double-blind, randomised controlled clinical
      trial. Br. J. Nutr. 2017;118:971–80.
[10] Brenna JT, Varamini B, Jensen RG, Diersen-Schade DA, Boettcher JA, Arterburn LM. Docosa-
      hexaenoic and arachidonic acid concentrations in human breast milk worldwide. Am J Clin Nutr
      2007;85:1457–64.
[11] Yuhas R, Pramuk K, Lien EL. Human milk fatty acid composition from nine countries varies most
      in DHA. Lipids 2006;41:851–8.
[12] Nutrition EPoDP, Allergies. Scientific Opinion on nutrient requirements and dietary intakes of
      infants and young children in the European Union. EFSA Journal 2013;11.
[13] Anez-Bustillos L, Dao DT, Fell GL, et al. Redefining essential fatty acids in the era of novel intra-
      venous lipid emulsions. Clin Nutr 2017;37(3):784–789.
[14] Ariel A, Serhan CN. Resolvins and protectins in the termination program of acute inflammation.
      Trends Immunol. 2007;28:176–83.
[15] Serhan CN, Petasis NA. Resolvins and protectins in inflammation resolution. Chem. Rev.
      2011;111:5922–43.
[16] Colas RA, Shinohara M, Dalli J, Chiang N, Serhan CN. Identification and signature profiles for
      pro-resolving and inflammatory lipid mediators in human tissue. Am J Physiol Cell Physiol
      2014;307:C39–54.
[17] Weylandt KH, Chiu CY, Gomolka B, Waechter SF, Wiedenmann B. Omega-3 fatty acids and their
      lipid mediators: towards an understanding of resolvin and protectin formation. Prostaglandins
      Other Lipid Mediat 2012;97:73–82.
[18] Nudda A, McGuire MK, Battacone G, Manca MG, Boe R, Pulina G. Documentation of fatty acid
      profiles in lamb meat and lamb-based infant foods. J. Food Sci. 2011;76:H43–7.
[19] Mann NJ, Ponnampalam EN, Yep Y, Sinclair AJ. Feeding regimes affect fatty acid composition in
      Australian beef cattle. Asia Pac J Clin Nutr. 2003;12 Suppl:S38.
[20] Brick T, Schober Y, Bocking C, et al. omega-3 fatty acids contribute to the asthma-protective
      effect of unprocessed cow's milk. J Allergy Clin Immunol 2016;137:1699–706.e13.
[21] Doughman SD, Krupanidhi S, Sanjeevi CB. Omega-3 fatty acids for nutrition and medicine:
      considering microalgae oil as a vegetarian source of EPA and DHA. Curr Diabetes Rev
      2007;3:198–203.
[22] Egert S, Lindenmeier M, Harnack K, et al. Margarines fortified with alpha-linolenic acid, eicosa-
      pentaenoic acid, or docosahexaenoic acid alter the fatty acid composition of erythrocytes but
      do not affect the antioxidant status of healthy adults. J Nutr 2012;142:1638–44.
[23] Kohler A, Heinrich J, von Schacky C. Bioavailability of Dietary Omega-3 Fatty Acids Added to a
      Variety of Sausages in Healthy Individuals. Nutrients 2017;9(6):629.
[24] Burdge GC, Wootton SA. Conversion of alpha-linolenic acid to eicosapentaenoic, docosapen-
      taenoic and docosahexaenoic acids in young women. Br. J. Nutr. 2002;88:411–20.

[25] Harris WS, Pottala JV, Varvel SA, Borowski JJ, Ward JN, McConnell JP. Erythrocyte omega-3 fatty acids increase and linoleic acid decreases with age: observations from 160,000 patients. Prostaglandins Leukot Essent Fatty Acids 2013;88:257–63.

[26] Gellert S, Schuchardt JP, Hahn A. Higher omega-3 index and DHA status in pregnant women compared to lactating women – Results from a German nation-wide cross-sectional study. Prostaglandins Leukot Essent Fatty Acids 2016;109:22–8.

[27] Harris WS, Von Schacky C. The Omega-3 Index: a new risk factor for death from coronary heart disease? Prev. Med. 2004;39:212–20.

[28] Romieu I, Torrent M, Garcia-Esteban R, et al. Maternal fish intake during pregnancy and atopy and asthma in infancy. Clin Exp Allergy. 2007;37:518–25.

[29] Miyake Y, Sasaki S, Tanaka K, et al. Relationship between dietary fat and fish intake and the prevalence of atopic eczema in pregnant Japanese females: baseline data from the Osaka Maternal and Child Health Study. Asia Pac J Clin Nutr 2008;17:612–9.

[30] Noakes PS, Vlachava M, Kremmyda LS, et al. Increased intake of oily fish in pregnancy: effects on neonatal immune responses and on clinical outcomes in infants at 6 mo. Am J Clin Nutr 2012;95:395–404.

[31] Maslova E, Strom M, Oken E, et al. Fish intake during pregnancy and the risk of child asthma and allergic rhinitis – longitudinal evidence from the Danish National Birth Cohort. Br. J. Nutr. 2013;110:1313–25.

[32] Alm B, Aberg N, Erdes L, et al. Early introduction of fish decreases the risk of eczema in infants. Arch Dis Child 2009;94:11–5.

[33] Virtanen SM, Kaila M, Pekkanen J, et al. Early introduction of oats associated with decreased risk of persistent asthma and early introduction of fish with decreased risk of allergic rhinitis. Br. J. Nutr. 2010;103:266–73.

[34] Kremmyda LS, Vlachava M, Noakes PS, Diaper ND, Miles EA, Calder PC. Atopy risk in infants and children in relation to early exposure to fish, oily fish, or long-chain omega-3 fatty acids: a systematic review. Clin Rev Allergy Immunol 2011;41:36–66.

[35] Magnusson J, Kull I, Rosenlund H, et al. Fish consumption in infancy and development of allergic disease up to age 12 y. Am J Clin Nutr. 2013;97:1324–30.

[36] Goksor E, Alm B, Pettersson R, et al. Early fish introduction and neonatal antibiotics affect the risk of asthma into school age. Pediatr Allergy Immunol. 2013;24:339–44.

[37] Arvaniti F, Priftis KN, Papadimitriou A, et al. Adherence to the Mediterranean type of diet is associated with lower prevalence of asthma symptoms, among 10–12 years old children: the PANACEA study. Pediatr Allergy Immunol. 2011;22:283–9.

[38] Kull I, Bergstrom A, Lilja G, Pershagen G, Wickman M. Fish consumption during the first year of life and development of allergic diseases during childhood. Allergy 2006;61:1009–15.

[39] Magnusson J, Kull I, Westman M, et al. Fish and polyunsaturated fat intake and development of allergic and nonallergic rhinitis. J Allergy Clin Immunol 2015;136(5):1247–1253.

[40] Netting MJ, Middleton PF, Makrides M. Does maternal diet during pregnancy and lactation affect outcomes in offspring? A systematic review of food-based approaches. Nutrition 2014;30:1225–41.

[41] Pele F, Bajeux E, Gendron H, et al. Maternal fish and shellfish consumption and wheeze, eczema and food allergy at age two: a prospective cohort study in Brittany, France. Environ Health 2013;12:102.

[42] Salam MT, Li YF, Langholz B, Gilliland FD. Maternal fish consumption during pregnancy and risk of early childhood asthma. J Asthma 2005;42:513–8.

[43] Sausenthaler S, Koletzko S, Schaaf B, et al. Maternal diet during pregnancy in relation to eczema and allergic sensitization in the offspring at 2 y of age. Am J Clin Nutr. 2007;85:530–7.

[44] Nwaru BI, Takkinen HM, Niemela O, et al. Timing of infant feeding in relation to childhood asthma and allergic diseases. J Allergy Clin Immunol 2013;131:78–86.

[45] Roduit C, Frei R, Depner M, et al. Increased food diversity in the first year of life is inversely associated with allergic diseases. J Allergy Clin Immunol 2014;133:1056–64.

[46] Gunaratne AW, Makrides M, Collins CT. Maternal prenatal and/or postnatal n-3 long chain poly-unsaturated fatty acids (LCPUFA) supplementation for preventing allergies in early childhood. The Cochrane database of systematic reviews 2015:Cd010085.

[47] Dunstan JA, Mori TA, Barden A, et al. Fish oil supplementation in pregnancy modifies neonatal allergen-specific immune responses and clinical outcomes in infants at high risk of atopy: a randomized, controlled trial. J Allergy Clin Immunol 2003;112:1178–84.

[48] Furuhjelm C, Warstedt K, Larsson J, et al. Fish oil supplementation in pregnancy and lactation may decrease the risk of infant allergy. Acta Paediatr. 2009;98:1461–7.

[49] Birch EE, Khoury JC, Berseth CL, et al. The impact of early nutrition on incidence of allergic manifestations and common respiratory illnesses in children. J Pediatr. 2010;156:902–6, 6.e1.

[50] D'Vaz N, Meldrum SJ, Dunstan JA, et al. Postnatal fish oil supplementation in high-risk infants to prevent allergy: randomized controlled trial. Pediatrics 2012;130:674–82.

[51] Palmer DJ, Sullivan T, Gold MS, et al. Effect of n-3 long chain polyunsaturated fatty acid sup-plementation in pregnancy on infants' allergies in first year of life: randomised controlled trial. BMJ (Clinical research ed) 2012;344:e184.

[52] Palmer DJ, Sullivan T, Gold MS, et al. Randomized controlled trial of fish oil supplementation in pregnancy on childhood allergies. Allergy 2013;68:1370–6.

[53] Warstedt K, Furuhjelm C, Falth-Magnusson K, Fageras M, Duchen K. High levels of omega-3 fatty acids in milk from omega-3 fatty acid-supplemented mothers are related to less immuno-globulin E-associated disease in infancy. Acta Paediatr. 2016;105:1337–47.

[54] Mihrshahi S, Peat JK, Webb K, Oddy W, Marks GB, Mellis CM. Effect of omega-3 fatty acid con-centrations in plasma on symptoms of asthma at 18 months of age. Pediatr Allergy Immunol. 2004;15:517–22.

[55] Peat JK, Mihrshahi S, Kemp AS, et al. Three-year outcomes of dietary fatty acid modification and house dust mite reduction in the Childhood Asthma Prevention Study. J Allergy Clin Im-munol 2004;114:807–13.

[56] Marks GB, Mihrshahi S, Kemp AS, et al. Prevention of asthma during the first 5 years of life: a randomized controlled trial. J Allergy Clin Immunol 2006;118:53–61.

[57] von Schacky C. Omega-3 index and cardiovascular health. Nutrients 2014;6:799–814.

[58] Furuhjelm C, Warstedt K, Fageras M, et al. Allergic disease in infants up to 2 years of age in relation to plasma omega-3 fatty acids and maternal fish oil supplementation in pregnancy and lactation. Pediatr Allergy Immunol. 2011;22:505–14.

[59] D'Vaz N, Meldrum SJ, Dunstan JA, et al. Fish oil supplementation in early infancy modulates developing infant immune responses. Clin Exp Allergy 2012;42:1206–16.

[60] Bisgaard H, Stokholm J, Chawes BL, et al. Fish Oil–Derived Fatty Acids in Pregnancy and Wheeze and Asthma in Offspring. N. England J.. Med. 2016;375:2530–9.

[61] Hansen S, Strom M, Maslova E, et al. Fish oil supplementation during pregnancy and allergic respiratory disease in the adult offspring. J Allergy Clin Immunol 2017;139:104–11.e4.

[62] Chilton FH, Rudel LL, Parks JS, Arm JP, Seeds MC. Mechanisms by which botanical lipids affect inflammatory disorders. Am J Clin Nutr 2008;87:498s–503s.

Remo Frei

8.1 Einleitung

Die Verbreitung von Allergien in Industrieländern hat in den letzten Jahrzehnten stark zugenommen. Mehr als 20 % der Kinder leiden an atopischer Dermatitis [1]. Die atopische Dermatitis ist eine chronische Entzündung der Haut. Tritt sie vor dem 2. Lebensjahr auf, ist das Risiko hoch, dass das Kind im späteren Leben unter anderen atopischen Erkrankungen wie Nahrungsmittelallergien, Asthma und Heuschnupfen leiden wird, was als atopischer Marsch bezeichnet wird [2]. Bis heute ist keine wirksame Prävention gegen die Entstehung von Allergien oder um den atopischen Marsch aufzuhalten bekannt [3]. Neben der Genetik spielen äußere Einflüsse sowohl bei der Entstehung als auch bei der Prävention von Allergien eine wichtige Rolle. Es wird davon ausgegangen, dass die Ernährung von Geburt an eine entscheidende präventive Rolle spielt [4]. Verschiedene Bestandteile der Ernährung interagieren mit der Darmflora und beeinflussen die Metaboliten, die von der Darmflora produziert werden. Die Darmflora und deren Metaboliten sind essentiell für eine gesunde Entwicklung des frühkindlichen Immunsystems [5].

8.2 Immunologische Grundlagen einer Allergie

Allergische Symptome werden ausgelöst, wenn ein IgE-Antikörper, der mittels Fcε-Rezeptor auf Basophilen oder Mastzellen gebunden ist, ein Allergen mit hoher Affinität bindet [6]. Dadurch wird die Degranulation dieser Zellen induziert, was wiederum Entzündungsmediatoren, z.B. Histamin oder Leukotriene, freisetzt. Diese Entzündungsmediatoren verursachen allergische Symptome wie Kontraktion der Atemwege, erhöhte vaskuläre Durchlässigkeit und Freisetzung zusätzlicher inflammatorischer Zellen [6]. Während der Sensibilisierungsphase werden IgE-Antikörper mit hoher Affinität gegen Allergene gebildet. Epithelzellen bilden als Antwort auf die Exposition gegenüber Allergenen Zytokine wie TSLP (thymic stromal lymphopoietin), Interleukin-25 (IL-25) und IL-33. Diese Zytokine induzieren wiederum eine Typ-2-Immunantwort, die charakterisiert ist durch Rekrutierung von Eosinophilen und Bashophilen, Aktivierung von B-Zellen, dendritischen Zellen, ILC2 (innate lymphoid cells-) und T-Helfer-Zellen Typ 2 (T_H2). ILC2 und T_H2-Zellen produzieren große Mengen an IL-4, IL-5, IL-9 und IL-13, die den Anitkörperisotypenwechsel zu IgE in B-Zellen induzieren, Eosinophile und Mastzellen rekrutieren, übermäßige Schleimproduktion anregen und Hyperreakivität der Atemwege induzieren [6].

https://doi.org/10.1515/9783110561012-008

8.3 Immunologische Toleranz

Allergische Reaktionen können durch lokale oder systemische Toleranz reduziert oder verhindert werden. Bei der lokalen oder peripheren Toleranz wird eine Immunantwort außerhalb der lymphatischen Organe unterdrückt, ein Prozess, der zum Beispiel bei der Desensibilisierung eine entscheidende Rolle spielt. Toleranz wird durch Anergie von Lymphozyten oder durch Induktion von regulatorischen B- oder T-Zellen vermittelt. Regulatorische T-Zellen exprimieren den Transkriptionsfaktor FOXP3 (forkhead box protein P3) und sezernieren IL-10 und TGF-β (transforming growth factor-β) [6].

Neben der genetischen Prädisposition spielen bei der Entwicklung von Allergien und Toleranz auch Umweltfaktoren eine Rolle. Der frühkindliche Kontakt zu Antigenen beispielsweise beeinflusst die Sensibilisierung, aber auch die Entwicklung der Toleranz [6]. Studien mit Migranten zeigen, dass Kinder, die früh im Leben in ein Land mit hoher Allergieprävalenz gezogen sind, ein erhöhtes Risiko haben, an Allergien zu erkranken. Zogen die Kinder später im Leben in ein Land mit hoher Allergieprävalenz, hatte dies keinen Einfluss mehr auf das Allergierisiko [6],[7],[8]. Andere Studien zeigen, dass Kinder, die zwischen dem 4. und 11. Lebensmonat Erdnüsse konsumieren, später weniger an Erdnussallergien leiden [9],[10]. Auf eine Desensibilisierungstherapie für Erdnussallergiker sprachen nur Kinder unter 17 Jahre an; bei den Älteren wurde kein Effekt festgestellt [11].

Die Art des ersten Allergenkontakts spielt ebenfalls eine wichtige Rolle bei der Entscheidung zwischen Toleranz und allergischer Sensibilisierung. Frühkindlicher Allergenkontakt über die Haut ist assoziiert mit Sensibilisierung, während Allergenkontakt über den Gastrointestinaltrakt, vermittelt durch die Ernährung oder durch über die Atemwege aufgenommene Allergene, die in den Darm gelangen, assoziiert ist mit Induktion von Toleranz und regulatorischen T-Zellen [6].

Zusammenfassend kann gesagt werden, dass die Toleranzentwicklung und damit die Induktion von regulatorischen Zellen ein wichtiger immunologischer Mechanismus ist, um das Auftreten von Allergien verhindern. Dabei spielt die frühkindliche Ernährung eine entscheidende Rolle.

8.4 Darmflora

Eine gesunde Darmflora hilft Nahrung zu verdauen und aufzunehmen, schützt gegen Kolonisation von Pathogenen, baut Schleim ab und unterstützt die Entwicklung von Epithelzellen und MALTs (mucosal-associated lymphoid tissue) [12]. Es wird aber auch davon ausgegangen, dass eine gesunde Darmflora unabdingbar für eine gesunde Entwicklung der immunologischen Toleranz ist und somit das Fehlen von wichtigen bakteriellen Spezies zu einer inkompletten Entwicklung des Immunsystems führt, was wiederum die Sensibilisierung gegen Allergene verstärkt. Die Kolonisierung des

Darms mit Mikroben beginnt bei der Geburt, eventuell bereits intrauterin. Die Muttermilch stellt eine große Diversität an Darmbakterien wie *Lactobacillus rhamnosus, Lactobacillus gasseri, Lactococcus lactis, Leuconostoc mesenteroides* und *Bifidobacteria* bereit, welche die Entwicklung des Darms beeinflussen. Zusätzlich enthält Muttermilch unverdauliche Oligosaccharide, die das Wachstum von nützlichen Darmbakterien fördern [13]. Andere Faktoren, welche die Darmflora beeinflussen, sind Antibiotikaeinnahme, Hygienische Standards, Geburtsmodus, Ernährungsgewohnheiten und Stadt- versus traditionelles Landleben [6].

Eine veränderte Darmflora führt auch zu einer veränderten metabolischen Aktivität des Darms, was wiederum die Entwicklung der Immuntoleranz beeinflusst [12]. Eine kanadische Studie (Canadian Healthy Infant Longitudinal Development Study) mit 319 Teilnehmer zeigt, dass Kinder, die ein genetisch bedingtes erhöhtes Asthmarisiko haben, in den ersten 100 Lebenstagen eine veränderte Darmflora aufwiesen. Die Bakterientaxa *Lachnospira, Veillonella, Faecalibacterium* und *Rothia* waren vermindert, was wiederum zu einer reduzierten Produktion der kurzkettigen Fettsäure Acetat führte [14]. Im Gegensatz dazu fördern *Bifidobacterium-, Lactobacillus-* und *Clostridium*-Stämme die Entwicklung von regulatorischen T-Zellen und damit die immunologische Toleranz [12]. Eine weitere Geburtskohortenstudie (Wayne County Health, Environment, Allergy and Asthma Longitudinal Birth Cohort Study) zeigte, dass Kinder, die ein genetisch bedingtes erhöhtes Asthma- und Atopierisiko hatten, weniger *Bifidobacterium, Akkermansia* und *Faecalibacterium*, aber mehr der Pilze *Candida* und *Rhodotorula* aufwiesen. Zusätzlich wurde eine höhere Konzentration an pro-inflammatorischen Metaboliten gemessen [15]. Eine andere Studie zeigt, dass Kinder mit einer Allergie mehr mit *Bacteroides* und *Klebsiella* und weniger mit *Clostridium perfringens / butyricum* kolonisiert waren [16]. Diese Studien zeigen, dass allergische Erkrankungen mit einem Ungleichgewicht (Dysbiosis) der Darmflora in Zusammenhang stehen.

Zusammenfassend kann gesagt werden, dass die Zusammensetzung und die Diversität der Darmflora mitentscheidend sind für eine gesunde Entwicklung des Immunsystems und der immunologischen Toleranz. Die Zusammensetzung der Darmflora wird durch Umweltfaktoren, aber auch die Genetik und das Mikrobiom der Mutter beeinflusst.

8.5 Pro- und Präbiotika

Bei der Geburt ist das Immunsystem naiv. Das heißt, es ist zwar voll ausgebildet, es hatte aber noch keinen Antigenkontakt und hat wenig „Gedächtnis". Neben der mikrobiellen Kolonisierung unterstützt die Ernährung (Muttermilch oder feste Nahrung) die Entwicklung eines reifen, gesunden Immunsystems, was dazu beiträgt unerwünschte Immunreaktionen, wie sie bei Allergie, Autoimmunerkrankungen oder chronischen Darmentzündungen vorkommen, zu vermindern [13].

Der menschliche Verdauungstrakt ist ein hochspezialisiertes System. Das intestinale Immunsystem hat die Aufgabe, die intestinale Integrität zu bewahren in einem Umfeld, in dem zahlreiche fremde Antigenen vorkommen, die von der Darmflora und der Nahrung präsentiert werden. Ein hochentwickeltes Netzwerk aus Zellen und Molekülen muss dazu fortlaufend koordiniert werden, um einerseits nicht-pathogene Antigene wie Allergene zu tolerieren, andererseits eine angemessene Immunantwort gegen potenzielle Pathogene bereit zu stellen. Ein aus der Balance geratenes Immunsystem kann chronische Darmentzündungen, Autoimmunerkrankungen und Allergien verursachen [17]. Diese Balance wird durch das Zusammenspiel von angeborenem und adaptivem Immunsystem mit der Darmflora aufrechterhalten. Eine gestörte Kommunikation zwischen Darmflora und Immunsystem aufgrund einer Veränderung der Menge oder Vielfalt der Darmmikroben oder der freigesetzten Metaboliten wird als ursächlich für eine gestörte Balance zwischen Toleranz und Immunantwort angesehen. Die Idee, die Darmflora oder deren Metabolitenproduktion zu modifizieren, hat zur Entwicklung von Probiotika und Präbiotika geführt. Die immunologischen Mechanismen, die durch Pro- und Präbiotika induziert werden, beziehen Epithel-, dendritische- und T-Zellen ein [12],[17].

– Probiotika sind lebendige Mikroorganismen, die, wenn sie in der richtigen Konzentration verabreicht werden, einen vorteilhaften Effekt auf die Gesundheit haben.
– Präbiotika sind fermentierbare Stoffe, welche die Zusammensetzung und die metabolische Aktivität der Darmflora positiv beeinflussen. Typische Präbiotika sind Ballaststoffe, die nicht verdaut, aber von der Darmflora in kurzkettigen Fettsäuren metabolisiert werden können.
– Die Kombination aus Pro- und Präbiotika wird Synbiotika genannt.
– Die freigesetzten Metaboliten der Darmbakterien werden Postbiotika genannt.

8.5.1 Probiotika

Probiotika haben einen vorteilhaften Effekt auf die menschliche Gesundheit. Dieser Effekt werden durch 3 Mechanismen vermittelt:

– Probiotika können die Anlagerung oder das Wachstum von Pathogenen verhindern.
– Sie beeinflussen die Integrität der epithelialen Barriere durch Regulation der Schleimproduktion.
– Probiotika beeinflussen die Immunantwort und induzieren Toleranz und haben somit antientzündliche Eigenschaften.

Intestinale dendritische Zellen sind im intestinalen lymphoiden Gewebe, den GALT (gut-associated lymphoid tissues), oder in den intestinalen Lamina propria lokalisiert, wo sie als primäre Immunzellen Kontakt zur Darmflora haben. Dies geschieht hauptsächlich durch Rezeptoren des angeborenen Immunsystems (Toll-like Rezeptoren oder C-Typ Lektin Rezeptoren). Dendritische Zellen aktivieren und polarisieren die adaptive Immunantwort durch Zytokin- und Metabolitenproduktion. Bakterielle Signale induzieren eine Phänotyp-Veränderung der dendritischen Zellen und lösen die Sekretion von Zytokinen aus, was die Ansiedelung oder die Abwehr verschiedener Mikroben ermöglicht. Verschiedene klinische Studien zur Behandlung oder Prävention von Allergien mit Probiotika kommen zu widersprüchlichen Resultaten. Neben Faktoren wie dem Studiendesign, den Konzentrationen an Probiotika und verschiedenen Populationen ist die Wahl der Bakterienstämme der essentielle Faktor, der über den Erfolg einer Behandlung entscheidet [16].

Drei Beispiele für Bakterienstämme, die vielversprechende Eigenschaften haben, um als Therapie oder Prävention gegen Allergien zu wirken, sind *Lactobacillus rhamnosus GG*, *Bifidobacterium infantis 35624* und verschiedene *Clostridia*-Stämme, obwohl auch hier sich widersprechende Studien vorliegen (s. Abb. 8.1). Während *Lactobacillus rhamnosus GG* einen direkten Effekt auf das Immunsystem hat, brauchen *Bifidobacterium infantis 35624* und die *Clostridia*-Stämme eine geeignete Ernährung als Substrat für die Bildung von Metaboliten, die wiederum die Immunantwort beeinflussen.

Lactobacillus rhamnosus GG (s. Abb. 8.1a)
- *Lactobacillus rhamnosus GG* ist einer der am meisten verbreiteten Probiotika Stämme. Der Stamm wurde aus Stuhlproben von gesunden Erwachsenen isoliert. Eigenschaften wie Säure- und Galleresistenz, ein gutes Wachstum und Anlagerung an die intestinale Epithelschicht machen ihn zu einem vielversprechenden Probiotika [18].
- *Lactobacillus rhamnosus GG* wird mit Prävention und Therapie von gastointestinalen Infektionen und Durchfall in Verbindung gebracht. Zusätzlich reduziert pränatales und postnatales Verabreichen von *Lactobacillus rhamnosus GG* das Level an totalem IgE und die atopische Sensibilisierung präventiv. Therapeutisch wirkte die Gabe von *Lactobacillus rhamnosus GG* bei Kindern unter 2 Jahren mit Nahrungsmittelallergien und atopischen Ekzemen und unterstützt die orale Immuntherapie gegen Kuhmilchallergie.
- Durch das Binden von Lipoteichonsäure und unmethylierten Cytosin-Guanin Dinukleotide (CpG) an Toll-like-Rezeptoren wird die Sekretion von Zytokinen wie IL-4, IL-5, IL-10, TGF-β, TNF-α und IFN-γ beeinflusst. Dies verschiebt die Immunantwort von Typ 2 in Richtung Typ 1 [16],[18].
- *Lactobacillus rhamnosus GG* förderte Autophagie von Epithelzellen und die Schleimproduktion [12]. Autophagie ist eine wichtige Stressantwort, die das Überleben von Zellen sichert und somit entscheidend ist für eine intakte Epithelschicht mit funktionierender Barrierefunktion. Die Schleimschicht im Gastrointestinaltrakt ist ebenfalls wichtig zur Aufrechterhaltung der Barrierefunktion, um unerwünschte Antigene fernzuhalten [17].

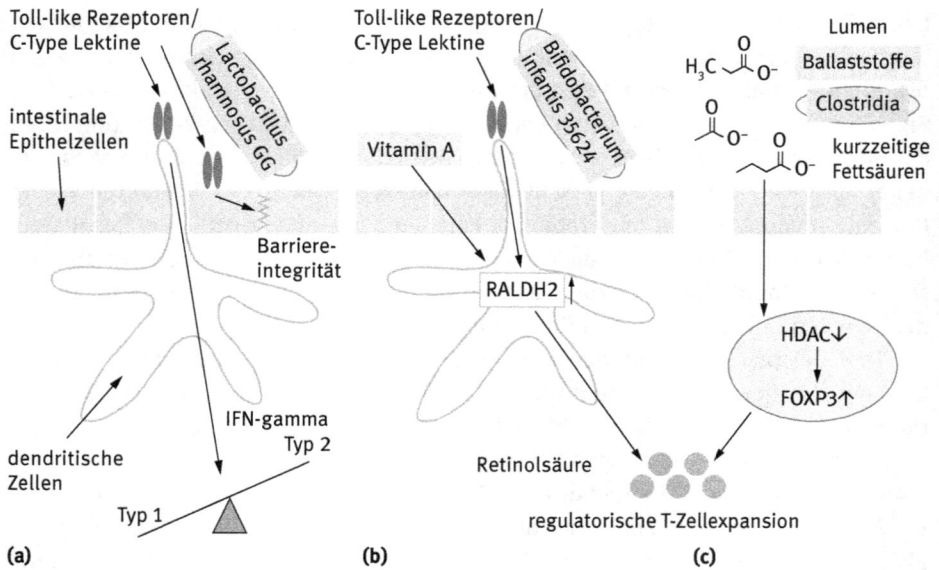

Abb. 8.1: Übersicht über die immunologischen Mechanismen, die von *Lactobacillus rhamnosus GG* (a), *Bifidobacterium infantis* 35624 (b) und *Clostridia* (c) induziert werden. HDAC, histone deacetylase.

– *Lactobacillus rhamnosus GG* förderte das Wachstum anderer Darmbakterien mit immunoregulatorischen Effekten, zum Beispiel *Clostrida*-Stämmen wie *Faecalibacterium, Blautia, Roseburia* und *Coproccus*.

Bifidobacterium infantis 35624 (s. Abb. 8.1b)
– Die Umwandlung von Vitamin A in Retinsäure ist eine wichtige immunomodulatorische Aktivität, die von intestinalen dendritischen Zellen ausgelöst wird und die Induktion von regulatorischen T Zellen ermöglicht und somit zu Toleranz führt. Es ist gezeigt worden, dass die Einnahme von *Bifidobacterium infantis 35624* RALDH2 (Retinaldehyde dehydrogenase 2) in humanen dendritischen Zellen hochreguliert. RALDH2 wandelt Vitamin A in Retinsäure um, was regulatorische T-Zellen induziert und so systemische antientzündliche Effekte hat [17],[19],[20]. Die Gabe schützte Mäuse vor der Entwicklung von allergischen Atemwegserkrankungen [12]. Die Induktion von regulatorischen T-Zellen ist ein wesentliches Charakteristikum von protektiven Probiotika [12].

Clostridia-Stämmen (s. Abb. 8.1c)
– Eine Mischung aus 17 *Clostridia*-Stämmen war in der Lage, die Symptome von Kolitis und allergischem Durchfall zu mindern. *Clostridia* produzieren in Gegenwart von Ballaststoffen große Mengen an kurzkettigen Fettsäuren, die regulatorische T-Zellen induzieren und somit die immunologische Toleranz fördern (siehe Kapitel 8.5.2) [17].

Die Induktion von regulatorischen T-Zellen ist ein Schlüsselmechanismus von protektiven Probiotika. Nicht alle Bakterienstämme sind in dieser Hinsicht gleich effektiv. Eine Studie, bei der verschiedene Stämme (*Bifidobacterium longun AH1206, Bifidobacterium breve AH1205* und *Lactobacillus salivarius AH102*) verglichen wurden, zeigte, dass nur *Bifidobacterium longun AH1206* regulatorische T-Zellen induzierte und somit protektiv gegen die Entstehung von allergischen Atemwegsentzündungen wirkte.

Einen Überblick über 13 randomisierte, placebokontrollierte Studien zeigte, dass gewisse Probiotika-Stämme, aber nicht alle einen präventiven Effekt auf die Allergieentstehung haben [12],[21]. Im Gegensatz dazu zeigte eine Metaanalyse, dass Mikroben für die Behandlung von Allergien weniger effektiv waren [12],[22]. Eine Schwierigkeit könnte darin bestehen, dass der potenteste Stamm für die Induktion der immunologischen Regulation bislang nicht gefunden wurde, da sich nicht alle Stämme in klinischen Studien so verhalten wie in Zellkulturexperimenten. Darüber hinaus ist die metabolische Aktivität der Bakterienstämme wesentlich, um immunologische Toleranz zu induzieren. Die metabolische Aktivität ist aber signifikant abhängig von den bereitgestellten Substraten, also von der Ernährung. Die Ernährung der Probanden wurde in den klinischen Studien mit Probiotika bislang zu wenig berücksichtigt [12].

8.5.2 Präbiotika

Ein großer Teil der komplexen Oligosaccharide (Ballaststoffe) aus Früchten, Gemüse oder Cerealien ist unverdaulich für den Menschen, wird aber von Darmbakterien vergärt. Eine ballaststoffreiche Ernährung wird mit verminderten Symptomen von Arthritis, Typ-2-Diabetes, Übergewicht, kolorektalem Karzinom, chronischer Darmentzündung und Allergie assoziiert [4],[12],[23]. Gewisse Ballaststoffe fördern das Wachstum von *Bifidobacteria*- und *Lactobacilli*-Stämmen und werden daher als Präbiotika bezeichnet. Präbiotika sind kurzkettige Kohlenhydrate mit einem Polymerisationsgrad zwischen zwei und sechs, beispielsweise Polydextrose, Inulin, Fructo-Oligosaccharide, Glacto-Oligosaccharide und Oligosaccharide von Sojabohnen. Bakterien nutzen den katabolischen Weg (bifid shunt), um aus den Oligosacchariden kurzkettige Fettsäuren und ATP, also Energie, herzustellen. Als erster Schritt wird aus den Oligosacchariden durch Glycosylhydrolasen Fructose-6-phosphat hergestellt, das mittels Phosphoketolase in Phosphoenolpyruvat umgewandelt wird, was wiederum zu Pyruvat degradiert. Pyruvat ist der primäre Metabolit für die kurzkettige Fettsäureproduktion. Pyruvat wird dabei weiter metabolisiert zu Acetyl-CoA, das in Acetat und Butyrat umgewandelt wird. Kurzkettige Fettsäuren werden entweder sezerniert oder in neue Fettsäuren eingebaut, die für zelluläre Strukturen gebraucht werden [12],[24],[25].

Die am häufigsten produzierten kurzkettigen Fettsäuren sind Acetat, Propionat und Butyrat; sie sind wichtig für das Bakterienwachstum im Darm (s. Abb. 8.2). Je

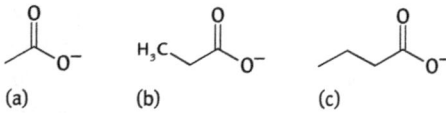

(a)   (b)   (c)

Abb. 8.2: Chemische Struktur von Acetat (a), Propionat (b) und Butyrat (c).

nach Oligosacchariden werden verschiedene kurzkettige Fettsäuren produziert. Pektin, Xylan und Galactan werden zu Acetat fermentiert, Arabinoglalactan in Acetat und Propionat umgewandelt und Stärke wird in Butyrat metabolisiert [12]. Kurzkettige Fettsäuren beeinflussen nicht nur die Kolonisation und das Wachstum von Darmbakterien, sondern haben auch einen direkten antientzündlichen Einfluss auf das Immunsystem. Zusätzlich enthalten bestimmt Nahrungsmittel kurzkettige Fettsäuren, zum Beispiel enthalten 100 g Butter 2,7 g Butyrat und 100 g Joghurt 0,1 g Butyrat [26],[27].

Butyrat hat stärkere antientzündliche Eigenschaften als Propionat und Acetat [27]. Es fördert die Bildung von regulatorischen T-Zellen, indem es die HDAC (histone deacetylase) inhibiert, was zur erhöhten Acetylierung von Histon H3 im Promotor des *Foxp-3*-Lokus und damit zur erhöhten Expression des Foxp-3-Gens führt [23],[28],[29],[30]. In dendritischen Zellen wird durch die Inhibition von HDAC die Sekretion der entzündlichen Zytokine IL-12 und IL-6 reduziert und ermöglicht, dass dendritische Zellen die Entstehung von regulatorische T Zellen fördern können. Die G-Protein-gekoppelten Rezeptoren (GPR) 43, GPR41 und GPR109a wurden als Rezeptoren für kurzkettige Fettsäuren beschrieben. Signale von GPR109a in dendritischen Zellen und Makrophagen des Darms resultieren in regulatorischer T-Zell-Induktion und Sekretion des regulatorischen Zytokins IL-10. Signale von GPR43 verbessern die Symptome von Kolitis, Arthritis und allergischen Atemwegserkrankungen [17]. Werden Mäuse mit kurzkettigen Fettsäuren gefüttert, verhindert das weitgehend die Entstehung von allergischen Atemwegserkrankungen und Nahrungsmittelallergien. Eine Beobachtungsstudie an Kindern zeigt, dass diejenigen, die im ersten Lebensjahr hohe Level an Butyrat im Stuhl aufwiesen, im späteren Leben seltener an Allergien litten [27].

Neben kurzkettigen Fettsäuren produzieren Bakterien auch langkettige wie Omega-3-Fettsäuren oder konjugierte Linolsäure. Diese Fettsäuren haben positive Effekte auf Krebserkrankungen, kardiovaskuläre Krankheiten, Diabetes, Übergewicht, Knochen- und Entzündungskrankheiten. Sie besitzen antioxidative Eigenschaften und fördern das Wachstum von Bakterien [12].

Biogene Amine wie Histamin und γ-Aminobuttersäure (GABA) werden von Bakterien durch Decarboxylierung von Aminosäuren oder durch Amination oder Transamination von Aldehyden und Ketonen hergestellt [12]. GABA stimuliert die Schleimproduktion in Epithelzellen der Atemwege bei Asthmapatienten. Histamin ist ein wichtiger Mediator von allergischen Symptomen. Die Level an Histamin in den Darmschleimhäuten sind bei Patienten mit chronischer Darmentzündung erhöht und Asthmapatienten weisen mehr Histamin-sezernierende Bakterien im Darm auf [31].

Andererseits ist Histamin auch in der Lage, die Sekretion von pro-inflammatorischen Zytokinen durch bakterienstimulierte dendritische Zellen zu reduzieren und stattdessen die IL-10-Produktion zu induzieren [32].

Das Darmmikrobiom ist wesentlich an der Entwicklung des Immunsystems beteiligt. Gewisse Bakterienstämme sind dabei unabdingbar für die Entwicklung eines gesunden Immunsystems. Andere Stämme sind wichtig für die Entwicklung der immunologischen Toleranz und deshalb besonders geeignet als Probiotika. Die Induktion von regulatorischen T-Zellen scheint ein Schlüsselmechanismus für eine wirksame Allergieprävention und -therapie zu sein. Es wurden bereits probiotische Bakterienstämme identifiziert, die regulatorische T-Zellen induzieren. Dabei scheint der passenden Ernährung eine entscheidende Rolle zuzukommen. Das zeigt das Beispiel von *Bifidobacterium infantis 35624*: Diese Bifidobakterien produzieren nur Retinolsäure, die für die Induktion regulatorischer T-Zellen verantwortlich ist, wenn auch Vitamin A vorhanden ist. Ein anderes Beispiel sind *Clostridia*-Stämme, die nur in Gegenwart von ballaststoffreicher Ernährung kurzkettige Fettsäuren bilden können, die dann regulatorische T-Zellen induzieren und damit antientzündliche Eigenschaften haben. Das Ziel der zukünftigen Forschung muss also sein, nicht nur geeignete Bakterien zu identifizieren, sondern auch die dazu passende Ernährung zu finden, um Allergien wirksam verhindern oder therapieren zu können.

Literatur

[1]   Asher MI, Montefort S, Björkstén B, Lai CK, Strachan DP, Weiland SK, et al. Worldwide time trends in the prevalence of symptoms of asthma, allergic rhinoconjunctivitis, and eczema in childhood: ISAAC Phases One and Three repeat multicountry cross-sectional surveys. Lancet. 2006;368(9537):733–743.

[2]   Kay J, Gawkrodger DJ, Mortimer MJ, Jaron AG. The prevalence of childhood atopic eczema in a general population. J Am Acad Dermatol. 1994;30:35–39.

[3]   Wahn U. Considering 25 years of research on allergy prevention--have we let ourselves down? Pediatr Allergy Immunol. 2013;24(4):308–10.

[4]   Thorburn AN, Macia L, Mackay CR. Diet, Metabolites, and "Western-Lifestyle" Inflammatory Diseases. Immunity. 2014;40(6):833–842.

[5]   David LA, Maurice CF, Carmody RN, Gootenberg DB, Button JE, Wolfe BE, et al. Diet rapidly and reproducibly alters the human gut microbiome. Nature. 2014;505:559–563.

[6]   Reynolds LA, Finlay BB. Early life factors that affect allergy development. Nat. Rev. Immunol.. 2017;17:518–528.

[7]   Kuehni CE, Strippoli M-PF, Low N, Silverman M. Asthma in young south Asian women living in the United Kingdom: the importance of early life. Clin Exp Allergy. 2007;

[8]   Hjern A, Rasmussen F, Hedlin G. Age at adoption, ethnicity and atopic disorder: A study of internationally adopted young men in Sweden. Pediatr Allergy Immunol. 1999;

[9]   Perkin MR, Logan K, Tseng A, Raji B, Ayis S, Peacock J, et al. Randomized Trial of Introduction of Allergenic Foods in Breast-Fed Infants. N Engl J Med. 2016;

[10] Du Toit G, Sayre PH, Roberts G, Sever ML, Lawson K, Bahnson HT, et al. Effect of Avoidance on Peanut Allergy after Early Peanut Consumption. N Engl J Med. 2016;

[11] The PALISADE Group of Clinical Investigators. AR101 Oral Immunotherapy for Peanut Allergy. N Engl J Med. 2018;379(21):1991–2001.

[12] Frei R, Lauener RP, Crameri R, O'Mahony L. Microbiota and dietary interactions – An update to the hygiene hypothesis? J Allergy Clin Immunol 2012.

[13] Parigi SM, Eldh M, Larssen P, Gabrielsson S, Villablanca EJ. Breast milk and solid food shaping intestinal immunity. Frontiers in Immunology. 2015.

[14] Arrieta M-C, Stiemsma LT, Dimitriu PA, Thorson L, Russell S, Yurist-Doutsch S, et al. Early infancy microbial and metabolic alterations affect risk of childhood asthma. Sci Transl Med. 2015;

[15] Fujimura KE, Sitarik AR, Havstad S, Lin DL, Levan S, Fadrosh D, et al. Neonatal gut microbiota associates with childhood multisensitized atopy and T cell differentiation. Nat Med. 2016;

[16] Cosenza L, Nocerino R, Di Scala C, Di Costanzo M, Amoroso A, Leone L, et al. Bugs for atopy: The Lactobacillus rhamnosus GG strategy for food allergy prevention and treatment in children. Benef Microbes. 2015.

[17] Frei R, Akdis M, O'mahony L. Prebiotics, probiotics, synbiotics, and the immune system: Experimental data and clinical evidence. Curr Opin Gastroenterol. 2015;

[18] Segers ME, Lebeer S. Towards a better understanding of Lactobacillus rhamnosus GG – host interactions. Microb Cell Fact. 2014;

[19] Groeger D, O'Mahony L, Murphy EF, Bourke JF, Dinan TG, Kiely B, et al. Bifidobacterium infantis 35624 modulates host inflammatory processes beyond the gut. Gut Microbes. 2013;

[20] Konieczna P, Groeger D, Ziegler M, Frei R, Ferstl R, Shanahan F, et al. Bifidobacterium infantis 35624 administration induces Foxp3 T regulatory cells in human peripheral blood: Potenzial role for myeloid and plasmacytoid dendritic cells. Gut. 2012;

[21] Betsi GI, Papadavid E, Falagas ME. Probiotics for the treatment or prevention of atopic dermatitis: A review of the evidence from randomized controlled trials(12.05). Am J Clin Dermatol. 2008;

[22] Boyle RJ, Bath-Hextall FJ, Leonardi-Bee J, Murrell DF, Tang MLK. Probiotics for treating eczema. Cochrane Database of Systematic Reviews. 2008.

[23] Trompette A, Gollwitzer ES, Yadava K, Sichelstiel AK, Sprenger N, Ngom-Bru C, et al. Gut microbiota metabolism of dietary fiber influences allergic airway disease and hematopoiesis. Nat Med. 2014;

[24] Sela DA, Chapman J, Adeuya A, Kim JH, Chen F, Whitehead TR, et al. The genome sequence of Bifidobacterium longum subsp. infantis reveals adaptations for milk utilization within the infant microbiome. Proc Natl Acad Sci. 2008;

[25] Macfarlane S, Macfarlane GT. Regulation of short-chain fatty acid production. Proc Nutr Soc. 2003;

[26] Parodi PW. Cows' milk fat components as potential anticarcinogenic agents. J Nutr. 1997;

[27] Roduit C, Frei R, Ferstl R, Loeliger S, WestermannP, Rhyner C, et al. High levels of Butyrate and Propionate in early life are associated with protection against atopy. Allergy. 2018.

[28] Smith PM, Howitt MR, Panikov N, Michaud M, Gallini CA, Bohlooly-Y M, et al. The Microbial Metabolites, Short-Chain Fatty Acids, Regulate Colonic Treg Cell Homeostasis. Science 2013;

[29] Furusawa Y, Obata Y, Fukuda S, Endo TA, Nakato G, Takahashi D, et al. Commensal microbe-derived butyrate induces the differentiation of colonic regulatory T cells. Nature. 2013;

[30] Tan J, McKenzie C, Vuillermin PJ, Goverse G, Vinuesa CG, Mebius RE, et al. Dietary Fiber and Bacterial SCFA Enhance Oral Tolerance and Protect against Food Allergy through Diverse Cellular Pathways. Cell Rep. 2016;

[31] Barcik W, Pugin B, Westermann P, Perez NR, Ferstl R, Wawrzyniak M, et al. Histamine-secreting microbes are increased in the gut of adult asthma patients. J Allergy Clin Immunol. 2016;

[32] Frei R, Ferstl R, Konieczna P, Ziegler M, Simon T, Rugeles TM, et al. Histamine receptor 2 modifies dendritic cell responses to microbial ligands. J Allergy Clin Immunol. 2013;

9 Vitamine

Margitta Worm

Vitamine sind organische Verbindungen, die der Körper nicht bedarfsdeckend synthetisieren kann und die der Organismus für lebenswichtige Funktionen benötigt, weshalb sie mit der Nahrung aufgenommen werden müssen. Essentiell für den Menschen sind 13 organische Verbindungen, von denen 11 nicht vom Organismus selbst synthetisiert werden können. Vitamin D kann der Körper selbst herstellen, sofern ausreichend Sonnenexposition besteht. Unterschieden werden die fettlöslichen Vitamine A (Retinol), D (Calcitriol), E (Tocopherol) und K. Die wasserlöslichen Vitamine sind für die Funktionalität verschiedener Enzyme wichtig. Zu ihnen gehören Vitamin C (Ascorbinsäure) sowie die B-Vitamine (B1, B2, B3, B5, B6, B7, B9 und B12). Sämtliche Vitamine haben lebensnotwendige Funktionen im Organismus. Werden sie nicht ausreichend aufgenommen und / oder produziert, kommt es zu Mangelerscheinungen. Vitaminmangel kann als Folge eines erhöhten Bedarfs (während der Schwangerschaft und Stillzeit, in der Kindheit und Jugend) sowie aufgrund anderer Ursachen (z. B. Malabsorption) entstehen. In der Allergologie spielen vor allem Vitamin A und D eine wichtige Rolle, da sie zahlreiche immunmodulatorische und -regulatorische Eigenschaften besitzen und somit bei der Allergieentstehung und -auslösung bedeutsam sein können.

Sämtliche Zellen, die während einer allergischen Immunantwort eine Rolle spielen, zum Beispiel dendritische Zellen, Lymphozyten, aber auch die Effektorzellen wie Mastzellen, können durch Vitamin A und D beeinträchtigt werden [1]. Da epidemiologische Studien zeigen, dass ein Vitamin-D-Mangel heutzutage aufgrund des veränderten Freizeitverhaltens, vor allem während der Wintermonate, häufig auftritt, wird dessen Bedeutung für die Entstehung allergischer Erkrankungen diskutiert. Jedoch ist bislang nicht eindeutig definiert, welche Serumkonzentration für die immunregulatorische Wirkung relevant ist. Dies ist bei den in der Folge dargestellten Untersuchungen und ihren Schlussfolgerungen zu berücksichtigen.

9.1 Biosynthese von Vitamin D3, Funktionen und Wirkungen

Die Haut spielt eine zentrale Rolle bei Vitamin-D-Bildung, da 7-Dehydrocholesterol in Verbindung mit UVB-Strahlung zu Prä-Vitamin D3 umgewandelt wird [2]. Über mehrere enzymatische Schritte wird in der Leber und den Nieren $1\alpha25(OH)_2$Vitamin D (Calcitriol) gebildet, die aktive Form des Vitamin D, das den Vitamin-D-Rezeptor aktiviert. Vitamin D ist physiologisch wesentlich bei der Regulation des Kalziumspiegels im Blut und beim Knochenaufbau. Ein Vitamin-D-Mangel führt mittelfristig bei Kindern zur Rachitis und bei Erwachsenen zur Osteomalazie [3].

https://doi.org/10.1515/9783110561012-009

Die Deutsche Gesellschaft für Ernährung (DGE) hat Richtwerte für die Vitamin-D-Menge, die bei fehlender endogener Synthese, also wenn kein Vitamin D durch Sonnenstrahlung gebildet werden kann, abgedeckt werden sollte, empfohlen [4]. Sie empfiehlt für Säuglinge im 1. Lebensjahr täglich 10 µg und für Kinder und Erwachsene 20 µg (800 I. E.) Vitamin D3. In Deutschland wird den meisten Säuglingen im 1. Lebensjahr und evtl. noch im zweiten Winter täglich eine Tablette mit 12,5 µg Vitamin D3 (500 I. E.) zur Rachitis-Prophylaxe gegeben. Die Deutsche Gesellschaft für Kinderheilkinde und Jugendmedizin (DGKJ) empfiehlt eine Vitamin-D-Supplementation auch über das Säuglingsalter hinaus und trägt damit u. a. dem geänderten Freizeitverhalten von Kindern Rechnung [4].

Die Europäische Behörde für Lebensmittelsicherheit (EFSA) hat eine tägliche Aufnahmemenge von 15 µg Vitamin D für Erwachsene festgelegt, für Kleinkinder im Alter von 7 bis 11 Monaten von 10 µg [5],[6].

Vitamin D kann auch über die Nahrung zugeführt werden, jedoch beeinflusst das über die Ernährung zugeführte Vitamin D den Gesamtspiegel nur bis zu 20 %. Das an Vitamin D und auch Vitamin A reichste Nahrungsmittel ist der Lebertran gefolgt von Fisch, Avocado und Hühnerei [7].

Auf molekularer Ebene wirkt Vitamin D über den Vitamin-D-Rezeptor, der zur Familie der nukleären Hormonrezeptoren gehört. Es handelt sich hierbei um intrazellulär gelegene Rezeptoren, die nach Bindung ihres Liganden in den Zellkern gelangen und dort Gene aktivieren und / oder hemmen können. Der Vitamin-D-Rezeptor ist ubiquitär zu finden, darunter auch in den Zellen des Immunsystems, die bei der Entstehung und Ausprägung einer Allergie beteiligt sind (s. Abb. 9.1) [8].

Der Vitamin-D-Rezeptor auch durch Vitamin A aktiviert werden, so dass zwischen Vitamin A und D Wechselwirkungen bestehen.

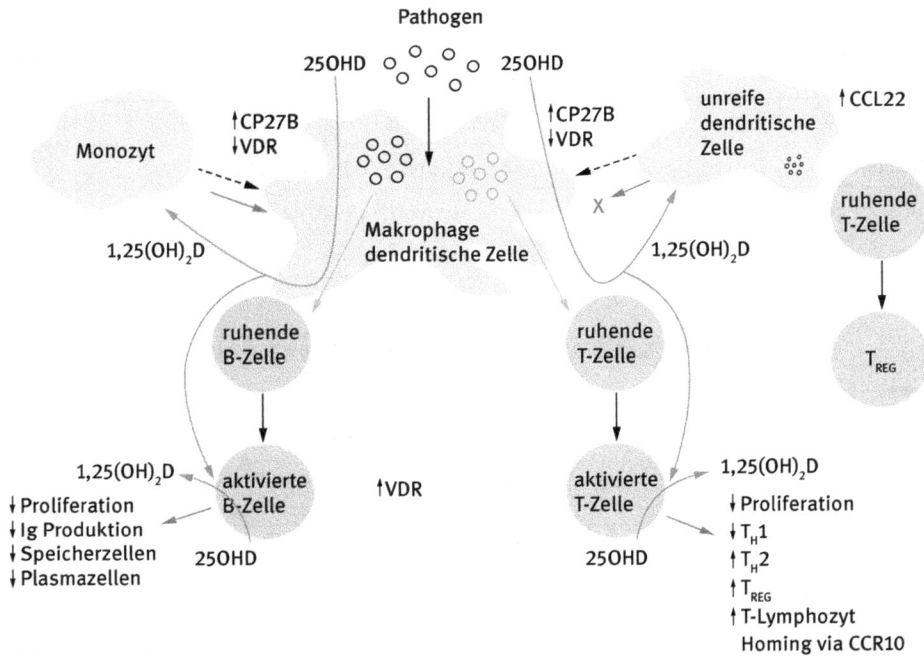

Abb. 9.1: Immunologische Wirkungen von Vitamin D.

9.2 Bewertung des 25(OH)Vitamin-D3-Spiegels

Die Definition eines Vitamin-D-Mangels anhand des 25(OH)–Vitamin-D3-Spiegels ist umstritten, wobei aktuell Werte zwischen 20–30 ng/ml als relativer Mangel (Insuffizienz) und Werte zwischen 30–80 ng/ml als physiologisch sicher ausreichende Versorgung gelten (s. Tab. 9.1) [9],[10].

Werte über 150 ng/ml bedeuten eine Vitamin-D-Intoxikation und Werte über 280 ng/ml führen zu ernsthaften Störungen der Kalziumhomöostase (s. Tab. 9.2). In der Literatur existieren bezüglich der Zuordnung einer ausreichenden Versorgung und den Vitamin–D-Werten unterschiedliche Angaben. Darüber hinaus können die Jahreszeit, die geografische Breite, Ernährungsgewohnheiten, Ethnie und Lebensstil den 25(OH)-Vitamin-D3-Spiegel beeinflussen.

In Deutschland ist die Vitamin-D3-Supplemention bei Erwachsenen bislang nicht üblich. Die Ergebnisse der nationalen Verzehrstudie von 2008 zeigen, dass weniger als 5 % der Befragten zusätzlich 5 µg Vitamin D3 pro Tag aufnehmen. Die durchschnittliche Aufnahme für Kinder lag bei 1,5 µg Vitamin D3 pro Tag, während die DGE 10 µg (400 I. E.) in ihren Leitlinien empfiehlt.

Tab. 9.1: Unterteilung des Vitamin-D-Status in 4 Kategorien (modifiziert [10]).

Kategorie	Wert
Schwerer Mangel	< 12,5 nmol/l (5 ng/ml)
Mangel	12,5–37,5 nmol/l (5–15 ng/ml)
Nicht ausreichend	37,5–50 nmol/l (15–20 ng/ml)
Ausreichend	> 50 nmol/l (20 ng/ml)

Tab. 9.2: Höchstmengen für die tägliche Vitamin-D-Zufuhr (modifiziert nach [6]).

Alter	Wert
Säuglinge (0 bis < 12 Monaten)	25 µg/Tag (1.000 IE)
1–10 Jahre	50 µg/Tag (2.000 IE)
11–17 Jahre	100 µg/Tag (4.000 IE)
17 Jahre und älter	100 µg/Tag (4.000 IE)
schwangere, stillende Frau	100 µg/Tag (4.000 IE)

9.3 Allergische Erkrankungen – Vitamin D und andere

25(OH) Vitamin-D3-Spiegel unter 30 ng/ml sind bei Asthma von Erwachsenen häufiger vorhanden und am stärksten ausgeprägt bei Patienten mit schwerem und / oder kontrolliertem Asthma [11],[12],[13]. Dementsprechend wurden Studien durchgeführt, die untersucht haben, ob ein Anheben zu niedriger Vitamin-D-Spiegel auch für die Prävention von Asthma wirksam sein könnte. In der Studie aus Dänemark [15] wurden 623 Schwangere neben der üblichen Supplementation mit 400 IU/Tag placebokontrolliert weitere 2400 IU/Tag beginnend in der 24. Schwangerschaftswoche bis 1 Woche postpartal supplementiert. In den ersten 3 Jahren wurde bei 16 % der Kinder von Müttern, die die zusätzliche Vitamin-D-Supplementation erhalten hatten, Giemen beobachtet und bei 20 % der Kinder der Mütter, die Placebo erhalten hatten. Dieser Unterschied einer 4 %-igen absoluten Differenz der Inzidenz von Asthma war nicht signifikant, jedoch war die Anzahl von Atemwegssymptomen („wheezing") signifikant geringer in der Gruppe der Kinder, deren Mütter während der Schwangerschaft Vitamin D supplementiert wurde.

Eine weitere randomisierte, kontrollierte Studie aus den USA [14] hat 876 schwangere Frauen mit 4000 I. E. Vitamin D pro Tag zusätzlich zu den 400 I. E. als Standard supplementiert. Hier wurde die Supplementation nach der 10.–18. Gestationswoche begonnen und bis zur Geburt fortgeführt. 24,3 % der Kinder der Mütter, die die zusätzliche Vitamin-D-Supplementation erhalten hatten, entwickelten bis zum 3. Lebensjahr Asthma, während die Kontrollen ohne die zusätzliche Vitamin–D-Supplementation in 30,4 %, Asthma entwickelten. Das Ergebnis war mit 0,051 nicht signifikant und die Differenz stärker ausgeprägt in Abhängigkeit vom Alter (8,9 % im 1. Lebensjahr, 7,4 % im 2. Lebensjahr und 6,1 % im 3. Lebensjahr). Beide Studien haben den Primärparameter statistisch nicht erreicht, da sie wahrscheinlich unterpowert waren, um eine klinischen Effekt einer pränatalen Vitamin-D-Gabe zu detektieren. Zusätzlich muss berücksichtigt werden, dass in dieser Altersgruppe sehr häufig virale Infekte auftreten, bei denen ein Einfluss von Vitamin D diskutiert wird. Wird andererseits berücksichtigt, dass in beiden Studien keine unerwünschten Wirkungen aufgetreten sind, so kann geschlussfolgert werden, dass es überlegenswert ist, insbesondere Müttern mit Vitamin-D-Mangel und dem Risiko für allergische Erkrankungen Vitamin D mit bis zu 4.000 IE/Tag zu supplementieren. Jedoch sind weitere Studien notwendig, um allgemeine Empfehlungen abzuleiten.

Studien zur Prävention des atopischen Ekzems, der allergischen Rhinitis und der Nahrungsmittelallergie durch eine Vitamin-D-Supplementation bei schwangeren Frauen sind sehr limitiert und weisen nicht auf präventive Wirkungen hin, wie in einer kürzlich publizierten Metaanalyse gezeigt wurde [16].

Bezüglich der Bedeutung einer Vitamin-D-Supplementation als primäre Prävention allergischer Erkrankungen in anderen Populationsgruppen, wie Stillende, Kleinkinder und Kinder, zeigten einer Datenanalyse zufolge keine Hinweise auf einen positiven Effekt n. Allerdings ist die Datenlage begrenzt und leitet sich nicht von prospektiven randomisierten kontrollierten Studien ab. Eine kürzlich publizierte Metaanalyse [17], die eine Assoziation des pränatalen Vitamin-D-Status mit respiratorischen aber auch allergischen Erkrankungen im Kindesalter untersuchte, zeigt, dass die pränatale Exposition mit höheren 25(OH)$_2$Vitamin-D-Konzentrationen mit einem reduzierten Risiko für Infektionen der oberen Atemwege einher ging (s. Tab. 9.3) [18]. Zusätzlich zeigte sich eine positive Assoziation zwischen den pränatalen 25(OH)$_2$Vitamin-D-Konzentrationen und der Lungenfunktion bei den Kindern im Schulalter. Erneut ergab diese Analyse keine signifikanten Assoziationen zwischen dem pränatalen Vitamin-D-Status und dem Risiko für Asthma, atopisches Ekzem, allergische Rhinitis oder allergische Sensibilisierung [18]. Die Subgruppenanalyse zeigte Assoziationen zwischen den pränatalen Vitamin-D-Konzentrationen und dem Risiko für Infektionen der oberen Atemwege in den ersten 6 Lebensmonaten sowie zwischen dem Nabelschnur-Vitamin-D-Spiegel und den Infektionen. Das grundsätzliche Problem bei allen Studien ist ihre Heterogenität, insbesondere hinsichtlich der Erfassung des allergischen Asthmas (Giemen, das auch im Rahmen einer Infektion des oberen Respirationstrakts auftreten kann). Darüber hinaus sind die Studienpopulationen, geografische Lage, Probandenzahl sowie die Zeitfenster der Untersuchungen heterogen und beeinflussen die Ergebnisse [19].

Bezüglich Vitamin A, B und C ist die Datenlage eindeutiger. Hier weisen die bisher erhobenen Daten, ausgewertet in einer kürzlich publizierten, wenn auch li-

Tab. 9.3: Tägliche Vitamin-D-Zufuhr vs. Placebo oder keine Behandlung als Kontrolle zur Prävention von „Giemen" bei Kindern; modifiziert nach [17].

Chawes (2016)   0,799 (0,563|1,135) W:28,6

Goldring (2013) 0,98 (0,383|2,509) W:4

Litonjua (2016) 0,809 (0,644|1,016) W:64,4

gesamt: 0,812 (0,673|0,98)

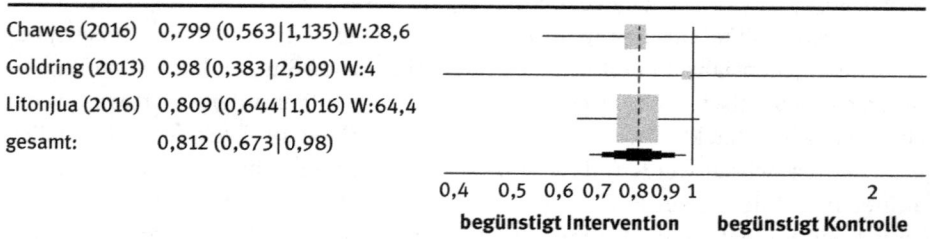

0,4   0,5   0,6 0,7 0,8 0,9 1   2

begünstigt Intervention   begünstigt Kontrolle

Ergebnis	Vitamin D	Placebo	Teilnehmer	Studienprobe
Tägliches Giemen Vitamin D vs. Placebo oder keine Behandlung	n/N	n/N		
Goldring 2013	7/50	8/56		Nicht ausgewählt
Chawes 2016	47/295	57/286		Nicht ausgewählt
Litonjua	98/405	120/401		atopisch
Zwischensumme	750	743	1493	

mitierten Metaanalyse, auf keinen protektiven Effekt bezügliche allergischer Erkrankungen durch eine Supplementation während der Schwangerschaft hin [18]. Vergleichbare Befunde wurden auch für Vitamin E beobachtet, ohne signifikante Ergebnisse für Asthma, atopisches Ekzem, allergische Rhinitis oder Nahrungsmittelallergie [20],[21],[22],[23].

Ein Vitaminmangel in Deutschland sehr selten auf und entwickelt sich nicht, wenn die Empfehlungen der Deutschen Gesellschaft für Ernährung erfüllt werden. Ausnahme ist das Vitamin D, das in Deutschland vor allem während der Wintermonate und bei bestimmten Bevölkerungsgruppen auch während der Sommermonate vermindert ist [24].

Die Datenlage bezüglich der Prävention allergischer Erkrankungen durch Vitamine allgemein ist sehr limitiert und weist aktuell nicht eindeutig auf präventive Wirkungen hin.

Eine Supplementation mit Vitamin D während der Schwangerschaft hat in zwei großen kontrollierten Studien das Auftreten von allergischem Asthma nicht signifikant gesenkt, jedoch zeigen sich Trends bei gleichzeitigem Nichtauftreten von Nebenwirkungen. Insofern kann eine Supplementation bis zu 4.000 IE/d insbesondere bei werdenden Müttern mit Vitamin-D-Mangel (< 30 ng/ml) und gleichzeitigem Vorliegen von Risikofaktoren (eine oder mehrere allergische Erkrankungen bei Mutter oder Vater) erwogen werden.

Vitamin Supplementation:
- Nahrungsmittel sind in Deutschland nicht mit Vitamin D angereichert und ein relativer Vitamin-D-Mangel tritt in den Wintermonaten häufig in der Bevölkerung auf.
- Hinsichtlich der Primärprävention allergischer Erkrankungen gibt es keine klaren Empfehlungen zur Vitamin- bzw. Vitamin-D-Supplementation.
- Die Vitamin-D-Supplementation wird für Schwangere, Kinder und Erwachsene gemäß der DGE empfohlen, für eine zusätzliche Supplementation zur Prävention allergischer Erkrankungen liegen keine ausreichenden Daten vor.
- Aufgrund der aktuellen Datenlage kann bei bestehender Vitamin-D-Defizienz der Schwangeren die Vitamin-D-Gabe unbedenklich auf 4.000 IE pro Tag gesteigert werden.
- Ob eine zusätzliche Supplementation mit Vitamin D bei Kindern und Erwachsenen das Auftreten allergischer Erkrankungen reduziert, kann aufgrund der heterogenen Datenlage nicht abschließend beurteilt werden.
- Weitere prospektive kontrollierte Untersuchungen zur Bedeutung der Vitamin–D-Supplementation zur Prävention allergischer Erkrankungen sind notwendig.

Literatur

[1] Deluca HF, Cantorna MT. Vitamin D: its role and uses in immunology. FASEB J. 2001 Dec;15(14):2579–85.

[2] Holick MF. Vitamin D deficiency. N Engl J Med. 2007 Jul 19;357(3):266–81.

[3] Huldschinsky K. Heilung von Rachitis durch Künstliche Höhensonne. Dtsch Med Wochenschr. , 1919;14:712–3.

[4] Wabitsch M, Koletzko B, Moß A. Vitamin-D-Versorgung im Säuglings-, Kinder- und Jugendalter. Monatsschr Kinderheilkd 2011:159(8):766–774.

[5] Deutsche Gesellschaft für Ernährung (DGE), Österreichische Gesellschaft für Ernährung (ÖGE), Schweizerische Gesellschaft für Ernährung (SGE) Referenzwerte für die Nährstoffzufuhr. Bonn, 2017.

[6] European Food Safety Authority (EFSA). Panel on Dietetic Products, Nutrition and Allergies (NDA): Scientific Opinion on the Tolerable Upper Intake Level of vitamin D. EFSA Journal. 2012;10(7):2813.

[7] Grant WB, Holick MF. Benefits and requirements of vitamin D for optimal health: a review. Altern Med Rev. 2005 Jun;10(2):94–111.

[8]   Hartmann B, Heine G, Babina M et al. Targeting the vitamin D receptor inhibits the B cell-de-
      pendent allergic immune response. Allergy. 2011;66(4):540–8.
[9]   Braegger C, Campoy C, Colomb V, et al. Vitamin D in the healthy European paediatric popula-
      tion. J Pediatr Gastroenterol Nutr. 2013;56(6):692–701.
[10] Misra M, Pacaud D, Petryk A, Collett-Solberg PF, Kappy M; Drug and Therapeutics Com-
      mittee of the Lawson Wilkins Pediatric Endocrine Society. Vitamin D deficiency in chil-
      dren and its management: review of current knowledge and recommendations. Pediatrics.
      2008;122(2):398–417.
[11] Camargo CA Jr, Rifas-Shiman SL, Litonjua AA, et al. Maternal intake of vitamin D during preg-
      nancy and risk of recurrent wheeze in children at 3 y of age. Am J Clin Nutr. 2007;85(3):788–95.
[12] Devereux G, Litonjua AA, Turner SW et al. Maternal vitamin D intake during pregnancy and early
      childhood wheezing. Am J Clin Nutr. 2007;85(3):853–9.
[13] Miyake Y, Sasaki S, Tanaka K, Hirota Y. Dairy food, calcium and vitamin D intake in pregnancy,
      and wheeze and eczema in infants. Eur Respir J. 2010;35(6):1228–34.
[14] Chawes BL, Bønnelykke K, Stokholm J, et al. Effect of Vitamin D3 Supplementation During
      Pregnancy on Risk of Persistent Wheeze in the Offspring: A Randomized Clinical Trial. JAMA.
      2016 ;315(4):353–61.
[15] Litonjua AA, Carey VJ, Laranjo N, et al. Effect of Prenatal Supplementation With Vitamin D on
      Asthma or Recurrent Wheezing in Offspring by Age 3 Years: The VDAART Randomized Clinical
      Trial. JAMA. 2016;315(4):362–70.
[16] Yepes-Nuñez JJ, Brożek JL, Fiocchi A, et al. Vitamin D supplementation in primary allergy
      prevention: Systematic review of randomized and non-randomized studies. Allergy.
      2018;73(1):37–49.
[17] Vahdaninia M, Mackenzie H, Helps S, Dean T. Prenatal Intake of Vitamins and Allergic Out-
      comes in the Offspring: A Systematic Review and Meta-Analysis. J Allergy Clin Immunol Pract.
      2017;5(3):771–778.e5.
[18] Beckhaus AA, Garcia-Marcos L, Forno E, Pacheco-Gonzalez RM, Celedón JC, Castro-Rodriguez
      JA. Maternal nutrition during pregnancy and risk of asthma, wheeze, and atopic diseases
      during childhood: a systematic review and meta-analysis. Allergy. 2015;70(12):1588–604.
[19] Pacheco-González RM, García-Marcos L, Morales E. Prenatal vitamin D status and respiratory
      and allergic outcomes in childhood: A meta-analysis of observational studies. Pediatr Allergy
      Immunol. 2018;29(3):243–253.
[20] Martindale S, McNeill G, Devereux G, Campbell D, Russell G, Seaton A. Antioxidant intake in
      pregnancy in relation to wheeze and eczema in the first two years of life. Am J Respir Crit Care
      Med 2005;171:121–128.
[21] Devereux G, Turner SW, Craig LC et al. Low maternal vitamin E intake during pregnancy is
      associated with asthma in 5-yearold children. Am J Respir Crit Care Med 2006;174:499–507.
[22] Litonjua AA, Rifas-Shiman SL, Ly NP, Tantisira KG, Rich-Edwards JW, Camargo CA Jr, et al.
      Maternal antioxidant intake in pregnancy and wheezing illnesses in children at 2 y of age. Am J
      Clin Nutr 2006;84: 903–911.
[23] Miyake Y, Sasaki S, Tanaka K, Hirota Y. Consumption of vegetables, fruit, and antioxidants
      during pregnancy and wheeze and eczema in infants. Allergy Eur J Allergy Clin Immunol
      2010;65:758–765.
[24] Heine G, Lahl A, Müller C, Worm M. Vitamin D deficiency in patients with cutaneous lupus
      erythematosus is prevalent throughout the year. Br J Dermatol. 2010;163(4):863–5.

10 Art der Geburt und Risiko für Asthma, Heuschnupfen und atopisches Ekzem

Cathleen Muche-Borowski

Hintergrund: Im Jahr 2016 wurden in Deutschland mehr 760.000 Entbindungen im Krankenhaus durchgeführt. Diese Zahl ist in den letzten Jahren relativ konstant geblieben. Jedoch hat sich der Anteil der Entbindungen durch Kaiserschnitt von 15,3 % im Jahr 1991 auf 30,5 % im Jahr 2016 verdoppelt. [1] Verschiedene Entbindungsarten werden unterschieden: natürliche Geburten (spontan vaginal), Kaiserschnitt mit medizinischer Indikation und elektiver Kaiserschnitt ohne medizinische Indikation. Der elektive Kaiserschnitt ohne medizinische Indikation und dessen Auswirkungen auf die Gesundheit des Kindes sind Thema dieses Kapitels.

Im Zeitverlauf zeigt sich ein stetiger Anstieg von elektiven Kaiserschnittentbindungen seit 1994. Seitdem fand eine Verdopplung der Raten statt, nun scheint sich eine Stagnation abzuzeichnen. Regionale Unterschiede bestehen zwischen 20 % und fast 50 %. Sehr hohe Raten finden sich in den Landkreisen der Bundesländer Bayern, Niedersachsen und Rheinland-Pfalz. Die Kreise mit den niedrigsten Raten liegen fast alle in den neuen Bundesländern. [2]

Eine Kontinuierliche Zunahme elektiver Kaiserschnitte lässt sich in ganz Europa beobachten. Deutschland gehört mit rund 30 % zu den Ländern mit der höchsten Kaiserschnittrate. [3]

Die Entscheidung, Kinder zu bekommen, wird sehr von der gesellschaftlichen Entwicklung geprägt. Korrelationen zeigen sich mit längeren Ausbildungszeiten und gesteigerten Anforderungen an Mobilität und Flexibilität auf dem Arbeitsmarkt. [4] Durch diese Faktoren hat sich die Geburtenrate in verschiedenen Altersgruppen verschoben. In den 1990er-Jahren bekamen Frauen zwischen 25 und 29 Jahren die meisten Kinder, heute sind es die 30- bis 34-Jährigen. [5]

Das Alter der Frauen ist ein Grund für die Zunahme elektiver Kaiserschnittentbindungen, neben anderen Gründen wie vorangegangene Kaiserschnittentbindungen, Frühgeburt, mütterliche Erkrankung, größere und schwerere Kinder, Mehrlingsschwangerschaften oder Schwangerschaft nach reproduktionsmedizinischem Eingriff. [6]

Argumente, sich für eine natürliche Geburt oder für einen Wunschkaiserschnitt zu entscheiden, sind vielfältig. Hierzu zählen bei Wunschkaiserschnitten u. a. die Planbarkeit des Geburtstermins oder eine fast völlig schmerzfreie Entbindung. Liegezeiten von 2–5 Tagen und ein 10–15 cm langer Schnitt unterhalb der Bikinizone werden dafür in Kauf genommen. Weitere Argumente für und gegen einen Kaiserschnitt sind in nachfolgender Übersicht (s. Tab. 10.1) zusammengefasst. [7],[8],[9],[10]

https://doi.org/10.1515/9783110561012-010

Tab. 10.1: Argumente für und gegen einen Kaiserschnitt.

Argumente für einen Wunschkaiserschnitt	Argumente für die Vaginalgeburt
Verweis auf Selbstbestimmungsrecht der Frau	Störungen wie Anpassungsprobleme beim Kind durch Umstellung des Kreislaufsystems nach der Geburt auf die Lungenatmung signifikant seltener
„Schönere" Kopfform des Kindes	Ausschüttung von Stresshormonen während der Geburt wirkt sich positiv auf Lungenatmung aus
Keine Bindehautentzündung durch Ansteckung im Geburtskanal	Kinder profitieren von weiteren Hormonschüben während der Wehen
Keine erschwerte Mutter-Kind-Bindung	Haut-zu-Haut-Kontakt zwischen Mutter und Kind findet leichter statt
Vermeidung von Beckenproblemen beim Kind	Kürzere Aufenthaltsdauer im Krankenhaus
Verminderte Gefahr einer Entzündung durch nicht vollständig entferntes Gewebe	Durch Periduralanästhesie fast völlig schmerzfreie Geburt
Keine Geburtsverletzungen im Vaginalbereich	Saugreflexe beim Kind erleichtert
Vermeidung von Harn- und Stuhlinkontinenz nach Dammrissen	In der Regel kommen die Kinder zum richtigen Zeitpunkt auf die Welt

Im Folgenden soll der Frage nachgegangen werden, welche Auswirkungen elektive Kaiserschnittentbindungen im Vergleich zur Vaginalgeburt auf die Entwicklung von Asthma, atopischem Ekzem und Heuschnupfen haben. Das methodische Vorgehen und die Diskussion der Ergebnisse werden nachfolgend vorgestellt.

10.1 Methodisches Vorgehen

Am 30.11.2017 fand in den in den Datenbanken der Cochrane und Medline über Pub-Med eine systematische Suche statt. Gesucht wurde in der CochraneLlibrary nach dem Schlagwort „cesarean section". Bei insgesamt 122 Treffern verblieb nach Durchsicht der Titel keine relevante Arbeit zum Thema.

In der PubMed Datenbank wurde wie folgt gesucht: (((((""Rhinitis, Allergic, Seasonal""[MeSH Terms]) OR ""Asthma""[MeSH Terms]) OR ""Dermatitis, Atopic""[MeSH Terms])) AND ""Cesarean Section""[Mesh]) AND (""2013""[Date – Publication]: ""3000""[Date – Publication])

Die Suche bis zum 26.02.2018 ergab 360 Publikationen. Nach Durchsicht der Titel und Abstracts verblieben 24 relevante Arbeiten, die sich in der Volltextsichtung auf zwölf Arbeiten reduzierten, die der o. g. Fragestellung nachgingen.

Eingeschlossen wurden Arbeiten, die hinsichtlich der Fragestellung die Geburtsarten, gesunde Kinder und im Lebensverlauf die Entwicklung von Asthma und Allergien untersuchten. Themenfremde Studien und Studien an bereits an Asthma oder Allergien erkrankten Kindern wurden ausgeschlossen.

Die Arbeiten wurden hinsichtlich ihrer Methodik kritisch gelesen und bewertet. Die methodische Qualität der Studien war gut. Eine zusammenfassende Darstellung der Studien und deren Stärken und Schwächen findet sich in Tab. 10.2.

Tab. 10.2: Studienlage: elektiver Kaiserschnitt vs. vaginale Geburt.

Studie	Land	Studientyp	N	Hauptergebnis	Stärken	Schwächen
Rusconi 2017 [11]	Europa	Zusammenfassung von 9 Kohortenstudien	67.613 Kinder im Schulalter von 5–9 Jahren	Kinder, die durch einen elektiven Kaiserschnitt zur Welt kommen im Vergleich zur Vaginalgeburt, haben ein erhöhtes Risiko, an **Asthma** im Alter von 5–9 Jahren zu erkranken (adj. OR 1,49; 95 % CI 1,13–1,97)	Große Fallzahl zeitliche Abfolge Berücksichtigung weiterer Einflussfaktoren	Informationen über Asthma durch die Elternbefragung
Chu 2017 [12]	China	Fall-Kontroll-Studie	Kinder im Alter von 4–12 Jahren 573 Asthma-Fälle und 812 Kontrollkinder	Kinder, die durch einen elektiven Kaiserschnitt zur Welt kommen im Vergleich zur Vaginalgeburt, haben ein erhöhtes Risiko, an **Asthma** im Alter von 4–12 Jahren zu erkranken (adj. OR 1,58; 95 % CI 1,17–2,13)	Trennung elektiv und Notkaiserschnitt große Fallzahl Berücksichtigung weiterer Einflussfaktoren	Kinder in China Fälle aus Krankenhaus rekrutiert Kontrollen aus ambulanter Kinderarztpraxis oder chirurgischen Kinderarztpraxis rekrutiert
Sevelstedt 2016 [13]	Dänemark	Kohortenstudie mit Hochrisikokindern	411 Kinder mit familiärer Vorbelastung (mütterliches Asthma)	Hochrisikokinder, die durch einen elektiven Kaiserschnitt zur Welt kommen im Vergleich zur Vaginalgeburt, haben ein erhöhtes Risiko, an **Asthma** zu erkranken (adj. HR 1,58; 95 % CI 1,17–2,13)	Arztdiagnose Asthma	Alter der Asthmadiagnose sind eindeutig
Wu 2016 [14]	USA	Populationsbezogene Geburtskohorte	136.098 Kinder	Kinder, die durch einen Kaiserschnitt zur Welt kommen im Vergleich zur Vaginalgeburt, haben ein erhöhtes Risiko, an **Asthma** im Alter von 6 Jahren zu erkranken (adj. OR 1,11; 95 % CI 1,06–1,15)	Große Fallzahl Berücksichtigung weiterer Einflussfaktoren	Keine Trennung elektiv und Notkaiserschnitt

Tab. 10.2: (fortgesetzt) Studienlage: elektiver Kaiserschnitt vs. vaginale Geburt.

Studie	Land	Studientyp	N	Hauptergebnis	Stärken	Schwächen
Kahr 2015 [15]	Däne-mark	Zwillingsstudie	850 Monozygote und 2279 dizygote Zwillingspaare	Kinder, die durch einen Kaiserschnitt zur Welt kommen im Vergleich zur Vaginalgeburt, haben ein erhöhtes Risiko, an **Asthma** im Alter von 3–9 Jahren zu erkranken (adj. OR 1,25; 95 % CI 1,05–1,49) Keine Assoziation von Kaiserschnitt im Vergleich zur vaginalen Geburt auf die Entwicklung von **Heuschnupfen** oder **atopischer Dermatitis**	Große Fallzahl Berücksichtigung weiterer Einflussfaktoren	Keine Trennung elektiv und Notkaiserschnitt
Yu 2015 [17]	Korea	Gesundheits- und Ernährungssurvey	1302 Kinder	Kinder, die durch einen Kaiserschnitt zur Welt kommen im Vergleich zur Vaginalgeburt, haben ein erhöhtes Risiko, an **atopischer Dermatitis** im Alter von 14–15 Jahren zu erkranken (adj. OR 1,80; 95 % CI 1,14–2,85) Keine Assoziation von Kaiserschnitt im Vergleich zur vaginalen Geburt auf die Entwicklung von **Asthma**	Arztdiagnose atopische Dermatitis bzw. Asthma	Keine Trennung elektiv und Notkaiserschnitt Survey-Erhebung
Lee 2014 [19]	Korea	Kohortenstudie	412 Neugeborene	Kinder mit familiärer Vorbelastung, die durch einen Kaiserschnitt zur Welt kommen im Vergleich zur Vaginalgeburt, haben ein erhöhtes Risiko, an **atopischer Dermatitis** im Alter von 1 Jahr zu erkranken (adj. OR 2,83; 95 % CI 1,03–7,73) Effekt nicht signifikant bei Kindern ohne familiäre Vorbelastung	Arztdiagnose atopische Dermatitis Berücksichtigung weiterer Einflussfaktoren	Keine Trennung elektiv und Notkaiserschnitt

Tab. 10.2: (fortgesetzt) Studienlage: elektiver Kaiserschnitt vs. vaginale Geburt.

Studie	Land	Studientyp	N	Hauptergebnis	Stärken	Schwächen
Brandão 2016 [22]	Brasilien	Querschnittsstudie eingebettet in Geburtskohorte	684 Mutter-Kind-Paare	Kinder mit familiärer Vorbelastung, die durch einen Kaiserschnitt zur Welt kommen im Vergleich zur Vaginalgeburt, haben ein erhöhtes Risiko, an **Heuschnupfen** im Alter von 6 Jahren zu erkranken (adj. OR 1,60; 95 % CI 1,01–2,55) Effekt nicht signifikant bei Kindern ohne familiäre Vorbelastung Keine Assoziation von Kaiserschnitt im Vergleich zur vaginalen Geburt auf die Entwicklung von **Asthma**	Berücksichtigung weiterer Einflussfaktoren	Keine Trennung elektiv und Notkaiserschnitt
Rusconi 2017 [11]	Europa	Zusammenfassung von 9 Kohortenstudien	67.613 Kinder im Schulalter von 5–9 Jahren	Kinder, die durch einen elektiven Kaiserschnitt zur Welt kommen im Vergleich zur Vaginalgeburt, haben ein erhöhtes Risiko, an **Asthma** im Alter von 5–9 Jahren zu erkranken (adj. OR 1,49; 95 % CI 1,13–1,97)	Große Fallzahl zeitliche Abfolge Berücksichtigung weiterer Einflussfaktoren	Informationen über Asthma durch die Elternbefragung
Chu 2017 [12]	China	Fall-Kontroll-Studie	Kinder im Alter von 4–12 Jahren 573 Asthma-Fälle und 812 Kontrollkinder	Kinder, die durch einen elektiven Kaiserschnitt zur Welt kommen im Vergleich zur Vaginalgeburt, haben ein erhöhtes Risiko, an **Asthma** im Alter von 4–12 Jahren zu erkranken (adj. OR 1,58; 95 % CI 1,17–2,13)	Trennung elektiv und Notkaiserschnitt große Fallzahl Berücksichtigung weiterer Einflussfaktoren	Kinder in China Fälle aus Krankenhaus rekrutiert Kontrollen aus ambulanter Kinderarztpraxis oder chirurgischer Kinderarztpraxis rekrutiert

Tab. 10.2: (fortgesetzt) Studienlage: elektiver Kaiserschnitt vs. vaginale Geburt.

Studie	Land	Studientyp	N	Hauptergebnis	Stärken	Schwächen
Sevelstedt 2016 [13]	Dänemark	Kohortenstudie mit Hochrisiko-kindern	411 Kinder mit familiärer Vorbelastung (mütterliches Asthma)	Hochrisikokinder, die durch einen elektiven Kaiserschnitt zur Welt kommen im Vergleich zur Vaginalgeburt, haben ein erhöhtes Risiko, an **Asthma** zu erkranken (adj. HR 1,58; 95 % CI 1,17–2,13)	Arztdiagnose Asthma	Alter der Asthma-diagnose sind ein-deutig
Wu 2016 [14]	USA	Populations-bezogene Geburtskohorte	136.098 Kinder	Kinder, die durch einen Kaiserschnitt zur Welt kommen im Vergleich zur Vaginalgeburt, haben ein erhöhtes Risiko, an **Asthma** im Alter von 6 Jahren zu erkranken (adj. OR 1,11; 95 % CI 1,06–1,15)	Große Fallzahl Berücksichtigung weiterer Einfluss-faktoren	Keine Trennung elektiv und Notkaiserschnitt
Kahr 2015 [15]	Dänemark	Zwillingsstudie	850 Monozygote und 2279 dizy-gote Zwillings-paare	Kinder, die durch einen Kaiserschnitt zur Welt kommen im Vergleich zur Vaginalgeburt, haben ein erhöhtes Risiko, an **Asthma** im Alter von 3–9 Jahren zu erkranken (adj. OR 1,25; 95 % CI 1,05–1,49) Keine Assoziation von Kaiserschnitt im Vergleich zur vaginalen Geburt auf die Entwicklung von **Heuschnupfen** oder **atopischer Dermatitis**	Große Fallzahl Berücksichtigung weiterer Einfluss-faktoren	Keine Trennung elektiv und Notkaiserschnitt

Tab. 10.2: (fortgesetzt) Studienlage: elektiver Kaiserschnitt vs. vaginale Geburt.

Studie	Land	Studientyp	N	Hauptergebnis	Stärken	Schwächen
Yu 2015 [17]	Korea	Gesundheits- und Ernährungs- survey	1302 Kinder	Kinder, die durch einen Kaiserschnitt zur Welt kommen im Vergleich zur Vaginalgeburt, haben ein erhöhtes Risiko, an **atopischer Dermatitis** im Alter von 14–15 Jahren zu erkranken (adj. OR 1,80; 95 % CI 1,14–2,85) Keine Assoziation von Kaiserschnitt im Vergleich zur vaginalen Geburt auf die Entwicklung von **Asthma**	Arztdiagnose ato- pische Dermatitis bzw. Asthma	Keine Trennung elektiv und Notkaiserschnitt Survey Erhebung
Lee 2014 [19]	Korea	Kohortenstudie	412 Neugebo- rene	Kinder mit familiärer Vorbelastung, die durch einen Kaiserschnitt zur Welt kommen im Vergleich zur Vaginalgeburt, haben ein erhöhtes Risiko, an **atopischer Dermatitis** im Alter von 1 Jahr zu erkranken (adj. OR 2,83; 95 % CI 1,03–7,73) Effekt nicht signifikant bei Kindern ohne familiäre Vorbelastung	Arztdiagnose atopi- sche Dermatitis Berücksichtigung weiterer Einfluss- faktoren	Keine Trennung elektiv und Notkaiserschnitt
Brandão 2016 [22]	Brasi- lien	Querschnitts- studie eingebet- tet in Geburts- kohorte	684 Mutter- Kind-Paare	Kinder mit familiärer Vorbelastung, die durch einen Kaiserschnitt zur Welt kommen im Vergleich zur Vaginalgeburt, haben ein erhöhtes Risiko, an **Heuschnupfen** im Alter von 6 Jahren zu erkranken (adj. OR 1,60; 95 % CI 1,01–2,55) Effekt nicht signifikant bei Kindern ohne familiäre Vorbelastung Keine Assoziation von Kaiserschnitt im Vergleich zur vaginalen Geburt auf die Entwicklung von **Asthma**	Berücksichtigung weiterer Einfluss- faktoren	Keine Trennung elektiv und Notkaiserschnitt

Tab. 10.2: (fortgesetzt) Studienlage: elektiver Kaiserschnitt vs. vaginale Geburt.

Studie	Land	Studientyp	N	Hauptergebnis	Stärken	Schwächen
Brüske 2015 [16]	Deutschland	prospektive Geburtskohorte	1850 Jugendliche im Alter von 15 Jahren	Kein Zusammenhang zwischen Kaiserschnitt im Vergleich zur Vaginalgeburt auf die Entwicklung von **Asthma** im Alter von 15 Jahren	Arztdiagnose Asthma	Keine Trennung elektiv und Notkaiserschnitt
van Berkel 2015 [18]	Niederlande	Prospektive Kohortenstudie	6128 Kinder	Kein Zusammenhang zwischen elektiven Kaiserschnitt im Vergleich zur Vaginalgeburt auf die Entwicklung von **Asthma** im Alter von 6 Jahren	Große Fallzahl Arztdiagnose Asthma Berücksichtigung weiterer Einflussfaktoren	
Papathoma 2016 [20]	Griechenland	Geburtskohorte	536 Kinder bis zum Alter von 3 Jahren	Kein Zusammenhang zwischen elektiven Kaiserschnitt im Vergleich zur Vaginalgeburt auf die Entwicklung von **atopischer Dermatitis** in den ersten 3 Lebensjahren Ein signifikanter Zusammenhang zeigte sich in der Gruppe der familiär vorbelasteten Kinder (elterliche Atopie) (OR 11,3; 95 % CI 2,93–43,5)	Trennung elektiv und Notkaiserschnitt Arztdiagnose atopische Dermatitis	
Loo 2017 [21]	Asien, Singapur	Kohortenstudie	1077 Schwangere	Kein Zusammenhang zwischen Kaiserschnitt im Vergleich zur Vaginalgeburt auf die Entwicklung von atopischer Dermatitis oder Rhinitis in den ersten 5 Lebensjahren		Keine Trennung elektiv und Notkaiserschnitt keine Zahlen genannt

Adjustierte (adj.) OR (Odds Ratio); adjustierte (adj.) HR (Hazard Ratio), 95 % (CI) Konfidenzintervall

Tab. 10.3: Art der Geburt und Auswirkungen auf Asthma, atopischen Ekzem oder Heuschnupfen beim Kind.

Referenz	Assoziation zu Asthma	Assoziation zu atopischen Ekzem	Assoziation zu Heuschnupfen
Chu et al. 2017 [12]	+	n. u.	n. u.
Loo et al. 2017 [21]	n. u.	–	–
Sevelstedt et al. 2016 [13]	(+)	n. u.	n. u.
Rusconi et al. 2016 [11]	+	n. u.	n. u.
Papathoma et al. 2016 [20]	n. u.	–	n. u.
Brandão et al. 2016 [21]	n. u.	n. u.	(+)
Wu et al. 2016 [14]	+	n. u.	n. u.
Yu et al. 2015 [17]	–	+	n. u.
van Berkel et al. 2015 [18]	–	n. u.	n. u.
Brüske et al. 2015 [16]	–	n. u.	n. u.
Kahr et al. 2015 [15]	+	–	–
Lee et al. 2014 [19]	(+)	n. u.	n. u.

+ : positive Assoziation; (+): positive Assoziation mit Einschränkungen; -: keine Assoziation; n. u.: nicht untersucht

Insgesamt zeigte sich ein heterogenes Bild hinsichtlich der Zielgrößen Asthma, Heuschnupfen und atopisches Ekzem. Von den zwölf Arbeiten zeigten fünf eine eindeutig positive Assoziation zur Entwicklung von Asthma, eine Arbeit zeigte dies zur Entwicklung eines atopischen Ekzems und keine für die Entwicklung von Heuschnupfen. Keine Assoziation zeigte sich bei je drei Arbeiten zur Entwicklung von Asthma bzw. atopischem Ekzem und bei zwei Arbeiten zur Entwicklung von Heuschnupfen. In insgesamt 22 Arbeiten wurden die Zusammenhänge mit den drei Krankheitsbildern nicht untersucht (s. Tab. 10.3).

10.2 Auswirkungen auf die Entwicklung von Asthma

Insgesamt untersuchten neun von zwölf Studien den Einfluss von elektivem Kaiserschnitt im Vergleich zur Vaginalgeburt auf die Entwicklung von Asthma beim Kind. Von den neun Arbeiten fanden sechs eine positive Assoziation [11],[12],[13],[14],[15], drei fanden diesen Zusammenhang nicht [16],[17],[18]. In den Studien von Wu et al. und Kahr et al. wurde nicht zwischen Wunsch- und Notkaiserschnitt unterschieden.

Bei Sevelstedt et al. zeigten sich die positiven Assoziationen lediglich bei den Kindern, die familiär vorbelastet waren.

Die Arbeit von Rusconi et al. fasste sieben Kohortenstudien zusammen; insgesamt konnten über 67.000 Kinder im Alter von 5–9 Jahren ausgewertet werden. Untersucht wurde der Kaiserschnitt ohne medizinische Indikation im Vergleich zur Vaginalgeburt. Das Risiko, dass das Kind vom Arzt Asthma diagnostiziert bekommt, war bei den Kindern, die per Wunschkaiserschnitt zur Welt kamen im Vergleich zur Vaginalgeburt um knapp 50 % erhöht (adjustiertes OR 1,49 [95 % CI: 1,13, 1,97]). [11]

Chu et al. untersuchten in einer Fall-Kontroll-Studie 573 4- bis 12-jährige asthmatische und 812 nicht-asthmatische Kinder in China. Der Kaiserschnitt ohne medizinische Indikation war mit einem erhöhten Asthmarisiko im Vergleich zur Vaginalgeburt assoziiert (adjustierte OR 1,58 [95 % CI 1,17–2,13]). [12]

Eine Hochrisikogeburtskohorte von 411 dänischen Kindern untersuchte Sevelstedt et al. Die eingeschlossenen Mütter hatten bereits Asthma. Die Wahrscheinlichkeit, dass in einem bestimmten Alter Asthma auftritt, lag nach Berücksichtigung weiterer Einflussgrößen bei 20 % (adjustierte OR 1,20 [95 % CI 1,16–1,23]), wenn die Kinder per elektivem Kaiserschnitt geboren wurden, im Vergleich zur Vaginalgeburt. [13]

Positive Assoziationen hinsichtlich der Entwicklung von Asthma bei Kaiserschnittkindern im Vergleich zu vaginal geborenen Kindern fanden die Studien von Wu et al. und Kahr et al. Als Einschränkung ist bei beiden zu nennen, dass aus den Studiendarlegungen nicht hervorgeht, ob es sich um Kaiserschnitt mit oder ohne medizinische Notwendigkeit handelt. Das Risiko für die Kinder, Asthma im Alter von 4,5 bis 6 Jahren zu bekommen, lag bei 11 % (adjustierte OR 1,11 [95 % CI 1,06–1,15]) für per Kaiserschnitt geborene Kinder im Vergleich zu normal geborenen Kindern [14] bzw. bei 25 % (adjustierte OR 1,25 [95 % CI 1,05–1,49]) bei dänischen Zwillingspaaren im Alter von 3–9 Jahren. [15]

Kein Zusammenhang zwischen Kaiserschnitt- und Vaginalgeburt hinsichtlich der Entwicklung von Asthma zeigte sich bei Kindern im Alter von 15 Jahren (OR 0,87, [95 % CI 0,57–1,33]) [16], (adjustierte OR 0,74 [95 % CI 0,32–1,71]) [17] bzw. im Alter von 6 Jahren (adjustierte OR 0,89 [95 % CI 0,52–1,52]) [18], wobei die Studie von Brüske nicht zwischen Not- und Wunschkaiserschnitt unterschied.

10.3 Auswirkungen auf die Entwicklung von atopischem Ekzem

Den Einfluss einer elektiven Kaiserschnittgeburt auf die Entwicklung von atopischem Ekzem untersuchten fünf Studien [15],[17],[19],[20],[21]. Zwei Studien zeigten einen positiven Effekt auf die Entwicklung von atopischem Ekzem [17], 19], drei Studien konnten keinen Zusammenhang nachweisen [15],[20],[21].

In der Studie von Yu et al. wurden mehr als 1300 Kinder im Alter von 12–18 Jahren untersucht. Das Risiko für atopische Dermatitis ist um 50 % erhöht, wenn die Kinder per Kaiserschnitt zur Welt gekommen sind, verglichen mit einer Vaginalgeburt (adjustierte OR 1,50 [95 % CI 1,14–2,85]). Die Geburtsart wurde über einen Fragebogen ermittelt und es ist nicht erkennbar, ob es sich um einen elektiven oder medizinisch notwendigen Eingriff handelte. [17] Diese Unterscheidung traf auch nicht die Studie von Lee et al. Koreanische Kinder im Alter von zwölf Monaten zeigten kein erhöhtes Risiko für die Entwicklung von atopischer Dermatitis in Abhängigkeit von der Geburtsart. Waren jedoch die Kinder durch eine elterliche Allergie familiär vorbelastet, stieg das Risiko für atopische Dermatitis bei den Kindern an, die per Kaiserschnitt geboren wurden (adjustierte OR 2,83 [95 % CI 1,03–7,73]). [19]

Drei Arbeiten zeigten keinen Zusammenhang zwischen der Geburtsart und der Entwicklung eines atopischen Ekzems. So zeigten sich keine erhöhten Risikowerte für die Entwicklung von atopischem Ekzem bei Kaiserschnittkindern im Alter von 3 Jahren (adjustierte OR 1,35, [95 % CI 0,74–2,47]) [20], im Alter von 3–9 Jahren (adjustierte OR 0,87, [95 % CI 0,75–1,01]) [15] und im Alter von 18, 36 oder 60 Monaten (keine Zahlen genannt) [21] im Vergleich zu vaginal geborenen Kindern. Hierbei handelt es sich um Beobachtungsstudien im Follow-up von bis zu 9 Jahren, bei denen nicht immer zwischen Wunsch- und Notkaiserschnitt unterschieden wurde [15],[21].

10.4 Auswirkungen auf die Entwicklung von Heuschnupfen

Die Datenlage zu den Auswirkungen auf allergische Rhinitis ist sehr dünn. Lediglich drei Arbeiten haben das Krankheitsbild und den Zusammenhang mit der Geburtsart untersucht. Die Arbeit von Brandão et al. konnte einen Zusammenhang zwischen Kaiserschnitt und allergischer Rhinitis im Vergleich zur Vaginalgeburt zeigen. Einschränkungen der Aussagekraft bestehen dahingehend, dass dieser positive Zusammenhang nur bei Kindern im Alter von 6 Jahren gezeigt werden konnten, deren Eltern Asthma hatten (adjustierte OR 1,60 [95 % CI 1,01–2,55]). Weiterhin fand keine Trennung zwischen Wunsch- bzw. Notkaiserschnitt statt. [22] Daher sind diese Ergebnisse vorsichtig zu interpretieren. Die Arbeiten von Kahr et al. und Loo et al. zeigten bei der Entwicklung von allergischer Rhinitis im Alter von 18, 36 oder 60 Monaten (keine Zahlen genannt) [21] bzw. bis zu 9 Jahren (adjustierte OR 0,85 [95 % CI 0,65–1,12]) [15] keinen Zusammenhang zur Geburtsart.

Zusammenfassend ist die Datenlage zu den Auswirkungen der Geburtsart auf Asthma, atopisches Ekzem und Heuschnupfen im Kindes- und Jugendalter uneindeutig. Gute Evidenz liegt für den Zusammenhang zwischen Geburtsart und Asthma vor. Zukünftig braucht es weitere Untersuchungen zu den Auswirkungen der Geburtsart auf atopisches Ekzem und Heuschnupfen.

10.5 Diskussion

Die Argumente für die Entscheidung zum Kaiserschnitt liegen für manche Frauen auf der Hand (vermeintliche Schmerzfreiheit, Planbarkeit der Geburt, Vermeidung fetaler Schäden durch Wehen / Geburt, Bedenken wegen Beckenbodenverletzungen, Kontrolle des Geburtsgeschehens). Betrachtet man jedoch die hier thematisierten langfristigen gesundheitlichen Auswirkungen auf das Kind, das per elektivem Kaiserschnitt zur Welt kommt, zeigen sich negative Auswirkungen zumindest auf die Asthmaentwicklung im Kindes- und Jugendalter im Vergleich zu Vaginalgeburten.

Was trägt dazu bei, dass Kinder, die auf natürlichem Weg zur Welt kamen, besser vor diesen Erkrankungen im Laufe Ihres Lebens geschützt sind? Ein Erklärungsversuch wird hier skizziert:

Im Mutterleib ist das Baby noch keimfrei. Die ersten Mikroben nimmt das Baby im Geburtskanal auf. Vor der Geburt vreändert sich die Vaginalflora der Mutter: Es werden mehr Laktobazillen, Bifidobakterien und Bacteroides auch in der Intestinalflora angesiedelt, damit das Kind zuerst mit diesen erwünschten Bakterien in Berührung kommt. Dadurch kann sich die Darmflora des Kindes entsprechend entwickeln. Beim Stillen kommen weitere Besiedler hinzu. Bereits 24 Stunden nach der Geburt finden sich auf jedem Quadratzentimeter Haut des Babys tausend Mikroben. [23],[24]

Im Rahmen der „Hygiene-Hypothese" wird davon ausgegangen, dass die Darmflora des Kindes anders zusammengesetzt ist, wenn es nicht der Vaginalflora ausgesetzt war. [25] Durch die bakterielle Exposition bei der Vaginalgeburt kommt das Neugeborene mit Bakterien in Kontakt und ist in der Lage sein Immunsystem aufzubauen. Der intestinalen Mikroflora kommt dabei eine entscheidende Rolle zu. Huure et al. konnten zeigen, dass Kinder, die per Kaiserschnitt geboren wurden, im Alter von 1 Monat weniger Darmbakterien aufwiesen. [26] Unterschiedliche Besiedlung mit Bakterienstämmen innerhalb des ersten Lebensjahres untersuchten Stokholm und Kollegen und fanden im Insteninaltrakt von einer Woche alten Säuglingen, die per Kaiserschnitt zur Welt kamen, signifikant häufiger *Citrobacter freundii, Clostridium species, Enterobacter cloacae, Enterococcus faecalis, Klebsiella oxytoca, Klebsiella pneumoniae* und *Staphylococcus aureus*. Die Besiedlung mit *Escherichia coli* fand sich bei vaginal geborenen Säuglingen im gleichen Alter. Im Laufe des ersten Lebensjahres zeigte sich dieser Unterschied nicht mehr. [27] Die Darmbesiedlung des Kindes mit dem Bakterium *Clostridium difficile* scheint die auf einen kausalen Zusammenhang zwischen Kaiserschnitt und atopischen Manifestationen hinzuweisen [28].

Eine gestörte bakterielle Besiedlung (sog. Dysbiose) – u.a. aufgrund von Kaiserschnitt oder perinataler Antibiotikagabe – kann die Entwicklung des kindlichen Immunsystems beeinträchtigen. Bei einer Kaiserschnittgeburt kommt das Kind beispielsweise nicht mit den Laktobazillen der Mutter in Kontakt. Unter der Geburt und durch den Druck, der auf den Brustkorb des Kindes ausgeübt wird, wird das Fruchtwasser aus den Lungen gepresst und das Baby wird auf die Atmung vorbereitet. Studien zeigen, dass vaginalgeborene Kindern im Vergleich zu Kaiserschnitt-Geborenen geringere Erkrankungsraten hinsichtlich Asthma und Allergien haben. [29] Jedoch ist die Datenlage zu den Auswirkungen auf Heuschnupfen und atopisches Ekzem, wie vorhergehend beschrieben, uneindeutig.

Hinsichtlich verschiedener Stress- und anderer Hormone zeigen sich ebenfalls Unterschiede zwischen den Geburtsarten. Erhöhte Level von Kortisol, Katecholaminen, Adrenalin, aber auch Prolaktin, thyroidstimulierendem Hormon, Thyroxin oder Trijodthyronin fanden sich bei Kindern nach der Geburt per Kaiserschnitt im Vergleich zu Kindern, die durch Vaginalgeburt zur Welt kamen. Der steigende kraniale Druck und die transiente Hypoxämie durch die Vaginalgeburt tragen zur Veränderung der Stresshormonlevel bei. [30]

Die Entwicklung des kindlichen Immunsystems kann auf verschiedenen Wegen erfolgen, entweder durch die bakterielle Besiedlung des Intestinaltrakts, durch die Stresslevel unter der Geburt oder durch die epigenetische Regulation der Genexpression. [31]

Die vaginale Geburt geht mit lebenslangen positiven gesundheitlichen Konsequenzen einher [30]. In Beratungsgesprächen muss den mütterlichen Bedenken und Ängsten vor der Geburt mit entsprechender Aufklärung über den präventiven Charakter einer natürlichen Geburt in Bezug auf Allergien und Asthmaentwicklung begegnet werden.

Literatur

[1] Statistisches Bundesamt (2015) Bevölkerung und Erwerbstätigkeit. Natürliche Bevölkerungsbewegung 2013. Fachserie 1, Reihe 1.1. Destatis, Wiesbaden. (aufgerufen am 17.01.2018)

[2] Statistisches Bundesamt (2014) Krankenhausstatistik – Grunddaten, Entbindungen in Krankenhäusern. www.gbe-bund.de (Stand: 15.04.2015). (aufgerufen am 17.01.2018)

[3] Deutscher Bundestag (Hrsg.): Antwort der Bundesregierung auf die Kleine Anfrage der Abgeordneten Cornelia Möhring, Birgit Wöllert, Sabine Zimmermann (Zwickau), weiterer Abgeordneter und der Fraktion DIE LINKE. – Drucksache 18/738 – Wirtschaftliche Lage der Hebammen und Entbindungspfleger. Nr. 18/900, 21. März 2014, ISSN 0722–8333, S. 10, 11 (PDF-Datei).

[4] Bundesministerium für Familie, Senioren, Frauen und Jugend (2012) Geburten und Geburtenverhalten in Deutschland. www.bmfsfj.de/RedaktionBMFSFJ/Abteilung2/Pdf-Anlagen/Geburten-und-geburtenverhalten-in-D,property=pdf,bereich=bmfsfj,sprache=de,rwb=true.pdf (Stand: 15.04.2015).

[5] Statistisches Bundesamt (Hrsg) (2012) Geburten in Deutschland. Ausgabe 2012. Destatis, Wiesbaden.

[6] Institut für angewandte Qualitätsförderung und Forschung im Gesundheitswesen (2014) Bundesauswertung zum Erfassungsjahr 2013, 16/1 – Geburtshilfe. Basisauswertung. www.sqg.de/downloads/Bundesauswertungen/2013/bu_Gesamt_16N1-GEBH_2013.pdf (Stand: 15.04.2015).

[7] „Faktencheck Kaiserschnitt. Kaiserschnittgeburten – Entwicklung und regionale Verteilung." Bertelsmann Stiftung, 2012, S. 33.

[8] Informationsbroschüre des Schweizerischen Hebammenverbandes.

[9]   Risiko Kaiserschnitt. Wehe die Wehen fehlen (Memento vom 19. Dezember 2007 im Internet Archive) sueddeutsche.de, 18. Dezember 2007.

[10] Förderverein „Normale Geburt" e. V. www.normale-geburt.de (Aufruf am 19.01.2018).

[11] Rusconi F, Zugna D, Annesi-Maesano I, Baïz N, Barros H, Correia S, Duijts L, Forastiere F, Inskip H, Kelleher CC, Larsen PS, Mommers M, Andersen AN, Penders J, Pike K, Porta D, Sonnenschein-van der Voort A, Sunyer J, Torrent M, Viljoen K, Vrijheid M, Richiardi L, Galassi C. Mode of Delivery and Asthma at School Age in 9 European Birth Cohorts. Am J Epidemiol. 2017;185(6):465–473.

[12] Chu S, Chen Q, Chen Y, Bao Y, Wu M, Zhang J. Cesarean section without medical indication and risk of childhood asthma, and attenuation by breastfeeding. PLoS One. 2017;12(9):e0184920.

[13] Sevelsted A, Stokholm J, Bisgaard H. Risk of Asthma from Cesarean Delivery Depends on Membrane Rupture. J Pediatr. 2016;171:38–42.e1-4.

[14] Wu P, Feldman AS, Rosas-Salazar C, James K, Escobar G, Gebretsadik T, Li SX, Carroll KN, Walsh E, Mitchel E, Das S, Kumar R, Yu C, Dupont WD, Hartert TV. Relative Importance and Additive Effects of Maternal and Infant Risk Factors on Childhood Asthma. PLoS One. 2016;11(3):e0151705.

[15] Kahr N, Naeser V, Stensballe LG, Kyvik KO, Skytthe A, Backer V, Bønnelykke K, Thomsen SF. Gene-environment interaction in atopic diseases: a population-based twin study of early-life exposures. Clin Respir J. 2015;9(1):79–86.

[16] Brüske I, Pei Z, Thiering E, Flexeder C, Berdel D, von Berg A, Koletzko S, Bauer CP, Hoffmann B, Heinrich J, Schulz H; GINIplus Study Group. Caesarean Section has no impact on lung function at the age of 15 years. Pediatr Pulmonol. 2015;50(12):1262–9.

[17] Yu M, Han K, Kim DH, Nam GE. Atopic dermatitis is associated with Caesarean sections in Korean adolescents, but asthma is not. Acta Paediatr. 2015;104(12):1253–8.

[18] van Berkel AC, den Dekker HT, Jaddoe VW, Reiss IK, Gaillard R, Hofman A, de Jongste JC, Duijts L. Mode of delivery and childhood fractional exhaled nitric oxide, interrupter resistance and asthma: the Generation R study. Pediatr Allergy Immunol. 2015;26(4):330–6.

[19] Lee SY, Yu J, Ahn KM, Kim KW, Shin YH, Lee KS, Hong SA, Jung YH, Lee E, Yang SI, Seo JH, Kwon JW, Kim BJ, Kim HB, Kim WK, Song DJ, Jang GC, Shim JY, Lee SY, Kwon JY, Choi SJ, Lee KJ, Park HJ, Won HS, Yoo HS, Kang MJ, Kim HY, Hong SJ. Additive effect between IL-13 polymorphism and cesarean section delivery/prenatal antibiotics use on atopic dermatitis: a birth cohort study (COCOA). PLoS One. 2014;9(5):e96603.

[20] Papathoma E, Triga M, Fouzas S, Dimitriou G. Cesarean section delivery and development of food allergy and atopic dermatitis in early childhood. Pediatr Allergy Immunol. 2016 Jun;27(4):419–24.

[21] Loo EXL, Sim JZT, Loy SL, Goh A, Chan YH, Tan KH, Yap F, Gluckman PD, Godfrey KM, Van Bever H, Lee BW, Chong YS, Shek LP, Koh MJA, Ang SB. Associations between caesarean delivery and allergic outcomes: Results from the GUSTO study. Ann Allergy Asthma Immunol. 2017;118(5):636–638.

[22] Brandão HV, Vieira GO, de Oliveira Vieira T, Camargos PA, de Souza Teles CA, Guimarães AC, Cruz AA, Cruz CMS. Increased risk of allergic rhinitis among children delivered by cesarean section: a cross-sectional study nested in a birth cohort. BMC Pediatr. 2016;16:57.

[23] Kai Kupferschmidt: Bakterien im Körper: Erste Mikrobenaufnahme bei der Geburt. In: Stuttgarter Zeitung, 26. Juli 2011.

[24] Adlerberth I, Strachan DP, Matricardi PM et al. Gut microbiota and development of atopic eczema in 3 European birth cohorts. J Allergy Clin Immunol 2007;120: 343–350.

[25] Almqvist C, Oberg AS. The association between caesarean section and asthma or allergic disease continues to challenge. Acta Paediatr. 2014;103(4):349–51.

[26] Huurre A, Kalliomaki M, Rautava S, Rinne M, Salminen S, Isolauri E. Mode of delivery–effects on gut microbiota and humoral immunity. Neonatology 2008;93:236–40.

[27] Stokholm J, Thorsen J, Chawes BL, Schjørring S, Krogfelt KA, Bønnelykke K, Bisgaard H. Cesarean section changes neonatal gut colonization. J Allergy Clin Immunol. 2016;138(3):881–889. e2. doi: 10.1016/j.jaci.2016.01.028.

[28] van Nimwegen FA, Penders J, Stobberingh EE, Postma DS, Koppelman GH, Kerkhof M, Reijmerink NE, Dompeling E, van den Brandt PA, Ferreira I, Mommers M, Thijs C. Mode and place of delivery, gastrointestinal microbiota, and their influence on asthma and atopy. J Allergy Clin Immunol. 2011;128(5):948–55.e1-3. doi: 10.1016/j.jaci.2011.07.027

[29] Walker W. A. Bacterial Colonization of the Newborn Gut, Immune Development, and Prevention of Disease. Evolution of Human Microbiota. In Isolauri E, Sherman PM, Walker WA. Instestinal Microbiome: Functional Aspects in Health and Disease. Nestlé Nutr Workshop Ser 2017; (88):23–33.

[30] Hyde MJ, Mostyn A, Modi N, Kemp PR. The health implication of birth by caesarean section. Biol. Rev. 2012;87:229–243.

[31] Cho CE, Norman M. Cesarean section and development of the immune system in the offspring. American Journal of Obstetrics & Gynecology 2013;249–254.

11 Innenraumallergene: Haustierhaltung und Hausstaubmilbe

Susanne Lau

11.1 Einleitung

Während die Allergologie in den 1980er- und 1990er-Jahren die Allergenvermeidung als vielversprechende Präventionsstrategie verfolgte, ist die derzeitige Strategie eher von Toleranzinduktion durch hohe Gabe von Allergen zumindest in der Prävention der Nahrungsmittelallergie geprägt [15].

Ist eine Toleranzinduktion durch hohe Exposition mit Innenraumallergenen von Felltieren und / oder Hausstaubmilbe bei atopisch prädisponierten Kindern möglich? Dies wurde zumindest für hohe Katzenallergenexposition (> 20 µ/g Staub) und eine modifizierte TH2-Antwort mit hohem IgG4 von suggeriert [25]. Ist dies analog zu den Beobachtungen, dass Kinder aus Familien mit traditioneller Viehwirtschaft auf kleinen süddeutschen Höfen weniger Asthma und Atemwegsallergie entwickeln [7] als Kinder, die in diesem Milieu nicht aufwachsen, übertragbar auf Familien, die in einer 80-qm-Wohnung in der Stadt wohnen und ein oder mehrere Haustiere halten? Kann die protektive Exposition gegenüber diversen Mikroben aus Kuhställen, die das Immunsystem nicht in eine TH2-gewichtete Richtung deviieren lässt, durch Hund, Katze, Meerschwein oder Kaninchen imitiert werden?

Dies sind Fragen, die bislang nicht ganz klar zu beantworten sind. Gerade für die Hundehaltung lässt sich jedoch sagen, dass kein stark erhöhtes Risiko für die Entwicklung von Asthma und Allergie besteht [5]. Eine kürzlich veröffentliche Studie aus dem vereinigten Königreich konnte zeigen, dass Hundehaltung mit einer 90 % Reduktion des Risikos für eine Nahrungsmittelallergie in den ersten 3 Lebensjahren assoziiert war [23]. Hinsichtlich der Katzenhaltung liegen kontroverse Daten vor [9],[12],[16],[29] (Abb. 11.1, Tab. 11.1), aber ein Hauptfaktor bei der Allergie- und Asthmaentstehung scheint sie nicht zu sein. Gemäß Berichten von Ownby ist ein protektiver Effekt hinsichtlich einer allergischen Sensibilisierung im Kindesalter erst beim Halten mehrerer Tiere erkennbar [24]. Australische prospektive Daten von Hochrisikokindern und eine gemeinsame Auswertung verschiedener europäischer Kohorten zeigten weder einen positiven noch einen negativen Effekt der Haustierhaltung früh im Leben auf die spätere Asthma- oder Allergieentstehung [21],[22], ähnliche Befunde zeigten sich in einer dänischen Geburtskohorte [27]. Neuere Daten aus den USA lassen die Hypothese zu, dass der negative Effekt einer Kaiserschnittentbindung auf das Mikrobiom des Kindes, was mit einer Erhöhung des Risikos für Übergewicht assoziiert ist, evtl. durch Tierhaltung günstig modifiziert werden kann [4]. In jedem Fall beeinflussen Haustiere das mikrobielle Milieu eines Haushalts, was auch eine Arbeit aus Kanada bestätigte: Kinder aus Familien, in denen Haustiere gehalten wurden, wiesen unabhängig vom

https://doi.org/10.1515/9783110561012-011

Risiko für Asthma und Atemwegsallergie

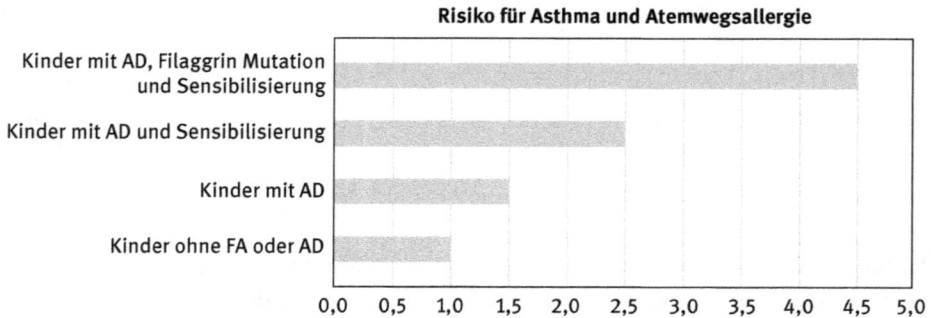

Abb. 11.1: Einfluss von Tierhaltung auf spätere Atemwegsallergie (hypothetisch nach Literatur).

Tab. 11.1: Tierhaltung.

Autor	Jahr	OR Hund	OR Katze	Endpunkt
Svanes	1999	0,85 (0,78–0,92)	0,94 (0,87–1,02)	Sensibilisierung
Ownby	2002	0.31 (0,14–0,72)	Hund und Katze gemeinsam betrachtet ≥ 2 Tiere	Sensibilisierung
Hesselmar	1999	1,0 (Göteborg)	1,0 (Göteborg)	Asthma und Sensibilisierung
Lodrup	2012	0,77 (0,58–1,03)	1,0 (0,78–1,38)	Asthma
Grabenhenrich	2014	–	–	Asthma

Geburtsmodus eine größere Diversität im Stuhl und postpartal mehr Bakterien der Spezies Ruminociccus und Oscillospira auf [31].

Generell lässt sich sagen, dass in den meisten westlichen Industrienationen die Präsenz von Hunde- und Katzenallergenen durch hochfrequente Haustierhaltung in öffentlichen Räumen so ubiquitär ist, dass eine komplette Vermeidung der Exposition nur schwer vorstellbar ist [1]. Kinder mit schwerer Barrierestörung der Haut durch ein atopisches Ekzem sind gefährdet, durch frühe Exposition gegenüber Innenraumallergen eine Sensibilisierung in den ersten Lebensjahren zu akquirieren; dieses Risiko ist bei hoher Exposition größer und kann dann mit einer späteren Atemwegsallergie assoziiert sein [17]. Länder mit hoher Hausstaubmilbenexposition wie England und Australien weisen eine hohe Asthmaprävalenz auf [25].

Als Beispiel der Gen-Umwelt-Interaktion bei Risikokindern sei zu nennen, dass Säuglinge mit einer Filaggrin-Mutation bei frühem häuslichen Katzenkontakt ein erhöhtes Risiko haben, ein atopisches Ekzem zu entwickeln, verglichen mit Säuglingen ohne Exposition [2].

Insofern sollten Empfehlungen zur Primärprävention immer im Kontext der Familie (Gibt es Allergiker? Hat das Kind früh schon ein atopisches Ekzem und ist es dadurch gefährdeter eine frühe Sensibilisierung zu entwickeln?) gesehen werden (s. Abb. 11.1, s. Tab. 11.1).

In der Sekundär- und Tertiärprävention, wenn bereits eine atopische Erkrankung und Sensibilisierungen vorliegen, ist eine Allergenkarenz oder -reduktion eher zu empfehlen, auch wenn nach Entfernen eines Haustieres aus dem häuslichen Milieu die Allergenkonzentration länger nachweisbar sein kann.

11.2 Sensibilisierung gegen Innenraumallergene, Exposition und Atemwegsallergie

Sensibilisierungen gegen Tierallergene weisen ca. ein Drittel der allergischen Asthmatiker auf. In westlichen Industrienationen werden in 35–55 % der Haushalte Haustiere gehalten, dabei am liebsten Katzen und Hunde. Eine hohe Hausstaubmilben- bzw. Katzenallergenexposition begünstigt eine Sensibilisierung im Schulalter vor der Pubertät, eine Sensibilisierung ist wiederum mit einem erhöhten Risiko für Asthma assoziiert [32],[19]. Für die Hausstaubmilbe zeigt sich dies stärker als für Katzenexposition. Die Lungenfunktion im Schulalter ist bei Kindern mit Hausstaubmilbensensibilisierung und hoher häuslicher Allergenexposition schlechter als bei Kinder mit Sensibilisierung und niedriger Exposition [17].

Die Geburtskohortenstudien MAAS und die Isle of Wight Study aus England konnten in sogenannten Machine-learning-Ansätzen bzw. Latent-class-Analysen einen Phänotyp von atopischen Asthmatikern herausarbeiten, die polyvalent, vor allem aber gegen Hausstaubmilbe sensibilisiert waren und eine schlechtere Lungenfunktion, mehr Hospitalisierung und höhere NO-Werte aufwiesen und damit schwerer betroffen waren als Kinder mit anderen Sensibilisierungsmustern [20].

Aus Beobachtungen an milbenallergischen, asthmatischen Patienten, die in milbenfreie Klimazonen in den Alpen zur Kur geschickt wurden und dort eine Verbesserung ihrer Lungenfunktion sowie den Rückgang ihrer asthmatischen Symptome erfuhren [3], wurde geschlossen, dass die häusliche Allergenreduktion im therapeutischen Management sinnvoll sein kann. Allerdings gibt es durch bauliche Verbesserung und Maßnahmen zur Wärmeisolation auch in den Alpen höhere Innenraumtemperaturen und Luftfeuchtigkeit, so dass auch über 1500 m über dem Meeresspiegel Hausstaubmilben in Innenräumen zu finden sind [13].

Wie oben erwähnt, legen einige Publikationen eine protektive Wirkung von Tierhaltung auf die Allergieentstehung nahe [5],[9],[23],[24], das zeigte sich auch in einer Analyse des European Community Respiratory Health Survey aus dem Jahr 1999 bei Kindern aus atopischen und nicht-atopischen Familien, insbesondere für die Hundehaltung. Bei sehr starker genetischer Prädisposition mildert sich der Einfluss von frühen Expositionsfaktoren in der Kindheit auf spätere Atopie im Erwachsenalter [29] ab. In einer dänischen Geburtskohorte zeigte sich keine Assoziation zwischen perinataler Exposition gegenüber Hunden oder Katzen (3. Trimester der Schwangerschaft),

Innenraumallergenkonzentration (Hausstaubmilbe, Katze, Hund) im Hausstaub zum 1. Geburtstag und allergischer Rhinitis im 7. und 13. Lebensjahr in einer Hochrisiko-kohorte (mütterliches Asthma) [27]. Auch in der deutschen MAS-Geburtskohorte hat longitudinal die frühe Haustierhaltung keinen Einfluss auf persistierendes Asthma im frühen Erwachsenenalter [12].

Leidet ein Kind jedoch bereits unter einer Felltierallergie mit entsprechenden klinischen Symptomen der Atemwege, so sollte eine Allergenkarenz als zusätzliche therapeutische Maßnahme angestrebt werden.

11.3 Ergebnisse von Studien zur Primärprävention der Hausstaubmilbenallergie

Allergene der Hausstaubmilbenspezies *Dermatophagoides pteronyssinus* und *farinae* (z. B. Der p1 und Der f1, Der p2 und Der f2) sind bezüglich Exposition und Risiko für atopische Individuen gut untersucht und anders als zur Tierallergenexposition bei Tierallergikern liegen kontrollierte Interventionsstudien vor.

Trotz der in Geburtskohorten gezeigten Beziehung zwischen Exposition und Asthma fördernder Sensibilisierung auf Innenraumallergene Sensibilisierung, haben Primärpräventionsstudien zur Innenraumallergenkarenz enttäuscht. In der Manchester Asthma and Allergy Study (MAAS) wurde die Milbenallergenexposition signifikant verringert, die Kinder zeigten zum 3. Geburtstag weniger obstruktive Bronchitis und einen niedrigeren Atemwegswiderstand, aber sie wiesen häufiger eine Milbensensibilisierung auf [33]. Die holländische randomisierte placebokontrollierte PIAMA-Studie zeigte weniger Hausstaubmilbenallergen mit milbendichten Matratzenbezügen sowohl im ersten, dritten und achten Lebensjahr in der Behandlungsgruppe, jedoch nur etwas weniger „Asthma" mit 3 Monaten und 3 Jahren und keinen Unterschied mit 8 Jahren [10]. Daher kann momentan nicht zur primären Innenraumallergenvermeidung geraten werden, jedoch durchaus zur sekundären, wenn das Kind bereits sensibilisiert bzw. allergisch ist, wobei die Kostenübernahme von Encasing in der Regel nur bei bestehender Allergie erfolgt.

11.4 Aspekte der Sekundär- und Tertiärprävention gegen Hausstaubmilbe

Das Milbenwachstum ist an bestimmte exogene Faktoren wie Temperatur und Luftfeuchtigkeit gebunden. Das Optimum liegt bei ca. 25°C und 75–80 % Luftfeuchtigkeit für die Spezies Dermatophagoides. Diese Bedingungen finden sich zunehmend in Neubauten mit Niedrigenergiebauweise und geringer Luftaustauschraten. In der Regel weisen Matratzen die höchsten Hausstaubmilbenkonzentrationen auf. Hierbei ist das Material der Matratze kein spezifischer Risikofaktor, sondern lediglich das

Alter. Weitere Risikofaktoren für eine hohe Milbenallergenkonzentration sind niedrige Stockwerke (Erdgeschoss und 1. Stock), Kondensation an den Fenstern und Alter des Teppichbodens. Somit kann man auch auf Teppichen und älteren Polstermöbeln manchmal beträchtliche Milbenallergenkonzentrationen finden. Die Erhöhung der Luftaustauschraten (Stoßlüften) sowie die Senkung der Innenraumluftfeuchtigkeit auf 50 % oder niedriger sind wirksame Maßnahmen, um das Milbenwachstum zu erschweren. Luftbefeuchter und viele Grünpflanzen sind daher tabu für Milbenallergiker. Der Einsatz von Luftfiltern wie HEPA-Filtern ist weniger effektiv [28].

Die erfolgreichste Milbensanierung zur Allergenreduktion und Verbesserung von klinischer Symptomatik gelang bisher durch die Verwendung polyurethan- oder kunststoffbeschichteter bzw. aus Mikrofaser bestehender milbendichter Matratzenüberzüge (Encasings). In der Regel genügt es, die Matratze zu umhüllen, Deckbett und Kopfkissen sollten bei 60ºC vierteljährlich gewaschen werden und spielen hinsichtlich der Milbenallergenbelastung dann eine untergeordnete Rolle. Zu bedenken ist jedoch, dass auch Geschwisterbetten (z. B. Etagenbett) im selben Raum überzogen werden sollten, Gleiches gilt für elterliche Betten, wenn das Kind dort häufig schläft. Die verschiedenen Produkte unterschieden sich in der Qualität und nicht für alle Produkte liegen Studienergebnisse vor. Neben dem Staubrückhaltevermögen ist auch die Wasserdampfdurchlässigkeit entscheidend, um einen Feuchtigkeitsstau und die Bildung von Schimmelpilzen zu vermeiden. Wichtig ist, dass auch Matratzen-Encasings regelmäßig alle ca. 8 Wochen bei 60° C gewaschen werden, da auch sie besiedelt werden können.

Eine Studie zur Tertiärprävention bei milbenallergischen asthmatischen Kindern ergab, dass die effektive Milbenallergenreduktion auf Werte unterhalb einer Konzentration von 2 µg Der p 1 + Der f 1/g Staub nach 4–6 Monaten auch zu einer Reduktion der unspezifischen bronchialen Hyperreaktivität führen kann [8]. Cochrane-Reviews bezweifeln die Wirksamkeit von Encasings, allerdings sind die eingeschlossenen Studien heterogen gewesen, z. B. wurde der Erfolg der Allergenelimination in einigen Studien nicht gemonitort oder es wurden polysensibilisierte Patienten eingeschlossen, bei denen mehrere Allergene eine Rolle spielten [11].

Für den Effekt einer Allergenreduktion im häuslichen Milieu liegen für erwachsene Asthmatiker schwächere Daten vor. In einer randomisierten japanischen Studie mit 111 milbenallergischen Asthmatikern erhielten 50 Patienten milbendichte Matratzen- und Kopfkissenbezüge aus Mikrofaser, 13 saugten nur regelmäßig und 23 dienten als Kontrolle; der Rest wurde ausgeschlossen. In der Encasing-Gruppe war eine signifikante Reduktion der Der-p1-Konzentration im Staub zu verzeichnen, bei der Gruppe, die nur saugte, ergab sich keine Veränderung. Als klinischer Endpunkt war die Variabilität des Peak Flow 1 Jahr nach Beginn der Intervention geringer, es zeigte sich aber keine Veränderung des exhaled NO (FeNO) oder der Dosis des inhalativen Steroids bzw. dem Gebrauch von Betamimetika. Allerdings wiesen die Patienten auch andere Inhalationssensibilisierungen auf [30].

Als weitere Maßnahmen mit eher schwachem Effekt sind Akarizide und Chemikalien zu nennen. Viele Akarizide, die in vitro Milben abtöten, zeigen in Studien eine deutlich schlechtere Wirkweise, da die Penetration des zu sanierenden Gewebes zu gering ist. Als Beispiel für Akarizide sind Benzylbenzoat, Pyretroide, Benzyltannat und Eukalyptusöl zu nennen. Ebenso wirkt flüssiger Stickstoff, diese Maßnahme ist jedoch nicht alltagstauglich. Viele Studien zeigen schlechte Ergebnisse mit ungenügender und nur kurz anhaltender Allergenreduktion gerade bei Matratzen. Zu wünschen ist immer eine über 90 %ige Allergenreduktion. In Hinblick auf eine Primärprävention zeigen Interventionsstudien mit erwiesener ausreichender Milbenallergenreduktion im Haushalt keine signifikante Verringerung von Atemwegsallergie und Asthma [33]. Untersuchungen in Allergikerhaushalten zeigten, dass die Anwendung von Benzylbenzoat bzw. proteindenaturierendem Tannat auf Teppichen bzw. Wolldecken eine für ca. 2 Wochen andauernde befriedigende Allergenreduktion erzielte [14],[19]. Insgesamt sind diese Effekte so schwach, dass eine Anwendung eher nicht erfolgen sollte.

Eine physikalische Maßnahme, die zu einer erfolgreichen Allergenreduktion führt, ist das Einfrieren auf −20 °C von Kuscheltieren über 48 Stunden, wenn diese nicht bei 60 °C waschbar sind.

Zusammenfassend lässt sich sagen, dass Maßnahmen der Milbenallergenreduktion als Primärprävention eher nicht ergriffen werden sollten, weil wahrscheinlich parallel dazu auch die tolerogene Exposition gegenüber Bakterien reduziert wird. Eine frühkindliche Hundehaltung scheint das Risiko für spätere allergische Erkrankungen nicht zu erhöhen, in einigen Studien sogar protektiv zu wirken – welche Gruppen durch welche Mechanismen besonders davon profitieren ist noch Gegenstand der Forschung.

Bei Kindern mit Monosensibilisierung gegen Dermatophagoides und Asthma und/oder persistierender allergischer Rhinitis ist in jedem Fall eine Milbenallergenreduktion sinnvoll. Hierbei spielen Encasings für die Matratze und die Entfernung von Staubfängern wie Teppichen und alten Polstermöbeln eine Rolle, des Weiteren sollte die Luftfeuchtigkeit gesenkt werden.

- Hinsichtlich der Primärprävention existieren keine klaren Empfehlungen zur Tierallergen- oder Hausstaubmilbenallergenvermeidung.
- In Latent-class-Analysen zeigt sich eine schwerere Asthmaform bei polyvalent sensibilisierten Kindern mit perennialen Allergien.
- Liegt eine atopische Erkrankung mit Sensibilisierung bereits frühkindlich vor (atopisches Ekzem mit Nahrungsmittelallergie), scheint die Wahrscheinlichkeit sich polyvalent zu sensibilisieren und eine Atemwegsallergie zu entwickeln, bei hoher Innenraumallergenexposition zu steigen.
- Die Hundeexposition scheint bedenkenloser zu sein als die Katzenexposition.
- Bei Hausstaubmilben- und / oder Tierhaarallergie ist eine Allergenreduktion im häuslichen Milieu zu befürworten, Effekte sind bei Kindern stärker als bei Erwachsenen und bei Monosensibilisierung wahrscheinlich deutlicher als bei polyvalent Sensibilisierten.

Literatur

[1]   Abramson SL, Turner-Henson A, Anderson L, Hemstreet MP, Bartholomew LK, Joseph CL, Tang S, Tyrell S, Clark NM, Ownby D. Allergens in school settings: results of environmental assessments in 3 city school systems. J Sch Health 2006; 76: 246–9.

[2]   Bisgaard H, Simpson A, Palmer C, Bonnelykke K et al. Gene-environment interaction in the onset of eczema in infancy: filaggrin loss-of-function mutations enhanced by neonatal cat exposure. PLoS Medicine 2008; 5(6) e131.

[3]   Boner AL, Peroni D, Sette L, Valetta EA, Piacentini G. Effects of allergen exposure avoidance on inflammation in asthmatic children. Allergy 1993; 48: 119–124.

[4]   Cassidy-Bushrow AE, Wegieka G, Havstad S, Levin AM, Lynch SV, Rundle AG, Woodcroft KJ, Zoratti EM, Johnson CC. Does pet-keeping modify the association of delivery mode with offspring body size? Matern Child Health J 2015; 19: 1426–33.

[5]   Chen CM, Tischer C, Schnappinger M, Heinrich J. The role of cats and dogs in asthma and allergy – systemic review. Int J Hyg Environ. Health 2010;213:1–31.

[6]   Sulser C, Schulz G, Wagner P, Sommerfeld C, Reich A, Wahn U, Lau S. Effect of HEPA filter air cleaners (IQ Air®/icleen®) in homes of asthmatic children and adolescents sensitised to cat and dog allergens. Int Arch Allergy appl Immunology 2009;148:23–30.

[7]   Ege MJ, Mayer M, Normand AC, Genuneit J, Cookson WO, Barun-Fährländer C, Heedrik D, Piarroux R, von Mutius E. Exposure to environmental microorganisms and childhood asthma. N Engl J Med 2011;364:701–709.

[8]   Ehnert B, Lau S, Weber A, Buettner P, Schou C, Wahn U. Reducing domestic exposure to dust mite allergen reduces bronchial hyperreactivity in sensitive children with asthma. J Allergy Clin Immunol 1992;90:135–138.

[9]   Erwin EA, Woodfolk JA, Ronmark E, Perzanowski M, Platts-Mills TAE: The long-term protective effects of domestic animals in the home. Clin Exp Allergy 2011;41:920–2.

[10] Gehring U, de Jongste JC, Kerkhof M, Oldewening M, Postma D et al. The 8-year follow-up of the PIAMA intervention study assessing the effect of mite-impermeable mattress covers. Allergy 2012;67:248–256.

[11] Gøtzsche PC, Johansen HK. House dust mite control measures for asthma: systematic review. Allergy. 2008;63(6):646–59. doi:10.1111/j.1398-9995.2008.01690.x. Review. PubMed PMID: 18445182.

[12] Grabenhenrich LB, Gough H, Reich A, Eckers N, Zepp F, Nitsche O, et al. Early-life determinants of asthma from birth to age 20 years: a German birth cohort study. J Allergy Clin Immunol. 2014 ;133(4):979–88. doi: 10.1016/j.jaci.2013.11.035. Epub 2014 Jan 22. PubMed PMID: 24461583.

[13] Grafestätter C, Prosseger J, Braunschmid H, Sanovic R, Hahne P, Pichler C, Thalhamer J, Hartl A. No Concentration Decrease of House Dust Mite Allergens With rising Altitude in Alpine Regions. Allergy Asthma Immunol Res 2016;8:312–318.

[14] Green WF, Nicolas NR, Saome CM, Woolcock AJ. Reduction of house dust mites and mite allergens: effects of spraying carpets and blankets with Allersearch DMS, an caricide combined with an allergen reducing agent. Clin Exp Allergy 1989;19:203–207.

[15] Hamelmann E, Beyer K, Grüber C, Lau S, Matricardi PM, Nickel R, Niggemann B, Wahn U. Primary prevention of allergy: avoiding risk or providing protection? Clin Exp Allergy 2008;38:233–45.

[16] Hesselmar B, Aberg N, Aberg B, Eriksson B, Björksten B. Does early exposure to cat or dog protect against later allergy development? Clin Exp Allergy 1999;29:611–7.

[17] Illi S, von Mutius E, Lau S, Niggemann B, Grüber C, Wahn U. Perennial sensitisation early in life and chronic asthma in children. Lancet 2006;368:763–70.

[18] Lau S, Wahn J, Schulz G, Wahn U. Placebo-controlled study of the mite allergen reducing effect of tannic acid plus benzyl benzoate on carpets in homes of children with house dust mite sensitisation and asthma. Ped Allergy Immunol 2002;13:31–36.

[19] Lau S, Illi S, Sommerfeld C, NiggemannB, Bergmann R, von Mutius E, Wahn U. Early exposure to house dust mite and cat allergens and the development of childhood asthma. Lancet 2000;356:1392–1397.

[20] Lazic N, Roberst G, Custovic A, Belgrave D, Bishop CM, Winn J, Curtin JA, Arshad SH, Simspon A. Multiple atopy phenotypes and their associations with asthma: similar findings from two birth cohorts Allergy, 2013; 68: 764–770.

[21] Lodge CJ, Lowe AJ, Gurrin LC, Matheson MC, Balloch A, Axelrad C et al. Pets at birth do not increase allergic disease in at-risk children. Clin Exp Allergy 2012; 42: 1377–1385.

[22] Lodrup-Carlsen KC, Roll S, Carlsen KH, Mowinckel P, Wijga AH, Brunekreef B, et al. Does pet ownership in infancy lead to asthma or allergy at school age. PLoS 2012;7:e43214.

[23] Marrs T, Logan K, Craven J, Radulovic S, McLean I, Lack G, Flohr C, Perkin MR. Dog owner-ship at three months of age is associated with protection against food allergy. Allergy 2019; DOI:10.1111/all.13868.

[24] Ownby DR, Johnson CC, Peterson El. Exposure to dogs and cats in the first year of life and risk of allergy sensitization at 6 to 7 years of age. JAMA 2002; 288:963–972.

[25] Platts-Mills TAE, Perzanowski M, Woodfolk JA; Lundback B. Relevance of early or current pet ownership to the prevalence of allergic disease. Clin Exp Allergy 2002;32:335–338.

[26] Schäfer T et al. und Konsensusgruppe. S3-Leitlinie Allergieprävention – update 2014. Leit-linie der Deutschen Gesellschaft für Allergologie und klinische Immunologie (DGAKI) und der Deutschen Gesellschaft für Kinder- und Jugendmedizin. Allergo J 2014;23:186ff.

[27] Schoos AM, Chawes BL, Jelding-Dannemand E, Elfman LB, Bisgaard H. Early indoor aero-allergen exposure is not associated with development of sensitization or allergic rhinitis in high-risk children. Allergy 2016;71:684–91.

[28] Sulser C, Schulz G, Wagner P, Sommerfeld C, Reich A, Wahn U, Lau S. Effect of HEPA filter air cleaners (IQ Air®/icleen®) in homes of asthmatic children and adolescents sensitised to cat and dog allergens. Int Arch Allergy appl Immunology 2009; 148: 23–30.

[29] Svanes C, Jarvis D, Chinn S, Burney P. Childhood environment and adult atopy: Results from the European Community Health Survey. J Allergy Clin Immunol 1999;103:415–420.

[30] Tsurikisawa N, Saito A, Oshikata C, Yasueda H, Akiyama K. Effective allergen avoidance for reducing exposure to house dust mite allergens and improving disease management in adult atopic asthmatics. J Asthma 2016;53:843–853.

[31] Tun HM, Konya T, Takaro TK, Brook JR, Chari R, Field CJ, et al. Exposure to household furry pets influences the gut microbiota of infant at 3–4 months following various bith scenarios. Microbiome 2017;5:40.

[32] Wahn U, Lau S, Bergmann R, Kulig M, Bergmann K, Bauer CP, Guggenmoos-Holzmann I. Indoor allergen exposure is a risk factor for sensitization during the first years of life. J Allergy Clin Immunol 1997;99:763–769.

[33] Woodcock A, Lowe LA, Murray CS, Simpson BM, Pipis SD, Kissen P, Simpson A, Custovic A; NAC Manchester Asthma and Allergy Study Group.Early life environmental control: effect on symptoms, sensitization, and lung function at age 3 years. Am J Respir Crit Care Med. 2004;170(4):433–9.

12 Luftschadstoffe und primäre Prävention von Allergien

Joachim Heinrich

Hintergrund: Luftschadstoffe wie Feinstaub ($PM_{2,5}$) und Stickstoffdioxid (NO_2) in der Außenluft stehen seit langem in Verdacht, die Entwicklung von Asthma und allergischer Rhinitis zu verursachen. Diverse systematische Reviews der letzten 15 Jahre kommen aber zu unterschiedlichen Ergebnissen, ob diese Luftschadstoffe tatsächlich eine kausale Rolle für die Entstehung von Asthma, allergischer Rhinitis und Ekzem spielen.

Methoden: Basierend auf publizierten systematischen Reviews und den neuesten Publikationen wird der aktuelle Kenntnisstand der epidemiologischen Evidenz dargestellt und das Potenzial einer primären Prävention dieser allergischen Erkrankungen durch Verringerung oder Vermeidung der Exposition mit diesen Luftschadstoffen bewertet.

Ergebnisse und Diskussion: Trotz der umfangreichen Literaturrecherche, der Darstellung der neuesten Ergebnisse und der Fokussierung auf die für unsere Belange qualitativ hochwertigen Geburtskohortenstudien unterstützen epidemiologische Ergebnisse nicht ausreichend die Vorstellung von einer kausalen Beziehung zwischen den beiden ausgewählten Luftschadstoffen $PM_{2,5}$ und NO_2 und Asthma. Epidemiologische Studien zeigen überwiegend keine Effekte dieser Luftschadstoffe auf die allergische Sensibilisierung und das Auftreten von Heuschnupfen. Die wenigen Studien, die den Zusammenhang zwischen Luftschadstoffen und Ekzem untersucht haben, zeigen überwiegend keine Assoziationen.

Schlussfolgerung: Wenn die Evidenz einer kausalen Rolle dieser Luftschadstoffe für das Auftreten von Allergien nicht eindeutig belegt ist, muss man folgerichtig schließen, dass eine primäre Prävention von Allergien durch die Verbesserung der Luftqualität wahrscheinlich nicht möglich ist. Allerdings liegt eine ausreichende Evidenz dafür vor, dass Exazerbationen von allergischen Erkrankungen durch Luftschadstoffe ausgelöst werden können. Allein daraus ergibt sich das Erfordernis für die Einhaltung der bestehenden Grenzwerte von Luftschadstoffen zu sorgen, um speziell Allergiker vor gesundheitlichen Beeinträchtigungen zu schützen.

12.1 Einleitung

Unsere Atemluft enthält stets ein Gemisch aus zahlreichen Substanzen, die nachgewiesen nachteilige Effekte auf die Gesundheit haben. Es ist umfangreich wissenschaftlich belegt und unstrittig, dass Schadstoffe in der Atemluft für die Lunge, aber auch für Herz und Kreislauf schädlich sein können. Dabei gilt Feinstaub als der wichtigste Luftschadstoff auch für die gesunde Allgemeinbevölkerung, gefolgt von Ozon,

https://doi.org/10.1515/9783110561012-012

das insbesondere Effekte auf die Atemwege hat. Im allgemeinen deutschen Sprachgebrauch wird bei Feinstaub nicht zwischen Partikeln mit einem aerodynamischen Durchmesser von kleiner als 10 μm (PM_{10}) und Partikeln mit einem aerodynamischen Durchmesser von kleiner als 2,5 μm ($PM_{2,5}$) differenziert, während im wissenschaftlichen Sprachgebrauch der Begriff Feinstaub für $PM_{2,5}$-Partikel reserviert ist. Stickstoffdioxid wird als ein leicht messbarer Indikator für ein verkehrsabhängiges Gesamtgemisch gesehen, obgleich sich bei Personen mit leichtgradigem Asthma auch direkte negative Wirkungen in experimentellen und epidemiologischen Studien beobachten lassen. Auf die gesundheitliche Rolle des Stickstoffmonoxids (NO) wird hier nicht weiter eingegangen, weil das NO weniger gesundheitlich relevant ist, ohnehin schnell nach Emission zu NO_2 oxidiert wird und NO_2 der häufiger verwendete Luftschadstoffindikator für verkehrsabhängige Emissionen in epidemiologischen Studien ist. Wir werden uns hier also auf die beiden Schadstoffe $PM_{2,5}$ und NO_2 konzentrieren mit besonderer Berücksichtigung der Situation in Deutschland und insbesondere in deutschen Großstädten. Ungeachtet dessen bleibt festzuhalten, dass Feinstaub derjenige Luftschadstoff in verkehrsreichen Städten ist, von dem die größten und am breitesten gefächerten Gesundheitsgefahren ausgehen siehe beispielsweise die Übersichtsartikel zu Luftschadstoffen und Atemwegserkrankungen [1],[2],[3].

Luftschadstoffe können durch viele Charakteristika beschrieben werden (s. Tab. 12.1). In Deutschland gibt es im Wesentlichen die folgenden Quellen, die die Luftverschmutzung durch Feinstaub (PM_{10} und $PM_{2,5}$) und NO_2 beeinflussen: die Emissionen des lokalen Straßenverkehrs sowie der Ferntransport von Luftschadstoffen, die der Industrie oder der Landwirtschaft entstammen. Hinzu kommt in ländlichen Regionen die Emission aus Kleinfeuerungsanlagen, insbesondere bei Verbrennung von Holz oder Holzpellets. Zu den Emissionen des Autoverkehrs gehören neben den Abgasen auch der nicht zu vernachlässigende Abrieb von Bremsen und Reifen sowie die Wiederaufwirbelung von sedimentiertem Staub. Die Emissionen des Autoverkehrs und dabei insbesondere der Dieselfahrzeuge tragen maßgeblich zur Luftbelastung mit Stickoxiden (NO_x) bei. Zusätzlich sind die älteren Dieselfahrzeuge ohne Partikelfilter eine maßgebliche Quelle der Feinstaubbelastung und dabei insbesondere von $PM_{2,5}$-Feinstaub und Stickoxiden.

Hier werden ausschließlich Schadstoffe in der Außenluft betrachtet, obwohl die Exposition mit Tabakrauch durch aktives und passives Rauchen, also durch die Einatmung von Tabakrauch, der durch Dritte verursacht wurde, die deutlichsten Effekte unter allen Luftschadstoffen im Hinblick auf die Entstehung von Asthma und die Exazerbationen bei bestehendem Asthma gezeigt hat [4],[5],[6].

Bei der Untersuchung von gesundheitlichen Wirkungen nach der Exposition mit schadstoffbelasteter Luft muss generell zwischen Wirkungen unterschieden werden, die darauf abzielen, das Auftreten der Erkrankung zu erklären und jenen Wirkungen, die Exazerbationen, einen vermehrten Medikamentenbedarf oder eine schnellere Progression bei bereits bestehenden Erkrankungen verursachen. Zahlreiche Studien haben übereinstimmend zeigen können, dass die Exposition mit Feinstaub (PM_{10},

Tab. 12.1: Charakterisierung von Luftschadstoffen.

Innen / außen	
Außenluftschadstoffe	Feinstaub (PM, PM_{10}, $PM_{2.5}$, ultrafeiner Staub (UFP), Stickstoffdioxid (NO_2), Stickstoffmonoxid (NO), Ozon (O_3), flüchtige organische Verbindungen (VOC), Schwefeldioxid (SO_2), Kohlenmonoxid (CO)
Innenraumschadstoffe	Tabakrauch, biologische Schadstoffe wie Tier-Allergene, Schimmelpilze, und Bakterien, VOC, Emissionen durch Verbrennung von Biomasse am offenen Feuer zum Heizen oder Kochen in sich entwickelnden Ländern
Quellen	
Anthropogen	Emissionen des Verkehrs, von Baumaschinen, der Kraftwerke mit fossiler Verbrennung, des Hausbrandes mit Kohle oder Holz, der Landwirtschaft sowie der Industrie, insbesondere der Schwerindustrie und der Bauindustrie
Natürlichen Ursprungs	Vulkanemissionen, Waldbrände
Physikalische Eigenschaften	
Größe	PM_{10}, $PM_{2.5}$ und UFP (Partikel mit aerodynamischen Durchmessern von < 10 µm, < 2.5 sowie < 0,1 µm)
Masse	PM
Anzahl von Partikeln in einem bestimmten Luftvolumen Löslichkeit	Anzahlkonzentrationen von UFP
Chemische Zusammensetzung	Elemente (z. B. elementarer Kohlenstoff, Blei, Cadmium, Vanadium, Quecksilber) oder chemische Verbindungen (z. B. Sulfat, Nitrat, Ammonium, organische Substanzen)

$PM_{2.5}$) sowie NO_2 bei Asthmatikern zu mehr Exazerbationen (mehr Atemwegssymptome), einer schlechteren Lungenfunktion und einem höheren Medikamentenbedarf sowohl bei Kindern als auch bei Erwachsenen führt [7],[8],[9]. In gleicher Weise führt die Exposition mit Feinstaub und NO_2 bei Patienten mit COPD zu mehr Exazerbationen, einer schlechteren Lungenfunktion und zu einer akzelerierten Progression der Erkrankung [10]. Im Hinblick auf das Potenzial zur primären Prävention von allergischen Erkrankungen durch eine Vermeidung oder Reduzierung der Exposition mit diesen Luftschadstoffen sind diese für die betroffenen Patienten wichtigen Ergebnisse allerdings nicht bedeutsam.

In diesem Beitrag wird das Potenzial zur Prävention von Allergien durch Vermeidung oder Reduzierung hoher Luftschadstoffbelastung mit $PM_{2.5}$-Feinstaub und NO_2 dargestellt. Es soll also um die Untersuchung von Risiken für primär Gesunde gehen, in Abhängigkeit von Luftschadstoffexpositionen eine Allergie zu entwickeln. Doch zunächst ein Beispiel, das die Komplexität des Studienzieles vor Augen führen soll.

12.2 Was kann man aus dem Vergleich der Prävalenzen von Allergien zwischen Ost- und Westdeutschland lernen?

Beginnen wir mit einem historischen Exkurs. Vor 30 Jahren gab es die einhellige Überzeugung der Ärzte und der Öffentlichkeit, dass Luftschadstoffe Asthma und allergische Rhinitis verursachen können. Diese Überzeugung wurde genährt durch Ärzte und betroffene Asthmatiker, die einen Zusammenhang mit der Einatmung schadstoffbelasteter Luft und Asthmabeschwerden beobachteten. Systematische Untersuchungen zur Häufigkeit von Asthma und Allergischer Rhinitis in Ost- und Westdeutschland gab es vor dem Mauerfall nicht. Allgemein bekannt war aber, dass die Luft in Ostdeutschland extrem hoch mit Schadstoffen wie Gesamtschwebstaub (Partikel aller Größenklassen bis zu 35 µm) und Schwefeldioxid belastet war. So ging man davon aus, dass die Häufigkeit von Asthma, der allergischen Rhinitis und auch von Ekzem in der ostdeutschen Bevölkerung deutlich über jener in Westdeutschland liegen müsse [11]. Mit weltweitem Erstaunen wurde Anfang der 1990er-Jahre aber gezeigt, dass sowohl bei Kindern [12] als auch bei Erwachsenen [13] die Häufigkeit von Asthma und allergischer Rhinitis in der ostdeutschen Allgemeinbevölkerung deutlich niedriger lag als in der westdeutschen Bevölkerung. Medizinische Untersuchungen zur Sensibilisierungshäufigkeit durch Haut-Prick-Tests oder Messungen des spezifischen Immunglobulin E (IgE) sowie Messungen der bronchialen Hyperreaktivität unterstützten das Ergebnis dieser regionalen Unterschiede. Somit konnte der Spekulation begegnet werden, dass es sich bei den überraschend höheren Allergiehäufigkeiten in Westdeutschland lediglich um ein methodisches Artefakt handelt, das durch eine medizinische Unterdiagnose oder durch eine geringere Aufmerksamkeit für diese Erkrankungsbilder in Ostdeutschland bedingt ist. Es muss also davon ausgegangen werden, dass die Morbidität für Asthma und allergische Rhinitis in Ostdeutschland tatsächlich niedriger lag. Das war ein unerwartetes Ergebnis, was zunächst nicht verstanden und mitunter falsch interpretiert wurde, als seien Luftschadstoffexpositionen nicht relevant für die Entwicklung einer Allergie. Diese Fehleinschätzung wurde weiter genährt durch Nachfolgeuntersuchungen. Nach dem Fall der Mauer und dem Zusammenbruch der ostdeutschen Schwerindustrie und der Energieträgerumstellung von primär fast ausschließlich Braunkohle zu Steinkohle, Öl und Gas hat sich die Luftqualität in Ostdeutschland innerhalb weniger Jahre deutlich verbessert. Die Schwefeldioxidkonzentrationen sind innerhalb von 3 Jahren auf etwa 10 % des Ausgangsniveaus gefallen, die Feinstaub- bzw. Gesamtschwebstaubkonzentrationen auf etwa 50 %. Die NO_2-Konzentrationen sind auch gesunken, aber nicht so ausgeprägt [14],[15] (siehe dazu auch die Website des Umweltbundesamtes). Parallel zu dieser Verbesserung der lufthygienischen Verhältnisse haben allerdings Asthma und allergische Rhinitis bei ostdeutschen Kindern deutlich zugenommen [11],[16],[17]. Bereits sieben Jahre nach dem Mauerfall hat der für Gesamtdeutschland repräsentative Survey von über 17000 Kindern und Jugendlichen gezeigt, dass sich die Allergiehäufigkeiten zwischen Ost- und West-Deutschland angeglichen haben und keine wesentliche Unterschiede mehr bestehen [18],[19]. Was kann man aus diesen Untersuchungsergebnissen lernen? Asthma und allergische Rhinitis sind bekanntermaßen komplexe Erkrankungen, die durch Interaktionen zwischen genetischer Prädisposition, Lebensstilfaktoren und Umweltexpositionen entstehen können. Während sich die genetische Prädisposition und der Genpool in Ostdeutschland innerhalb der wenigen Jahre nach dem Fall der Mauer nicht ändern konnten, sind epigenetische Effekte infolge veränderter Lebensumstände und Verhaltensweisen möglich. Im Spektrum der extremen Veränderungen aller Lebensbereiche in Ostdeutschland nach dem Mauerfall stellt sich die verbesserte lufthygienische Situation lediglich als ein Faktor unter vielen dar. So verdeutlichen die epidemiologischen Untersuchungen nach dem Mauerfall die herausragende Rolle von Lebensstilfaktoren und zeigen, dass Außenluftschadstoffe von untergeordneter Bedeutung sind. Dabei ist auch zu bedenken, dass sich die Quellen der Luftschadstoffe geändert haben. Die Zusammensetzung der Schadstoffe hat sich mit veränderten Quellen, der Reduktion größerer Partikel und demzufolge veränderter atmosphärischer Umwandlungsprozesse gleichfalls geändert [15]. Schließlich ist anzumerken, dass sich bei osteuropäischen Nachbarn eine ähnliche Entwicklung, allerdings weniger rasant, abgezeichnet hat. So zeigten auch vergleichende Studien zwischen Finnland (Karelien) und Schweden mit Studien in Russland (Ostkarelien), Estland und Polen eine niedrigere Prävalenz von Asthma und Heuschnupfen in den höher belasteten Regionen Osteuropas [20],[21],[22],[23]. Auch deren Ursachen wurden mit veränderten Lebensumständen und Verhaltensweisen interpretiert. In diesem Kontext werden Faktoren eines "westlichen Lebensstils" genannt [24]. Dazu zählen Umweltfaktoren (Zunahme von verkehrsabhängigen Luftschadstoffen, eine bessere Isolation von Wohngebäuden führt zu einer Reduzierung der Luftaustauschrate und möglicherweise zu Schimmelproblemen im Innenraum und zu einer höheren Exposition mit Chemikalien, die im Innenraum emittiert werden), Lebensstilfaktoren (mehr Fertignahrung und andere Verzehrsmuster, mehr Reisen in ferne Länder und dadurch Kontakt mit eigentlich fremden Allergenen, weniger physische Aktivität, mehr Stress insbesondere kurz nach dem Zusammenbruch der DDR durch hohe Arbeitslosigkeit, Zukunftsängste, mehr Wohnfläche und dadurch weniger „crowding"), und weitere Faktoren (weniger Infektionserkrankungen in der frühen Kindheit, seltener Befall mit Würmern und anderen Parasiten, generell weniger Exposition mit Keimen, weniger Geschwister, später Kontakt mit vielen Kindern durch einen späteren Eintritt in Krippen).

Wichtig ist dabei anzumerken, dass kein Einzelner dieser westlichen Lebensstilfaktoren in der Lage ist, die Zunahme von Allergien bei ostdeutschen Kindern zu erklären 11]. Offensichtlich bedarf es der Kombination mehrerer oder aller dieser Faktoren oder eines bislang nicht identifizierten Faktors, um die Zunahme von Allergien in Übergangsgesellschaften hinreichend zu erklären.

12.3 Luftschadstoffexpositionen und Allergien in epidemiologischen Studien

Während der letzten 20 Jahre haben zahlreiche epidemiologische Studien die Wirkung von Luftschadstoffen auf das Auftreten von Allergien untersucht. Während die Wirkung von Luftschadstoffen auf Exazerbationen, Symptomverschlechterung und vermehrten Medikamentenbedarf unstrittig sind [9], sind die Ergebnisse zu den Langzeitwirkungen auf Allergien bis auf den heutigen Tag anscheinend widersprüchlich (vgl. die Ergebnisse von systematischen Reviews [7],[8],[25],[26],[27],[28],[29],[30]). Mittlerweile ist die große Anzahl von Originalpublikationen und zahlreichen Reviews kaum zu überblicken und auf ihre Evidenz hin zu bewerten. Bemerkenswert ist dabei, dass diese Reviews zu unterschiedlichen Schlussfolgerungen kommen, was die Evidenz für einen kausalen Zusammenhang zwischen Luftschadstoffen und Asthma anbelangt, obgleich manche in demselben Jahr publiziert wurden. Ursache dafür ist, dass die einschlägigen Studien im Hinblick auf die Methodik, die Ergebnisse und die Belastbarkeit der Ergebnisse sehr heterogen und die jeweiligen Kriterien zum Einschluss einer Studie in einen Review sehr unterschiedlich sind. Hinzu kommt vermutlich eine subjektive Präferenz einzelner Autoren für ein strikteres oder liberaleres Verständnis von „Kausalität". Die methodischen Unterschiede zwischen den Studien sind ausgesprochen wichtig für das Verständnis der unterschiedlichen Schlussfolgerungen der Übersichtsartikel und werden deshalb im Nachfolgenden kurz dargestellt:
–   Das zugrundeliegende Design: Querschnittsstudien, Kohortenstudien, Case-Crossover Studien, Registerstudien und Nutzung von Routinedaten der Statistik
–   Die untersuchten allergischen Erkrankungen und Allergierisikomarker: Asthma, allergische Rhinitis, allergische Sensibilisierung, Ekzem und wie diese methodisch erfasst wurden (Selbstangabe der Probanden, medizinische Untersuchung, Daten aus Registerstudien)
–   Die einbezogenen Luftschadstoffe: Feinstaub (PM_{10}, $PM_{2.5}$), Black Smoke, NO_2, Coarse Particles ($PM_{10-2.5}$), Ozon, SO_2, verkehrsabhängige Luftschadstoffe (TRAP)
–   Die Schätzung der Exposition: Individuelle Expositionsschätzung durch Land Use Regression (LUR)- Modelle oder durch Dispersionsmodelle, Berechnung des Abstandes zu den Hauptquellen der Luftschadstoffemittenten mittels Daten des Geographischen Informationssystems (GIS) oder durch Selbstangabe
–   Hauptquellen der Luftschadstoffkonzentrationen: Verkehr, Kraftwerke und Schwerindustrie, usw.
–   Kontinent und Region
–   Kinder und Erwachsene, Rekrutierungsmodus und Anzahl der einbezogenen Studienteilnehmer

Diese Heterogenität zwischen den Studien erschwert es, eine verlässliche Antwort auf die Frage zu geben, ob Luftschadstoffe (und wenn ja welche) die Entstehung von allergischen Erkrankungen (und wenn ja welche) verursachen. Dabei ist entscheidend, welche Studien mit welcher Begründung zur Beantwortung dieser Frage ausgewählt werden. Um die Heterogenität zwischen den Studien einzuschränken und auf die qualitativ besten Studien zu fokussieren, haben wir in diesem Kapitel zunächst jene Studien und deren systematisches Review ausgewählt, die folgende Kriterien erfüllten: Prospektives Studiendesign beginnend mit Geburt (Geburtskohortenstudien), verlässliche Daten zu Asthma, Allergische Rhinitis und allergische Sensibilisierung durch wiederholte und ggf. medizinische Untersuchungen, individuelle Expositionsschätzung von PM_{10} und $PM_{2,5}$ sowie NO_2 mit Land Use Regression Models (LUR) oder Dispersionsmodellen und schließlich Neugeborene, die bis zum Jugendalter beobachtet wurden. Geburtskohortenstudien sind allen anderen Designs überlegen, weil die perinatale Periode als möglicherweise relevantes Zeitfenster der Exposition berücksichtigt wird, die lebenslange Exposition auch bei Umzügen ermittelt werden kann, Neugeborene und Kleinkinder als besonders vulnerabel gegenüber Luftschadstoffen gelten [31] und schließlich der zeitliche Verlauf von Erkrankungen und deren Remissionen am besten beurteilt werden kann. Deswegen werden wir die Zusammenhänge zwischen Luftschadstoffexpositionen und ausgewählten allergischen Erkrankungen zunächst für das letzte systematische Review zu Geburtskohorten darstellen [29] und in einem zweiten Schritt ergänzen mit den Zusammenfassungen weiterer systematischer Reviews und qualitativ hochwertiger Originalpublikationen, die nach diesem Review publiziert wurden.

Insgesamt wurden in dem letzten systematischen Review zum Thema Luftschadstoffe und Allergien in Geburtskohorten 15 Studien, deren Ergebnisse bis zum Januar 2016 publiziert wurden, in den einschlägigen Datenbasen identifiziert [29]. Von diesen sind 8 in Europa gelegen (Oslo (Norwegen), BAMSE (Schweden), GINIplus (Deutschland), LISAplus (Deutschland), PIAMA (Die Niederlande), INMA (Spanien), GASPII (Italien), MAAS (UK)), 4 in Kanada (SAGE, CAPPS, CHILD and BCBC), 2 in den USA (CCAAPS and CCCEF) und 1 in Taiwan (TBCS). Der Stichprobenumfang der Kohorten variiert zwischen 178 (SAGE, Kanada) und 37401 (BCBC, Kanada). Die meisten Studien zu Asthma hatten eine relativ lange Beobachtungszeit von etwa 10 Jahren. Die Häufigkeit allergischer Erkrankungen variierte zwischen den Kohorten von 4 % und 10,9 % für Asthma, 5 % und 28,9 % für ein Asthma-Leitsymptom mit pfeifenden oder brummenden Atemgeräuschen (engl. wheeze), 2,6 % und 11,5 % für allergische Rhinitis, 16 % und 40,4 % für allergische Sensibilisierung gegen Aero- oder Nahrungsmittelallergene und von 4,9 % bis 15,5 % für Ekzem. Diese Unterschiede sind im Wesentlichen bedingt durch die Auswahl einer Hoch-risikopopulation (CAPPS) und die Unterschiede in der Beobachtungszeit und damit im Alter der Probanden. Hinzu kommen geographische und kulturelle Faktoren, die die Häufigkeit von Allergien mitbeeinflussen. Die meisten Probanden waren mit Luftschadstoffen exponiert, die unter den Empfehlungen der WHO von im Mittel 10 µg/m³ für $PM_{2,5}$ und 40 µg/m³ für

NO_2 liegen. Alle Studien konnten auf individuell ermittelte Expositionsdaten zurückgreifen, die meisten auf Ergebnisse der LUR Modellierung.

12.3.1 Asthma

Der für die 7 Geburtskohorten gepoolte Schätzer für $PM_{2,5}$ und inzidentes Asthma war erhöht, aber nicht statistisch signifikant (1,24 (95 % CI 0,96, 1,59) bei einer Zunahme von $PM_{2,5}$ um $2\,\mu g/m^3$ (Abb. 12.1). Die Effekte waren heterogen zwischen den einzelnen Studien. Die Schätzung der Wirkung von NO_2 basiert auf 10 Studien mit entsprechenden Daten und war ähnlich erhöht (1,08 (95 % CI 0,96, 1,20) bei einer Zunahme von NO_2 um $10\,\mu g/m^3$, (Abb. 12.2). Diese Ergebnisse sind ähnlich denen einer Metaanalyse europäischer Kohortenstudiendaten von [32] bei den Daten von überwiegend den gleichen Studien analysiert wurden, aber mit einer kürzeren Beobachtungszeit. Eine dritte Metaanalyse von Geburtskohortendaten zu Luftschadstoffen und Asthma [26] bestätigt diese Ergebnisse, wenn die Störfaktoren [33] berücksichtigt werden. Die erhöhten Risiken für Asthma sowie die Heterogenität zwischen den Studien erklärt sich durch die große niederländische Geburtskohorte PIAMA, die statistisch signifikant höhere Risiken für Asthma und $PM_{2,5}$ gezeigt hat [34]. Die Ursachen für die Heterogenität der Effekte sind bislang nicht verstanden, weil alle europäischen Studien methodisch sehr ähnlich sind. Als Ursachen für die Heterogenität kommen unterschiedliche Quellen der Luftschadstoffe in den einzelnen Studien und der unterschiedliche Urbanisierungsgrad zwischen den Kohorten infrage, weil in manche Kohorten wie der niederländischen PIAMA-Studie auch ländliche Regionen einbezogen wurden. Die Ergebnisse aus den Geburtskohorten, die als die qualitativ hochwertigsten Studien anzusehen sind, zeigen also erhöhte, aber nicht statistisch signifikante Risiken für Asthma bei Kindern in Abhängigkeit von $PM_{2,5}$ und NO_2 [34].

Während die systematischen Reviews zu Geburtskohortenstudien maximal 10 Studien in die Analysen einbeziehen konnten, hat ein weiteres jüngst veröffentlichtes systematisches Review 41 Studien berücksichtigen können, weil dabei auch Querschnittsstudien einbezogen wurden[30]. Diese Metaanalysen zeigen gepoolte Effekte von 1,03 (1,01; 1,05) für eine Zunahme von $PM_{2,5}$ um $1\,\mu g/m^3$, von 1,05 (1,02; 1,07) für eine Zunahme von NO_2 um $4\,\mu g/m^3$. Obgleich manche dieser Studien methodisch weniger anspruchsvoll sind und sich die Expositionsschätzungsstrategien, die Erhebung von Daten zum Asthma sowie die Kontrolle von Störfaktoren zwischen den Studien unterscheiden, erhöht sich durch diese größere Anzahl einbezogener Studien deutlich die Power, um Luftschadstoffeffekte zu detektieren. Dabei sollte aber nicht vergessen werden, dass Ergebnisse von Querschnittsstudien im Hinblick auf die Begründung einer kausalen Beziehung zwischen Luftschadstoffen und Asthma untauglich sind.

Ein weiteres, einige Jahre früher publiziertes systematisches Review von Anderson et al. [25] kombinierte ebenfalls Ergebnisse von Querschnittsstudien und pro-

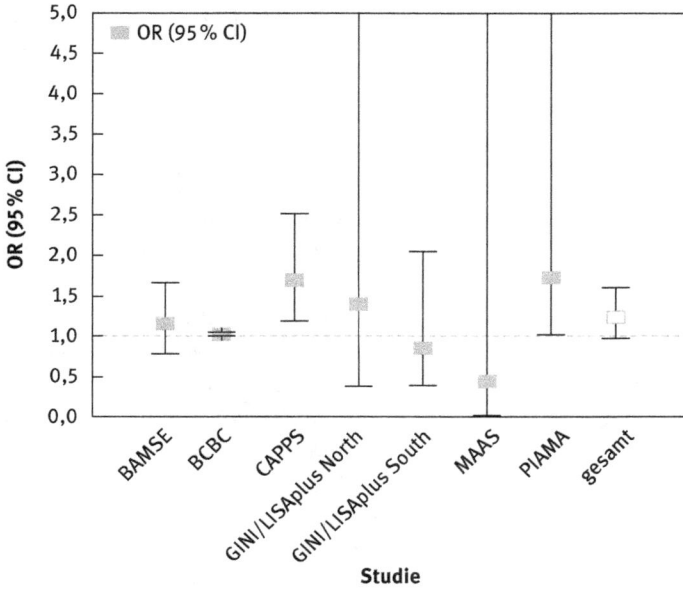

Abb. 12.1: Asthma-risiko bei einer Zunahme von PM2.5 um 2 µg/m³.

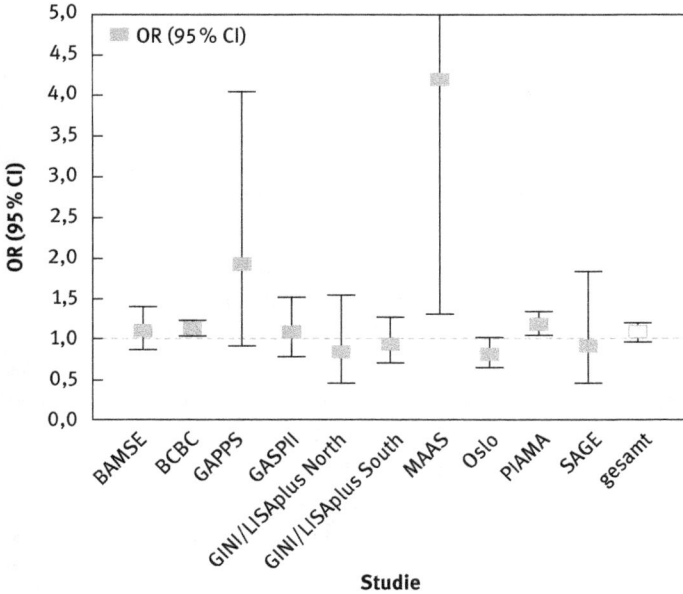

Abb. 12.2: Asthma-risiko bei einer Zunahme von NO2 um 10 µg /m³.

spektiven Studien mit einem ähnlichen Ergebnis von statistisch signifikant erhöhten Risiken von Asthma im Kindesalter in Abhängigkeit von verkehrsabhängigen Luftschadstoffen.

Das umfangreichste Review zum Thema verkehrsabhängige Luftschadstoffe und Asthma Inzidenz kommt zu einer konservativeren Schlussfolgerung, dass nämlich die Evidenz für eine kausale Rolle bislang nicht ausreichend ist [8]. Diese Schlussfolgerung fasst den Kenntnisstand aus den bis zum Jahre 2010 publizierten Studien zusammen. Seitdem wurden zahlreiche weitere Studien zu dieser Frage publiziert, allerdings ergibt sich daraus keine zwingend andere Einschätzung. Daran ändert auch nicht das Für [27],[35],[36],[37],[38],[39],[40],[41] und Wider [3],[7],[28],[42] zur Luftschadstoffwirkung auf die Entstehung eines Asthma im Kindesalter in weiteren Reviews und Stellungnahmen während der letzten 20 Jahre. Die Rolle von Luftschadstoffen bei der erstmaligen Entwicklung eines Asthmas im Erwachsenenalter ist noch weniger klar. Die wenigen Studien zeigen keine konsistenten Ergebnisse. Drei Studien berichten über statistisch signifikant höhere Asthmarisiken bei einer erhöhten Exposition mit NO_2 [43],[44],[45] sowie in einer Teilpopulation von Atopikern [46]. Weitere Studien, die teils mehrere Kohorten gemeinsam auswerten [47], zeigen erhöhte Risiken, die allerdings nicht statistisch signifikant sind [47],[48],[49],[50]. Die wenigen Studien, die $PM_{2.5}$-Effekte auf die Neuerkrankungen von Asthma im Erwachsenenalter untersucht haben, fanden keine statistisch signifikant erhöhten Risiken [47],[49].

12.3.2 Allergische Rhinitis

Die Metaanalyse von Geburtskohortendaten zeigt keine Risikoerhöhung für eine allergische Rhinitis im Zusammenhang mit der Exposition mit $PM_{2.5}$ (1,02 (95 % CI 0,72, 1,43) bei einer Zunahme von $PM_{2.5}$ um $2\,\mu g/m^3$ auf der Grundlage von 5 Studien (s. Abb. 12.3) und NO_2 (1,01 (95 % CI 0,85, 1,19) für eine Zunahme von NO_2 um $10\,\mu g/ m^3$, basierend auf 6 Studien (s. Abb. 12.4). Eine weitere Metaanalyse, die überwiegend dieselben Kohortendaten nutzte, fand ebenfalls keine Anzeichen dafür, dass die Exposition mit $PM_{2.5}$ oder NO_2 das Risiko für eine allergische Rhinitis erhöht [51]. Einige kürzlich publizierte Ergebnisse von Querschnittsstudien in China berichten über positive Assoziationen zwischen $PM_{2.5}$ und NO_2 und allergischer Rhinitis bei Kindern [52],[53],[54]. Inwieweit die methodischen Unzulänglichkeiten einer Querschnittsstudie oder regionale und kulturelle Lebensstilfaktoren oder schließlich die deutlich höheren Expositionen in China ausschlaggebend für diese abweichenden Ergebnisse im Vergleich mit den europäischen und nordamerikanischen Studien sind, kann nicht abschließend beurteilt werden.

Langzeitexpositionen mit $PM_{2.5}$ und NO_2 waren bei Erwachsenen in zwei großen europäischen Kohorten nicht mit einer erhöhten Inzidenz für allergische Rhinitis assoziiert [55].

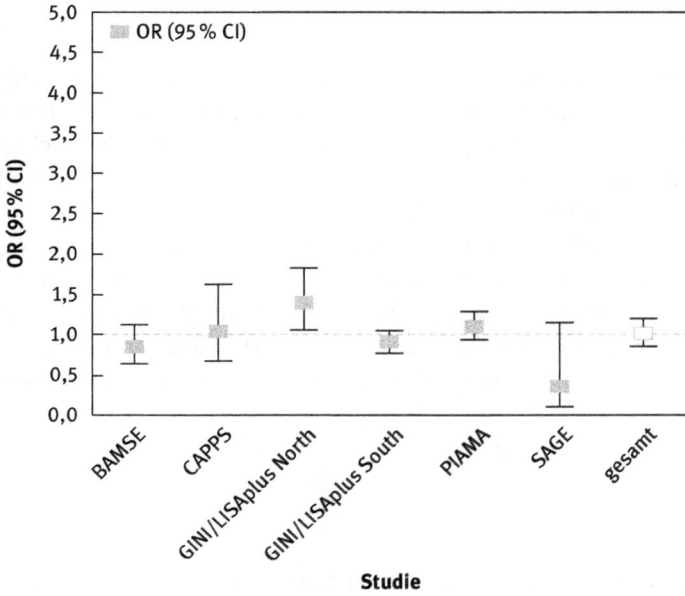

Abb. 12.3: Risiko für eine Allergische Rhinitis bei einer Zunahme von PM2.5 um 2 µg /m³.

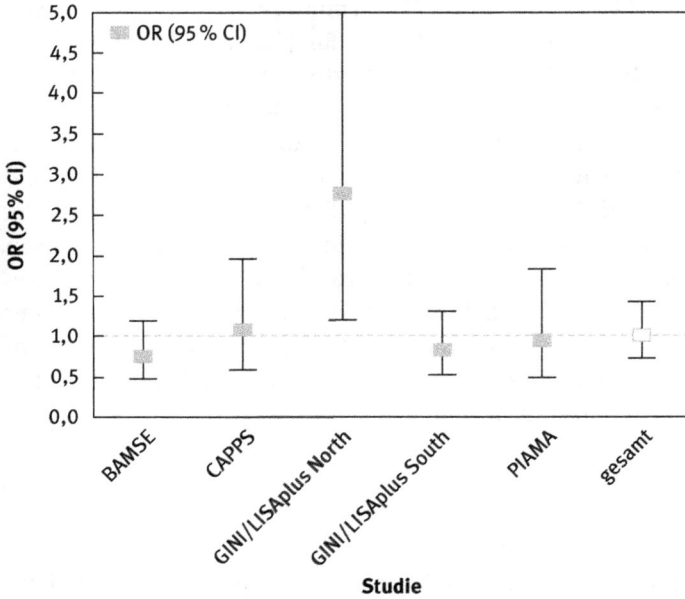

Abb. 12.4: Risiko für eine Allergische Rhinitis bei einer Zunahme von NO₂ um 10 µg /m³.

12.3.3 Allergische Sensibilisierung

Metaanalysen von Geburtskohortenergebnissen zeigten keine statistisch signifikanten Assoziationen zwischen Luftschadstoffen und der allergischen Sensibilisierung [56]. Für die spezifische Sensibilisierung gegen Aeroallergene wurde eine schwache, statistisch nicht signifikante Assoziation für $PM_{2,5}$ (1,05 (95 % CI 1,00, 1,11) pro Zunahme um $2 \mu g/m^3$ berichtet, aber nicht für NO_2 (1,02 (0,92, 1,13) pro Zunahme von $10 \mu g/m^{3\,29}$. Diese Assoziationen basieren auf 6 bzw. 8 Studien. Nur eine kleinere Studie mit Erwachsenen in Australien fand statistisch positive Assoziationen zwischen NO_2 und der allergischen Sensibilisierung [57]. Inwieweit deshalb die fehlenden Assoziationen im Kindesalter auf der Grundlage von nahezu idealem Studiendesign mit großen Stichprobenumfängen vorsichtiger als ein „Null-Ergebnis" zu interpretieren sind, bleibt fragwürdig.

12.3.4 Ekzem

Nur wenige Studien analysierten die Assoziationen zwischen Luftschadstoffexpositionen und dem Auftreten von Ekzem [11],[58],[59],[60],[61],[62],[63]. Allgemein beschreiben diese Studien häufiger Hautsymptome, in unterschiedlichen Altersperioden (6 Monate, 6 Jahre, 8–11 Jahre), die auf ein Ekzem hinweisen, in Abhängigkeit von diversen Luftschadstoffen ($PM_{2,5}$, NO_2, SO_2 und PM_{10}). Ein jüngst publiziertes Review zur Rolle von Luftschadstoffen bei Ekzem schlussfolgerte, dass die Ergebnisse kontrovers seien und wegen der wenigen Studien und angesichts der methodischen Mängel keine abschließende Bewertung vorgenommen werden könne [64]. Diese Einschätzung bezieht sich im Übrigen sowohl auf die Rolle von Luftschadstoffen bei einem bestehenden Ekzem als auch auf die Verursachung eines Ekzems durch Luftschadstoffe. Die einzige Metaanalyse zu Feinstaub und Hauterkrankungen fasst Ergebnisse von 13 Studien zu $PM_{2,5}$ Expositionen und atopischem Ekzem bei Kindern und Erwachsenen zusammen [65]. Der gemeinsame Effektschätzer war nicht statistisch signifikant erhöht (1,04 (95 % CI 0,96, 1,12) für einen Anstieg von $PM_{2,5}$ um $10 \mu g/m^3$). Der gemeinsame Effektschätzer für PM_{10} lag unter 1.00. Eine Einschränkung auf die Studien mit Kindern änderte die Effektschätzer nicht wesentlich.

12.4 Mögliche Mechanismen

Während statistisch signifikante Zusammenhänge zwischen den ausgewählten Luftschadstoffen $PM_{2,5}$, NO_2 und Asthma, allergische Rhinitis, Ekzem und allergische Sensibilisierung überwiegend nicht nachweisbar sind, unterstützen Ergebnisse von Laborstudien und Humanexpositionen die These eines möglichen kausalen Zusammenhangs zwischen Luftschadstoffen und Allergien [3],[7],[66],[67],[68]. Aus diesen

Laborstudien ist die Evidenz für adverse Effekte von Partikeln und dabei insbesondere Feinstaub und Dieselpartikel besonders gut belegt, während die Rolle von NO_2 weniger deutlich ist, möglicherweise wegen weniger speziellen Studien mit NO_2. Als zugrunde liegende Mechanismen für die Partikeleffekte werden diskutiert: epithelialer Stress, eine partikelinduzierte Th2-Antwort und eine Verstärkung der Th17-Antwort [66]. Dagegen werden die NO_2-Effekte im Zusammenhang mit einer neutrophilen Infiltration der Bronchien, der Produktion von proinflammatorischen Cytokinen und von adjuvanten Effekten bei Allergenexposition diskutiert [67]. Interessant ist, dabei insbesondere auf die scheinbare Widersprüchlichkeit zwischen immunologischen Effekten der Laborstudien und der überwiegend fehlenden Evidenz für Luftschadstoffeffekte auf die allergische Sensibilisierung aus den epidemiologischen Beobachtungsstudien hinzuweisen.

Trotz der umfangreichen Literaturrecherche, der Darstellung der neuesten Ergebnisse und der Fokussierung auf die für unsere Belange qualitativ hochwertigen Geburtskohortenstudien unterstützt diese Zusammenfassung epidemiologischer Ergebnisse kaum die Vorstellung von einer kausalen Beziehung zwischen den beiden ausgewählten Luftschadstoffen $PM_{2,5}$ und NO_2 und Asthma. In-vitro-Studien, Tiermodelle und Humanexpositionen belegen zwar plausibel mögliche Pathomechanismen zwischen Partikelexposition und allergischen Biomarkern durch die Beeinflussung des angeborenen und adaptiven Immunsystems, allerdings zeigen die epidemiologischen Studien überwiegend keine Effekte auf die allergische Sensibilisierung und das Auftreten von Heuschnupfen und Ekzem.

Asthma und andere IgE-vermittelte allergische Erkrankungen gehören zu den komplexen Erkrankungen mit einer multifaktoriellen Ätiologie. Dazu gehören neben Umwelteinflüssen auch Expositionen, die vom Lebensstil und dem Verhalten abhängen und durch das genetische und epigenetische Make-up bestimmt werden [69]. Insofern ist es nicht verwunderlich, dass die Effekte eines einzigen von zahlreichen Risikofaktoren für Allergien im Rahmen epidemiologischer Beobachtungsstudien nicht herausgefiltert werden können.

Wenn die Evidenz einer kausalen Rolle dieser Luftschadstoffe für das Auftreten von Allergien nicht eindeutig belegt ist, muss man folgerichtig schließen, dass eine primäre Prävention von Allergien durch die betrachteten Luftschadstoffe wahrscheinlich nicht möglich ist. Allerdings gibt es unstreitig eine starke Evidenz dafür, dass Exazerbationen von allergischen Erkrankungen durch Luftschadstoffe ausgelöst werden können [9]. Das allein rechtfertigt schon für die Einhaltung der bestehenden Grenzwerte von Luftschadstoffen zu sorgen, um speziell Allergiker vor gesundheitlichen Beeinträchtigungen zu schützen. Hinzu kommt der negative Einfluss auf die Lebenserwartung, Herz-Kreislauf-Erkrankungen, des neuerdings nachgewiesenen Lungenkrebses und vermehrten Infektionserkrankungen in der frühen Kindheit, um nur einige Beispiele zu nennen. Insofern sind Luftschadstoffe der Gesundheit eindeutig abträglich und müssen auf ein Minimum begrenzt werden.

Literatur

[1] Perez L, Rapp R, Kunzli N. The Year of the Lung: outdoor air pollution and lung health. Swiss Med Wkly 2010; 140: w13129.

[2] Thurston GD, Kipen H, Annesi-Maesano I, Balmes J, Brook RD, Cromar K, et al. A joint ERS/ATS policy statement: what constitutes an adverse health effect of air pollution? An analytical framework. Eur Respir J 2017;49(1). pii: 1600419. doi: 10.1183/13993003.00419-2016.

[3] WHO. Regional Office for Europe. Health effects of transport-related air pollution. In: Europe WROf, ed. Copenhagen, Denmark: World Health Organization Regional Office for Europe, 2016.

[4] Dick S, Doust E, Cowie H, Ayres JG, Turner S. Associations between environmental exposures and asthma control and exacerbations in young children: a systematic review. BMJ Open 2014; 4: e003827.

[5] Neuman A, Hohmann C, Orsini N, Pershagen G, Eller E, Kjaer HF, et al. Maternal smoking in pregnancy and asthma in preschool children: a pooled analysis of eight birth cohorts. Am J Respir Crit Care Med 2012; 186: 1037–43.

[6] Thacher JD et al. Maternal smoking during pregnancy and early childhood and development of asthma and rhinoconjunctivitis – a MeDALL project. Environmental Health Perspectives 2018;126(4):047005. doi: 10.1289/EHP2738.

[7] Guarnieri M, Balmes JR. Outdoor air pollution and asthma. Lancet 2014; 383: 1581–92.

[8] HEI. Traffic-related Air Pollution: A Critical Review of the literature on Emission, Exposure, and Health Effects. In: USA: Health Effects Institute HPotHEoT-RAP, ed. Boston, Masschusetts, 2010.

[9] Orellano P, Quaranta N, Reynoso J, Balbi B, Vasquez J. Effect of outdoor air pollution on asthma exacerbations in children and adults: Systematic review and multilevel meta-analysis. PLoS One 2017; 12: e0174050.

[10] Heinrich J, Schikowski T. COPD Patients as Vulnerable Subpopulation for Exposure to Ambient Air Pollution. Curr Environ Health Rep 2018;5(1):70–76. doi: 10.1007/s40572-018-0178-z.

[11] Kramer U, Schmitz R, Ring J, Behrendt H. What can reunification of East and West Germany tell us about the cause of the allergy epidemic? Clin Exp Allergy 2015; 45: 94–107.

[12] von Mutius E, Fritzsch C, Weiland SK, Roll G, Magnussen H. Prevalence of asthma and allergic disorders among children in united Germany: a descriptive comparison. BMJ 1992;305:1395–9.

[13] Nowak D, Heinrich J, Jorres R, Wassmer G, Berger J, Beck E, et al. Prevalence of respiratory symptoms, bronchial hyperresponsiveness and atopy among adults: west and east Germany. Eur Respir J 1996;9:2541–52.

[14] Ebelt S, Brauer M, Cyrys J, Tuch T, Kreyling WG, Wichmann HE, et al. Air quality in postunification Erfurt, East Germany: associating changes in pollutant concentrations with changes in emissions. Environ Health Perspect 2001;109:325–33.

[15] Kreyling W, Tuch T, Peters A, Pitz M, Heinrich J, Stölzel M, et al. Diverging long-term trends in ambient urban particle mass and number concentrations associated with emission changes caused by the German unification. Atmos Environ 2003; 37: 3841–3848.

[16] Heinrich J, Hoelscher B, Frye C, Meyer I, Wjst M, Wichmann HE. Trends in prevalence of atopic diseases and allergic sensitization in children in Eastern Germany. Eur Respir J 2002;19:1040–6.

[17] von Mutius E, Weiland SK, Fritzsch C, Duhme H, Keil U. Increasing prevalence of hay fever and atopy among children in Leipzig, East Germany. Lancet 1998;351:862–6.

[18] Schlaud M, Atzpodien K, Thierfelder W. Allergic diseases. Results from the German Health Interview and Examination Survey for Children and Adolescents (KiGGS). Bundesgesundheitsblatt Gesundheitsforschung Gesundheitsschutz 2007;50:701–10.

[19] Schmitz R, Atzpodien K, Schlaud M. Prevalence and risk factors of atopic diseases in German children and adolescents. Pediatr Allergy Immunol 2012;23:716–23.

[20] Annus T, Bjorksten B, Mai XM, Nilsson L, Riikjarv MA, Sandin A, et al. Wheezing in relation to atopy and environmental factors in Estonian and Swedish schoolchildren. Clin Exp Allergy 2001;31:1846–53.

[21] Braback L, Breborowicz A, Dreborg S, Knutsson A, Pieklik H, Bjorksten B. Atopic sensitization and respiratory symptoms among Polish and Swedish school children. Clin Exp Allergy 1994;24:826–35.

[22] Riikjarv MA, Annus T, Braback L, Rahu K, Bjorksten B. Similar prevalence of respiratory symptoms and atopy in Estonian schoolchildren with changing lifestyle over 4 yrs. Eur Respir J 2000;16:86–90.

[23] Vartiainen E, Petays T, Haahtela T, Jousilahti P, Pekkanen J. Allergic diseases, skin prick test responses, and IgE levels in North Karelia, Finland, and the Republic of Karelia, Russia. J Allergy Clin Immunol 2002;109:643–8.

[24] Wichmann HE. Possible explanation for the different trends of asthma and allergy in East and West Germany. Clin Exp Allergy 1996;26:621–3.

[25] Anderson HR, Favarato G, Atkinson RW. Long-term exposure to air pollution and the incidence of asthma meta-analysis of cohort studies. Air Qual Atmos Health. 2014;7(4):459–466.

[26] Bowatte G, Lodge C, Lowe AJ, Erbas B, Perret J, Abramson MJ, et al. The influence of childhood traffic-related air pollution exposure on asthma, allergy and sensitization: a systematic review and a meta-analysis of birth cohort studies. Allergy 2015;70:245–56.

[27] Gasana J, Dillikar D, Mendy A, Forno E, Ramos Vieira E. Motor vehicle air pollution and asthma in children: a meta-analysis. Environ Res 2012;117:36–45.

[28] Gowers AM, Cullinan P, Ayres JG, Anderson HR, Strachan DP, Holgate ST, et al. Does outdoor air pollution induce new cases of asthma? Biological plausibility and evidence; a review. Respirology 2012;17:887–98.

[29] Heinrich J. Luftschadstoffe und primäre Prävention von Allergien. Allergo J Int 2018;28:20–30. https://doi.org/10.1007/s40629-018-0078-7.

[30] Khreis H, Kelly C, Tate J, Parslow R, Lucas K, Nieuwenhuijsen M. Exposure to traffic-related air pollution and risk of development of childhood asthma: A systematic review and meta-analysis. Environ Int 2017;100:1–31.

[31] Heinrich J, Slama R. Fine particles, a major threat to children. Int J Hyg Environ Health 2007;210:617–22.

[32] Molter A, Simpson A, Berdel D, Brunekreef B, Custovic A, Cyrys J, et al. A multicentre study of air pollution exposure and childhood asthma prevalence: the ESCAPE project. Eur Respir J 2015;45:610–24.

[33] Fuertes E, Heinrich J. The influence of childhood traffic-related air pollution exposure on asthma, allergy and sensitization. Allergy 2015;70:1350–1.

[34] Gehring U, Beelen R, Eeftens M, Hoek G, de Hoogh K, de Jongste JC, et al. Particulate matter composition and respiratory health: the PIAMA Birth Cohort study. Epidemiology 2015;26:300–9.

[35] Beasley R, Semprini A, Mitchell EA. Risk factors for asthma: is prevention possible? Lancet 2015;386:1075–85.

[36] Braback L, Forsberg B. Does traffic exhaust contribute to the development of asthma and allergic sensitization in children: findings from recent cohort studies. Environ Health 2009;8:17.

[37] Keet CA, Keller JP, Peng RD. Long-term Coarse PM Exposure is Associated with Asthma Among Children in Medicaid. Am J Respir Crit Care Med 2018 ;197(6):737–746. doi: 10.1164/rccm.201706-1267OC.

[38] Pollock J, Shi L, Gimbel RW. Outdoor Environment and Pediatric Asthma: An Update on the Evidence from North America. Can Respir J 2017; 2017: 8921917.

[39] Rice MB, Rifas-Shiman SL, Litonjua AA, Gillman MW, Liebman N, Kloog I, et al. Lifetime Air Pollution Exposure and Asthma in a Pediatric Birth Cohort. J Allergy Clin Immunol 2018;141:1932-1834.

[40] Salam MT, Islam T, Gilliland FD. Recent evidence for adverse effects of residential proximity to traffic sources on asthma. Curr Opin Pulm Med 2008;14:3–8.

[41] Lavigne E, Belair MA, Rodriguez Duque D, Do MT, Stieb DM, Hystad P, et al. Effect modification of perinatal exposure to air pollution and childhood asthma incidence. Eur Respir J 2018;51.

[42] Heinrich J, Wichmann HE. Traffic related pollutants in Europe and their effect on allergic disease. Curr Opin Allergy Clin Immunol 2004;4:341–8.

[43] Bowatte G, Erbas B, Lodge CJ, Knibbs LD, Gurrin LC, Marks GB, et al. Traffic-related air pollution exposure over a 5-year period is associated with increased risk of asthma and poor lung function in middle age. Eur Respir J 2017; 50(4): 1602357. doi: 10.1183/13993003.02357-2016.

[44] Jacquemin B, Sunyer J, Forsberg B, Aguilera I, Briggs D, Garcia-Esteban R, et al. Home outdoor NO2 and new onset of self-reported asthma in adults. Epidemiology 2009;20:119–26.

[45] Modig L, Toren K, Janson C, Jarvholm B, Forsberg B. Vehicle exhaust outside the home and onset of asthma among adults. Eur Respir J 2009;33:1261–7.

[46] Modig L, Jarvholm B, Ronnmark E, Nystrom L, Lundback B, Andersson C, et al. Vehicle exhaust exposure in an incident case-control study of adult asthma. Eur Respir J 2006;28:75–81.

[47] Jacquemin B, Siroux V, Sanchez M, Carsin AE, Schikowski T, Adam M, et al. Ambient air pollution and adult asthma incidence in six European cohorts (ESCAPE). Environ Health Perspect 2015;123:613–21.

[48] Bowatte G, Lodge CJ, Knibbs LD, Erbas B, Perret JL, Jalaludin B, et al. Traffic related air pollution and development and persistence of asthma and low lung function. Environ Int 2018;113:170–176.

[49] Young HN, Larson TL, Cox ED, Moreno MA, Thorpe JM, MacKinnon NJ. The active patient role and asthma outcomes in an underserved rural community. J Rural Health 2014;30:121–7.

[50] Havet A, Zerimech F, Sanchez M, Siroux V, Le Moual N, Brunekreef B, et al. Outdoor air pollution, exhaled 8-isoprostane and current asthma in adults: the EGEA study. Eur Respir J 2018;51(4): 1702036. doi: 10.1183/13993003.02036-2017.

[51] Gehring U, Wijga AH, Hoek G, Bellander T, Berdel D, Bruske I, et al. Exposure to air pollution and development of asthma and rhinoconjunctivitis throughout childhood and adolescence: a population-based birth cohort study. Lancet Respir Med 2015;3:933–42.

[52] Chen F, Lin Z, Chen R, Norback D, Liu C, Kan H, et al. The effects of PM2.5 on asthmatic and allergic diseases or symptoms in preschool children of six Chinese cities, based on China, Children, Homes and Health (CCHH) project. Environ Pollut 2018;232:329–337.

[53] Deng Q, Lu C, Yu Y, Li Y, Sundell J, Norback D. Early life exposure to traffic-related air pollution and allergic rhinitis in preschool children. Respir Med 2016;121:67–73.

[54] Teng B, Zhang X, Yi C, Zhang Y, Ye S, Wang Y, et al. The Association between Ambient Air Pollution and Allergic Rhinitis: Further Epidemiological Evidence from Changchun, Northeastern China. Int J Environ Res Public Health 2017;14(3): E226. doi: 10.3390/ijerph14030226.

[55] Burte E, Leynaert B, Bono R, Brunekreef B, Bousquet J, Carsin AE, et al. Association between air pollution and rhinitis incidence in two European cohorts. Environ Int 2018;115:257–266.

[56] Gruzieva O, Gehring U, Aalberse R, Agius R, Beelen R, Behrendt H, et al. Meta-analysis of air pollution exposure association with allergic sensitization in European birth cohorts. J Allergy Clin Immunol 2014;133:767–76.e7.

[57] Bowatte G, Lodge CJ, Knibbs LD, Lowe AJ, Erbas B, Dennekamp M, et al. Traffic-related air pollution exposure is associated with allergic sensitization, asthma, and poor lung function in middle age. J Allergy Clin Immunol 2017;139:122–129.e1.

[58] Gehring U, Wijga AH, Brauer M, Fischer P, de Jongste JC, Kerkhof M, et al. Traffic-related air pollution and the development of asthma and allergies during the first 8 years of life. Am J Respir Crit Care Med 2010;181:596–603.

[59] Huang CC, Wen HJ, Chen PC, Chiang TL, Lin SJ, Guo YL. Prenatal air pollutant exposure and occurrence of atopic dermatitis. Br J Dermatol 2015;173:981–8.

[60] Lee YL, Su HJ, Sheu HM, Yu HS, Guo YL. Traffic-related air pollution, climate, and prevalence of eczema in Taiwanese school children. J Invest Dermatol 2008;128:2412–20.

[61] Penard-Morand C, Raherison C, Charpin D, Kopferschmitt C, Lavaud F, Caillaud D, et al. Long-term exposure to close-proximity air pollution and asthma and allergies in urban children. Eur Respir J 2010;36:33–40.

[62] Liu W, Cai J, Huang C, Hu Y, Fu Q, Zou Z, et al. Associations of gestational and early life exposures to ambient air pollution with childhood atopic eczema in Shanghai, China. Sci Total Environ 2016;572:34–42.

[63] Lu C, Deng L, Ou C, Yuan H, Chen X, Deng Q. Preconceptional and perinatal exposure to traffic-related air pollution and eczema in preschool children. J Dermatol Sci 2017;85:85–95.

[64] Ahn K. The role of air pollutants in atopic dermatitis. J Allergy Clin Immunol 2014;134:993–9; discussion: 1000.

[65] Ngoc LTN, Park D, Lee Y, Lee YC. Systematic Review and Meta-Analysis of Human Skin Diseases Due to Particulate Matter. Int J Environ Res Public Health 2017;14(12): E1458. doi: 10.3390/ijerph14121458.

[66] Brandt EB, Myers JM, Ryan PH, Hershey GK. Air pollution and allergic diseases. Curr Opin Pediatr 2015;27:724–35.

[67] Kim KH, Jahan SA, Kabir E. A review on human health perspective of air pollution with respect to allergies and asthma. Environ Int 2013;59:41–52.

[68] Schaumann F, Frömke C, Dijkstra D, Alessandrini F, Windt H, Karg E, Müller M, Winkler C, Braun A, Koch A, Hohlfeld JM, Behrendt H, Schmid O, Koch W, Schulz H, Krug N. Effects of ultrafine particles on the allergic inflammation in the lung of asthmatics: results of a double-blinded randomized cross-over clinical pilot study. Part Fibre Toxicol. 2014;11:39. doi: 10.1186/s12989-014-0039-3.

[69] Eder W, Ege MJ, von Mutius E. The asthma epidemic. N Engl J Med 2006;355:2226–35.

13 Rauchen und Atopie

Thomas Spindler

„Aktive und passive Exposition gegenüber Tabakrauch erhöhen das Allergierisiko (insbesondere das Asthmarisiko) und sind zu vermeiden. Dies gilt bereits während der Schwangerschaft."

So lautet das Fazit in der derzeit gültigen S3-Leitlinie zur primären Atopieprävention [14]. Die Risiken des aktiven oder passiven Rauchens sind in vielen Bereichen evident. Schaut man sich aber die Datenlage zur Frage „Steigert aktives oder passives Rauchen das Allergierisiko?" an, so sind die Aussagen weniger eindeutig. Verschiedene Metaanalysen der letzten Jahre zeigen ein uneinheitliches Bild.

Allgemein gesichert ist: „Rauchen gefährdet die Gesundheit und erhöht das Risiko für schwerwiegende Krankheiten und vorzeitige Sterblichkeit" [2],[17]. Daher besteht ein wesentliches Ziel der Gesundheitspolitik darin, den Tabakkonsum in der Bevölkerung zu verringern [5],[6]. Für die Planung und Evaluation von Maßnahmen der Tabakprävention und -kontrollpolitik sind aussagekräftige und regelmäßig erhobene Daten zur Verbreitung des Tabakkonsums in der Bevölkerung wichtig [6],[8]. Um Aussagen über die Verbreitung des Tabakkonsums treffen zu können, werden in der Regel repräsentative Bevölkerungsbefragungen herangezogen [12]. Die vorliegenden Studien zeigen, dass der Anteil der Raucher in Deutschland in den letzten Jahren zurückgegangen ist, besonders deutlich bei Jugendlichen und jungen Erwachsenen, bei Männern insgesamt stärker als bei Frauen. Seit Beginn der Datenerhebung durch den Kinder- und Jugendsurvey ging die Raucherquote bei den 11- bis 17-jährigen Jugendlichen von über 21 % 2003–2006 auf knapp über 7 % 2014–2017 kontinuierlich zurück.

Parallel dazu nahm in den letzten Jahrzehnten weltweit die Häufigkeit allergischer Erkrankungen zu. Einerseits sicherlich aufgrund einer verbesserten Diagnostik, andererseits aber auch objektiv durch Risikofaktoren wie Hygiene oder veränderte Ernährung. Zur Diskussion stehen aber auch andere externe Faktoren, beispielsweise die Rolle des aktiven und / oder passiven Rauchens, in der Entstehung allergischer Erkrankungen.

Im Folgenden wird der derzeitige Stand des Wissens und der Studien zum Zusammenhang zwischen Rauchexposition und der Entstehung atopischer Erkrankungen beleuchtet.

13.1 Mütterliches Rauchen in und nach der Schwangerschaft und die Auswirkungen auf Asthma bronchiale bei Kindern

In einer Auswertung von acht Geburtskohorten mit 21.000 Kindern durch Neuman et al. 2012 konnten 753 Kinder (3,4 %) identifiziert werden, die lediglich in der Schwangerschaft, nicht jedoch im ersten Lebensjahr einer Passivrauchexposition ausgesetzt

https://doi.org/10.1515/9783110561012-013

waren [11]. Bei diesen Kindern war im Alter zwischen 4 und 6 Jahren das Risiko für „Wheeze" und Asthma statistisch signifikant 1,39- bis 1,65-fach erhöht. Mütterliches Rauchen ausschließlich in der Schwangerschaft scheint also ein unabhängiger Risikofaktor für Asthma und „Wheeze" in diesem Alter zu sein. Dies deckt sich mit den Ergebnissen einer Metaanalyse von Burke et al. 2012 [1]. Diese zeigt ebenfalls einen signifikanten Einfluss von Rauchen in der Schwangerschaft auf die Häufigkeit von Asthma insbesondere bei Kleinkindern unter 2 Jahren (OR = 1,85, 95 % CI = 1,35–2,53).

Auch die postnatale Tabakrauchexposition führt insgesamt, aber insbesondere bei Kleinkindern unter 2 Jahren zu einem erhöhten Risiko für Asthma und Wheeze (1,70; 95 % CI = 1,24–2,35) [1]. Somit stellt die Verhinderung der prä- und postnatalen Tabakrauchexposition eine der am besten beeinflussbaren Präventionsmaßnahmen für eine Asthmaentstehung dar. Ob in diesem Zusammenhang auch die Atopierate erhöht ist, lassen diese Analysen offen. Somit lässt sich aus diesen Studiendaten kein eindeutiger Zusammenhang mit der Atopieentstehung per se ableiten.

13.2 Passive Rauchexposition: Ist sie schädlich oder sogar protektiv?

Eine Studie von Thacher et al. 2016 an 3316 Kindern, die von Geburt bis zur Adoleszenz im Alter von 4, 8 und 16 Jahren nachverfolgt wurden, zeigte keinen Zusammenhang einer Atopieentstehung und Rauchen in der Schwangerschaft [15]. Passivrauchexposition führte lediglich zu einer erhöhten Sensibilisierungsrate gegen Nahrungsmittelallergene unklarer klinischer Relevanz. Bei den inhalativen Allergenen zeigte sich kein signifikanter Effekt. Lediglich bei Kindern mit erhöhtem atopischem Risikoprofil wurde eine erhöhte Ekzemrate ermittelt.

Auch eine 2017 veröffentlichte Analyse von fünf Geburtskohorten mit nahezu 15000 Kindern zeigte ähnliche Ergebnisse [16]. Passivrauchexposition während der frühen Kindheit war assoziiert mit einem erhöhten Risiko für Rhinitis ohne Begleitsensibilisierungen und Neurodermitis mit Begleitsensibilisierungen im Jugendalter. Passivrauchexposition in anderen Abschnitten der Kindheit war nicht verbunden mit einem erhöhten Risiko für Asthma oder Rhinokonjunktivitis bei Jugendlichen.

Die genetische Komponente als diesbezüglichen Risikofaktor belegte auch die deutsche MAS-Kohorte [8]. Hier zeigte sich ein erhöhtes Sensibilisierungsrisiko gegenüber Nahrungsmittelallergenen bei Kindern, die postpartal Passivrauch ausgesetzt waren. Erstaunlicherweise war dieser Effekt bei Kindern mit prä- und postpartaler Exposition nicht nachweisbar.

Ein 2014 durchgeführtes Review von Feleszko et al. zeigte eine Assoziation zwischen postnataler Passivrauchexposition und erhöhtem Gesamt-IgE, spezifischem IgE sowie positivem Pricktest [4].

Demgegenüber liegen Analysen vor, die einen protektiven Effekt des Passivrauchens gefunden haben, so die Studie von Yamazaki et al. 2015 in Bezug auf Sensibilisierung gegen die Hausstaubmilbe und Zedernpollen [18]. Zu einem ähnlichen Ergebnis kam Nagata 2008 in seiner Untersuchung über den Zusammenhang zwischen Rauchen und dem Risiko einer Zedernpollenallergie bei japanischen Männern und Frauen [10].

Auch Havstad et al. zeigten 2012 konträre Ergebnisse auf: So zeigte sich bei Kindern zwischen 2 und 3 Jahren mit mütterlicher Atopieanamnese ein geringeres Risiko für allergische Sensibilisierungen, während das Risiko von Sensibilisierungen bei Kindern in dieser Altersgruppe ohne mütterliche Risikofaktoren erhöht war [5].

Die Studien, in denen gezeigt wurde, dass Rauchen sogar protektiv wäre, könnten allerdings einem Bias unterliegen in dem Sinne, dass allergisch vorbelastete Eltern präventiv nicht rauchen. Da diese „Nichtraucher" aber unter Allergien leiden und deren Kinder genetisch bedingt häufiger an Allergien erkranken, entsteht eventuell ein scheinbarer Zusammenhang zwischen Nichtrauchen und Allergie.

Eine Studie von Murray et al. 2004 [9] und eine weitere Analyse von Hollams et al. 2014 [6] zeigten keinen Einfluss mütterlichen Rauchens auf die Entwicklung von Sensibilisierungen und Atopie bei Kindern und Jugendlichen. Die Studie von Hollams zeigte im 14-Jahre-Follow-up an australischen Kindern allerdings einen negativen Einfluss auf die Entwicklung der Lungenfunktion bzw. die Häufigkeit obstruktiver Episoden. Letzteres aber nicht im Zusammenhang mit allergischen Sensibilisierungen.

13.3 Passivrauchen und Nahrungsmittelallergien – besteht ein Zusammenhang?

Eine prospektive Kohortenstudie von Feldman et al. an 3764 schwedischen Kindern, die 1994–1996 geboren wurden, verfolgte diese bis zum 16. Lebensjahr [3]. Passivrauchexposition wurde hier definiert mit rauchenden Eltern im 2. Lebensmonat des Kindes. Die Symptome bzgl. Nahrungsmittelallergien wurden im Alter von 1, 2, 4, 8, 12 und 16 Jahren abgefragt und mittels IgE-Messungen objektiviert. Es zeigte sich in der Passivrauchgruppe eine Tendenz zu vermehrten Nahrungsmittelallergien (OR 1,33; 95 %CI 0,97–1,83), insbesondere bezüglich Hühnereiweiß (OR 1.79; 95 %CI 1.00–3.20) und Erdnuss (OR 1,50; 95 %CI 1,00–2,26). Auch der Titer bzgl. den Erdnuss-Speicherproteinen als Marker einer klinisch relevanten Erdnussallergie war bei der passivrauchexponierten Gruppe erhöht (OR 2,39; 95 %CI 1,00–5,68).

13.4 Aktives Rauchen

Eine 2014 veröffentliche Metaanalyse von Saulyte et al. zeigte in einer Gesamtpopulation aus Jugendlichen und Erwachsenen nur einen geringen Risikoanstieg für die Neurodermitis und keinen Einfluss des Aktivrauchens auf die Entwicklung einer allergischen Rhinitis [13]. Bei der isolierten Betrachtung der Jugendlichen konnte ein, wenn auch geringer, Einfluss des Aktivrauchens sowohl auf die Entwicklung einer Neurodermitis als auch einer allergischen Rhinokonjunktivitis beobachtet werden.

Insgesamt ist die Datenlage zum Einfluss des Passivrauchens extrem heterogen. Eine klare Aussage über einen Zusammenhang kann aus diesem Grund nicht getroffen werden. Studien, in denen gezeigt wurde, dass Rauchen sogar protektiv wäre, könnten einem Bias unterliegen in dem Sinne, dass allergisch vorbelastete Eltern präventiv nicht rauchen Sicher ist allerdings auch, dass Passivrauch erhebliche negative Einflüsse auf Bronchialerkrankungen bei Kindern hat.

Auch aktives Rauchen scheint, wenn überhaupt, die Entwicklung allergischer Erkrankungen wie Neurodermitis oder Rhinoconjunctivitis allergica nur gering zu beeinflussen. Dies vor allem bei Jugendlichen.

In Bezug auf Nahrungsmittelallergien scheint es zumindest tendenziell eine Beziehung zwischen Passivrauchexposition im Säuglingsalter und NM-Allergie zu geben. Statistisch signifikant ist allerdings der Einfluss mütterlichen Rauchens während der Schwangerschaft auf die Häufigkeit von Asthma und Wheeze bei Kindern im Vorschulalter.

In Anbetracht der unsicheren und schlechten Datenlage sind hochwertige und prospektive Studien zu fordern, um eine konkrete und fundierte Empfehlung zum Thema Rauchen und Allergieentstehung aussprechen zu können.

Literatur

[1] Burke H, Leonardi-Bee J,Hashim A et al.: Prenatal and Passive Smoke Exposure and Incidence of Asthma and Wheeze: Systematic Review and Meta-analysis. Pediatrics 2012;129(4)735–744.

[2] Deutsches Krebsforschungszentrum (Hrsg) Tabakatlas Deutschland 2015. Pabst Science Publishers, Lengerich 2015.

[3] Feldman A, Thacher J, van Hage M, et al. Secondhand Smoke Exposure in Early Life and Food-Related Symptoms through Adolescence: Population-Based Prospective Cohort Study. J Allergy Clin Immunol 2017;139, Supplement 388.

[4] Feleszko W, Ruszczynski M, Jaworska J, Strzelak A, Zalewski BM, Kulus M. Environmental tobacco smoke exposure and risk of allergic sensitisation in children: a systematic review and meta-analysis. Arch Dis Child 2014;99:985–992.

[5] Havstadt SL, Cole Johnson C, Zoratti EM, Jerel M, et al. Tobacco smoke exposure and allergic sensitization in children: A propensity score analysis. Respirology 2012;17(7):1068–1072.

[6] Hollams EM, de Klerk NH, Holt PG, Sly PD. Persistent effects of maternal smoking during pregnancy on lung function and asthma in adolescents. Am J Respir Crit Care Med 2014;189:401–407.

[7] Keil T, Lau S, Roll S, et al. Maternal smoking increases risk of allergic sensitization and wheezing only in children with allergic predisposition: longitudinal analysis from birth to 10 years. Allergy 2009;64(3):445–51.

[8] Lau S, Matricardi PM, Wahn U, Lee Y, Keil T. Allergy and atopy from infancy to adulthood: Messages from the German birth cohort MAS. Annals of Allergy, Asthma & Immunology 2018;122:25–32.

[9] Murray CS, Woodcock A, Smillie FI, et al. Tobacco smoke exposure, wheeze, and atopy. Pediatr Pulmonol 2004;37:492–498.

[10] Nagata C, Nakamura K, Fujii K, et al. Smoking and risk of cedar pollinosis in Japanese men and women. Int Arch Allergy Immunol 2008;147:117–124.

[11] Neuman A, Hohmann C, Orsini N, et al. Smoking in Pregnancy and Asthma in Preschool Children. Am J Respir Crit Care Med 2012 ; 186(10):1037–1043.

[12] Robert Koch Institut: Fact sheet Rauchen in Deutschland basierend auf Daten aus GEDA 2014/2015-EHIS, Journal of Health Monitoring 2018 (3).

[13] Saulyte J, Regueira C, Montes-Martínez A, Khudyakov P, Takkouche B. Allergic Rhinitis, Allergic Dermatitis, and Food Allergy in Adults and Children: A Systematic Review and Meta-Analysis. PLoS Med 2014;11(3):e1001611.

[14] Schäfer T. et al. AWMF-S3-Leitlinie Allergieprävention – Update 2014, Leitlinie der Deutschen Gesellschaft für Allergologie und klinische Immunologie (DGAKI) und der Deutschen Gesellschaft für Kinder- und Jugendmedizin (DGKJ), gültig bis 2019

[15] Thacher JD, Gruzieva O, Pershagen G, et al. Parental smoking and development of allergic sensitization from birth to adolescence. Allergy 2016;71(2):239–48.

[16] Thacher JD. Indoor environment and tobacco smoke exposure in relation to allergic disease and lung function Karolinska Institutet. E-Print AB 2017 ISBN 978–91–7676–794–8

[17] U. S. Department of Health and Human Services. The health consequences of smoking-50 years of progress. A report of the Surgeon General. U. S. Department of Health and Human Services, Centers for Disease Control and Prevention, National Center for Chronic Disease Prevention and Health Promotion, Office on Smoking and Health, Atlanta 2014.

[18] Yamazaki S, Shima M, Nakadate T, et al. Patterns of Sensitization to Inhalant Allergens in Japanese Lower-Grade Schoolchildren and Related Factors. Int Arch Allergy Immunol 2015;167(4):253–63.

Hans Günther Wahl

14.1 Produktion von PVC-Kunststoffen

Erdöl und Steinsalz als Quellen für Ethylen und Chlor stellen die Rohstoffe der PVC-Produktion dar. Aus Ethylen und Chlor entsteht das farblose Gas Vinylchlorid, das durch Polymerisation zu Polyvinylchlorid wird. Durch Zugabe von verschiedenen Additiven erhält der PVC-Kunststoff die für die unterschiedlichen Anwendungsbereiche notwendigen Eigenschaften. Dabei ist die Verwendung von relativ großen Mengen an Weichmachern (bis zu 60 %) obligat.

Produkte aus PVC zeichnen sich insbesondere durch ihre lange Lebensdauer aus und sind aufgrund ihrer vielseitigen Eigenschaften fester Bestandteil des täglichen Lebens, z. B. Fußboden- und Wandbeläge, Dach- und Dichtungsbahnen, Fensterprofile, Rohre (Trink- und Abwasser), Schläuche, Planen und Kabel. Weitere Einsatzgebiete sind Landwirtschaft, Möbel, Haushaltswaren, Fahrzeuginnenausstattung und Verpackungen. PVC ist mit 28 % Marktanteil immer noch der mit Abstand gebräuchlichste Kunststoff in der Medizin. Meist handelt es sich dabei um Weich-PVC für Beutel und Schlauchsysteme für verschiedenste Anwendungen (Schlauchsysteme für Infusionen, Dialysebehandlungen oder Beatmungssysteme, Beutel für Produkte in der Transfusionsmedizin, Katheter, Endotrachealtuben). Besonders hohe Anforderungen wie hohe Kälteelastizität und Festigkeit der Schweißnähte werden an Blutbeutel gestellt. Derzeit erfüllt PVC als einziger Werkstoff alle Anforderungen [1],[2],[3].

14.2 Weichmacherklassen und ihre Eigenschaften

Grundsätzlich können Polymere wie PVC auf zwei Arten plastifiziert (weichgemacht) werden. Als interne Plastifizierung wird die chemische Modifikation des starren Poly- oder Monomers bezeichnet. Die externe Plastifizierung unterscheidet sich dadurch, dass das Endprodukt aus chemisch unverändertem Polymer und dem hinzugefügten Weichmacher besteht. Hierbei lagert sich der Weichmacher zwischen den Molekülketten des Polymers ein und lockert die Struktur auf. Da es sich nur um Wechselwirkungen zwischen den polaren Gruppen des Weichmachers und den polaren Gruppen des PVC handelt, können diese nicht kovalent gebundenen Weichmachermoleküle abhängig von der Temperatur und dem umgebenden Medium auch relativ leicht wieder austreten [1],[2],[3],[4],[5],[6],[7].

Es gibt mehr als 300 verschiedene Weichmacher, von denen 50–100 kommerziell genutzt werden. Die Mehrheit stellen Ester aus Adipin-, Zitronen-, Phosphor-, Trimellit- oder Phthalsäure mit verschiedenen Alkoholen der Kettenlänge C_1 bis maximal C_{17} dar. Davon wird Di(2-ethylhexyl) Adipat (DEHA) überwiegend in Folien für den

https://doi.org/10.1515/9783110561012-014

Lebensmittelbereich eingesetzt [8],[9] und Tris(2-ethylhexyl) Trimellitate (TOTM) [10],[11] werden aufgrund ihrer nur geringen Flüchtigkeit in der Kfz-Industrie (Innenraumausstattung) und zu einem geringen Teil auch in der Medizin (Dialyseschlauchsysteme) verwendet.

Am häufigsten werden aufgrund ihrer technischen Leistungsfähigkeit, Vielseitigkeit und Kostengünstigkeit die Phthalate eingesetzt. Produkte aus Weich-PVC bestehen durchschnittlich zu 30–35 % aus Weichmachern, können aber auch bis zu 60 % enthalten. Produkte aus oder mit Weich-PVC finden sich in fast allen Haushalten: Bodenbeläge, Kunstleder, Tapeten, Duschvorhänge, Babyartikel, Kinderspielzeug, Verpackungen, Schuhe sowie Sport- und Freizeitartikel können Phthalate enthalten. In der Gruppe der Phthalate mit 90 % Marktanteil an der gesamten Weichmacherproduktion in Westeuropa im Jahr 1998 stellte DEHP allein ungefähr 50 % der Gesamtproduktion dar, gefolgt von Di-isononyl (DINP) und Di-isodecyl Phthalat (DIDP) mit zusammen ca. 35 %. Das bedeutet eine Produktion von etwa 450 000 Tonnen DEHP in Westeuropa. Aufgrund der gesetzlichen Vorgaben der letzten 20 Jahre in Europa sind DINP und DIDP gegenwärtig die in Westeuropa am häufigsten eingesetzten Weichmacher. Bei ungefähr gleichbleibendem Weichmachergesamtverbrauch stieg ihr Anteil von31 % in 1992 auf 35 % in 1999 und auf 58 % im Jahr 2014. Der Anteil von DEHP fiel im selben Zeitraum von 51 % auf 42 % und 12 %. Der Anteil von DINCH ist auf über 20 % angestiegen. DEHP ist aber weltweit weiterhin mit einem Anteil von fast 40 % am globalen Verbrauch (8,4 Millionen Tonnen) der meist verwendete Weichmacher mit überwiegendem Einsatz in

Tab. 14.1: Strukturen verschiedener Phthalate.

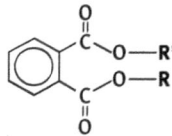

R	R'	Substanz
–H	–H	Phthalsäure PA
–CH$_3$	–CH$_3$	Dimethyl Phthalat DMP
–(CH$_2$)$_3$CH$_3$	–(CH$_2$)$_3$CH$_3$	Dibutyl Phthalat DBP
–(CH$_2$)$_3$CH$_3$	–CH$_2$C$_6$H$_5$	Benzylbutyl Phthalat BBP
–CH$_2$CH(CH$_2$)$_3$CH$_3$ $\quad$ CH$_2$CH$_3$	–CH$_2$CH(CH$_2$)$_3$CH$_3$ $\quad$ CH$_2$CH$_3$	Di(2-ethylhexyl) Phthalat DEHP
C8-Isomere	C8-Isomere	Di-isooctyl Phthalat DIOP
C9-Isomere	C9-Isomere	Di-isononyl Phthalat DINP
C10-Isomere	C10-Isomere	Di-isodecyl Phthalat DIDP

Asien, Afrika und Lateinamerika. Über importierte Produkte aus den entsprechenden Regionen gelangt DEHP dann wieder nach Europa [1],[6].

Phthalate sind Di-Ester der ortho-Phthalsäure (s. Tab. 14.1) mit Alkoholen der Kettenlänge C_1 (Methanol) bis C_{13} (Tridecanol). Ester der para-Phthalsäure sind als Terephthalate teilweise im nordamerikanischen Raum in Gebrauch. DINP, DIDP, Di-isooctyl (DIOP) und Di-isotridecyl (DTDP) Phthalate enthalten als Alkoholkomponente keinen exakt definierten Alkohol, sondern ein Gemisch aus Isomeren. Dies ist in der Entstehung aus einer Reaktion von Olefinen mit Kohlenmonoxid und Wasserstoff bedingt. Da DEHP mit 2-Ethylhexanol als Alkohol mittlerer Länge die meisten technischen und medizinischen Anforderungen gut erfüllt und gleichzeitig kostengünstig produziert werden kann, wird in Medizinprodukten überwiegend DEHP eingesetzt.

14.3 Gesetzliche Regelungen zum Einsatz von Phthalaten in Europa

Seit 1999 waren DEHP und weitere Phthalate (DINP, DBP, DIDP, DNOP, BBP) in Spielzeug- und Babyartikeln, die dazu bestimmt sind, von Kindern unter drei Jahren in den Mund genommen zu werden und aus Weich-PVC bestehen, europaweit vorübergehend verboten worden [12]. Dieses Verbot wurde nachfolgend immer wieder erneuert [13], bis durch die EU-Chemikalienverordnung REACH (Registration, Evaluation, Authorisation and Restriction of Chemicals) vom 1. Juni 2007 die Verordnung (EG) Nr. 1907/2006 in Kraft getreten ist [14]. Phthalate kurzkettiger Alkohole (DBP, DIBP, BBP, DEHP) sind als reproduktionstoxisch eingestuft worden und als „Substanzen mit besonders besorgniserregenden Eigenschaften" (REACH) gelistet.

Im Dezember 2004 wurde die Verwendung von DEHP und DINP in allen Kosmetikprodukten in der EU durch die Richtlinie 2004/93/EG eingeschränkt [15] und in 2007 wurde DEHP in Verpackungen fetthaltiger Lebensmittel verboten, während der neue Weichmacher DINCH (Diisononylcyclohexan-1,2-dicarboxylat) zugelassen wurde [16]. Seit Februar 2015 dürfen die Weichmacher DEHP, DBP und BBP nur noch mit einer besonderen Genehmigung nach der EU-Chemikalienverordnung REACH eingesetzt werden. In Importprodukten kann DEHP aber weiterhin enthalten sein. Im Unterschied dazu können die Phthalate DINP und DIDP auch weiterhin für alle derzeitigen Anwendungen mit den obengenannten Ausnahmen eingesetzt werden. Mit der aktuellen EU-Verordnung 2018/2005 vom 17. Dezember 2018 zur Änderung des Anhangs XVII der Verordnung (EG) Nr. 1907/2006 des Europäischen Parlaments und des Rates zur Registrierung, Bewertung, Zulassung und Beschränkung chemischer Stoffe (REACH) wird das Inverkehrbringen der Phthalate DEHP, DBP, BBP und DIBP nach dem 7.7.2020 bis auf wenige bestimmte Bereiche komplett untersagt [17].

Aufgrund der gesetzlichen Vorgaben der letzten 20 Jahre wurde das einst am häufigsten verwendete Phthalat DEHP in den vergangenen Jahren in Europa mehr und mehr durch DINP und DIDP sowie neue alternative Weichmacher wie DINCH ersetzt.

Zusammengenommen sind DINP und DIDP gegenwärtig die in Westeuropa am häufigsten eingesetzten Weichmacher [2],[4].

14.4 DEHP-Belastung der Bevölkerung

Die DEHP-Emission in die Umwelt erfolgt während der Produktion, des Gebrauchs und durch die Entsorgung von DEHP enthaltenden Produkten. Da rund 95 % des Umwelteintrags an DEHP während der Produktnutzung erfolgt, machen Produktion und Entsorgung nur etwa 5 % aus [2]. In Deutschland wurde im Jahr 2013 gut ein Drittel des PVC-Abfalls werkstofflich wiederverwertet (Recycling) und der Rest überwiegend energetisch verwertet (Müllverbrennung) bzw. auf Deponien gelagert. Während bei der Verbrennung unter Einhaltung der optimalen Temperaturen DEHP komplett zu CO_2 und H_2O verbrannt wird, kann auf Deponien DEHP weiterhin in Boden, Sickerwasser und Luft gelangen [2],[23].

DEHP in der Atemluft

DEHP kommt so ubiquitär in der Umwelt und in vielen Produkten des täglichen Bedarfs vor, dass es als äußerst unwahrscheinlich anzusehen ist, eine nicht mit DEHP belastete Bevölkerungsgruppe zu finden [24],[25]. Die Tatsache, dass in Nabelschnurblut von Neugeborenen verschiedene Phthalate gefunden wurden, lässt eine bereits in utero erfolgende Erstbelastung, wie auch bei Ratten gezeigt, vermuten [26],[27]. Menschen nehmen Phthalate über die Nahrung, die Atemluft oder die Haut auf. Phthalate als relativ schwerflüchtige organische Verbindungen dünsten zwar langsam, aber dauerhaft aus. Einmal in der Gasphase lagern sich Phthalate an unterschiedlichste Partikel an und können in der Luft auch über größere Strecken transportiert werden. In Wohnungen sind sie als Haus- und Schwebstaub zu finden. Die Belastung durch DEHP in der Atemluft wird aufgrund des niedrigen Dampfdrucks im Allgemeinen aber als gering eingestuft [24],[25]. Dies gilt allerdings nicht in Bereichen der DEHP-Produktion und -Verarbeitung sowie in Innenräumen, in denen DEHP-haltige Werkstoffe, z. B. Bodenbeläge, Teppiche oder Vorhänge, verarbeitet wurden [28],[29],[30].

DEHP in der Nahrung

Die weitaus größte Quelle der DEHP-Belastung stellen jedoch Nahrungsmittel dar [2],[8],[21],[22]. DEHP und das analoge Adipat DEHA wurden in vielen Lebensmitteln wie Fisch, Fleisch, Milch, Ölen und Babynahrung gefunden [31],[32]. Die Ursache der Kontamination ist dabei sowohl in der Umwelt (direkte Nahrungskette), in der Nahrungsmittelproduktion und im Austritt aus Verpackungsfolien der Lebensmittel zu sehen. In sehr fetten Lebensmitteln wie Käse oder Ölen kann der Gehalt an DEHP bis in einen Bereich zwischen 31 und 150 mg/kg Lebensmittel ansteigen [33]. Für kleine

Kinder kommt eine weitere Belastung noch durch Kauen und Saugen an DEHP-haltigem Spielzeug hinzu [18],[21],[34],[35].

DEHP in Medizinprodukten

Zu den vielen medizinischen Vorgängen, bei denen Patienten in direkten Kontakt mit DEHP-haltigen PVC Produkten kommen, gehören u. a. die verschiedenen Dialyseverfahren, Transfusionen von Blut und Blutkomponenten, maschinelle Beatmung, Infusionen verschiedenster Lösungen sowie enterale und parenterale Ernährung. Lagerbedingungen wie Temperatur, Füllmenge, Kontaktzeit, Ausmaß der mechanischen Inanspruchnahme oder auch die Lipophilie der Lösungen beeinflussen dabei in hohem Maße das Austreten von DEHP aus diesen Materialien. Bei Medizinprodukten liegt eine grundsätzlich andere Situation vor als bei Kinderspielzeug, Verpackungen oder Kosmetika. Medizinprodukte sind meist überlebenswichtig und von ihrer Qualität hängt auch die Qualität der medizinischen Versorgung ab. PVC, das DEHP enthält, hat sich wegen seiner günstigen Materialeigenschaften für verschiedene medizinische Anwendungen außerordentlich bewährt. Dennoch sollte auch hier dringend nach Alternativen gesucht werden. Es gibt bereits einige PVC-Produkte, in denen alternative Weichmacher wie Zitrate, Benzoate, Adipate, DINCH, DEHT (Di(2-ethylhexyl)-terephthalat) oder TOTM (Tris(2-ethylhexyl)trimellitate) verwendet werden. Sowohl das SCENIHR (Scientific Committee on Emerging and Newly-Identified Health Risks) als auch das BfArM (Bundesinstitut für Arzneimittel und Medizinprodukte) kommen zu dem Ergebnis, dass die Datenlage für eine Bewertung alternativer Weichmacher für PVC in Medizinprodukten derzeit nicht ausreicht [18],[19],[20].

Der Studie „Phthalat-Belastung der Bevölkerung in Deutschland: Expositionsrelevante Quellen, Aufnahmepfade und Toxikokinetik am Beispiel von DEHP und DINP" zufolge, die vom Bundesinstitut für Risikobewertung (BfR) im Auftrag des Umweltbundesamtes (UBA) durchgeführt wurde [21],[22],[36], nehmen Jugendliche und Erwachsene DEHP hauptsächlich über Lebensmittel auf (s. Tab. 14.2).

Die Werte liegen im Mittel unterhalb der Menge von 50 µg/kg KG (TDI, Tolerable Daily Intake), die die Europäische Behörde für Lebensmittelsicherheit (EFSA) für DEHP festgelegt hat [37],[38]. Weitere DEHP-Eintragspfade sind bei Kindern Hausstaub, Verbraucherprodukte sowie Spielzeug. Das betrifft natürlich insbesondere Kinder, die sich viel auf dem Fußboden aufhalten.

Tab. 14.2: Absolute Anteile verschiedener Expositionspfade für DEHP [µg/(kg KG/d)].

Quelle		DEHP-Aufnahme [µg/(kg KG d)]		
		Kinder	Jugendliche	Erwachsene
oral	Lebensmittel	6,5–15,1	6,0–25	10,1–21,3
	Spielzeug	0,6–7,0	0	0
	Haushalt	0,3–3,8	0	0
	Hausstaub	2,3–4,7	0	0
inhalativ	Schwebstaub	0,08–0,11	0,1	0,05–0,08
	Autoinnenraum	0,2	0,2	0,1
dermal	Textilien	0,4	0,4	0,3
	Kosmetika	0,006–2,4	0,006–2,4	0,006–2,4
	Schuhe	4,6–10,3	3,4–9,2	2,4–6,7
	gesamt	15–44	10–37	13–31

14.5 DEHP-Metabolisierung

Während in zahlreichen Studien die direkte Aufnahme von DEHP bei Nagetieren und Primaten über die Atemwege, den Verdauungstrakt, die Haut und intravenös untersucht wurde, liegt bisher nur eine Studie vor, die die orale Aufnahme von DEHP bei Menschen an zwei Kontrollpersonen untersuchte [41]. Nach oraler Aufnahme von DEHP erfolgt nach Hydrolyse durch Lipasen (s. Abb. 14.1) die Resorption von MEHP und 2-Ethylhexanol im Intestinum [42],[43]. Akute Inhalationsstudien an Mäusen weisen auf eine langsame hydrolytische Esterspaltung von DEHP zu MEHP im Atemtrakt hin, wodurch die DEHP-Konzentration im Blut vermutlich zunächst höher als nach oraler Exposition [44],[45] ist. Es ist davon auszugehen, dass nach oraler Gabe im Gegensatz zur inhalativen Aufnahme mit einer wesentlich geringeren systemischen Exposition mit DEHP zu rechnen ist, dafür aber eine höhere Exposition mit MEHP und seiner Metaboliten stattfindet. Auch nach intravenöser Gabe von DEHP sind verglichen mit oraler Aufnahme die Konzentrationen von Mono-(2-ethyl-5-hydroxyhexyl) phthalat und Mono(2-ethyl-5-oxohexyl)phthalat höher, bei gleichzeitig niedrigerer Konzentration von MEHP [18],[39],[40].

Obwohl in allen bisher untersuchten Lebewesen dieser erste Schritt der Metabolisierung gleich ist, zeigen sich Unterschiede hinsichtlich der Quantität. Die Effektivität der Hydrolyse nimmt in der Reihenfolge Nagetier, Primat und Mensch ab [42]. Da im menschlichen Plasma nach intravenöser DEHP-Belastung auch Phthalsäure nachgewiesen werden konnte [46], muss hier, im Gegensatz zu Nagetieren, von der

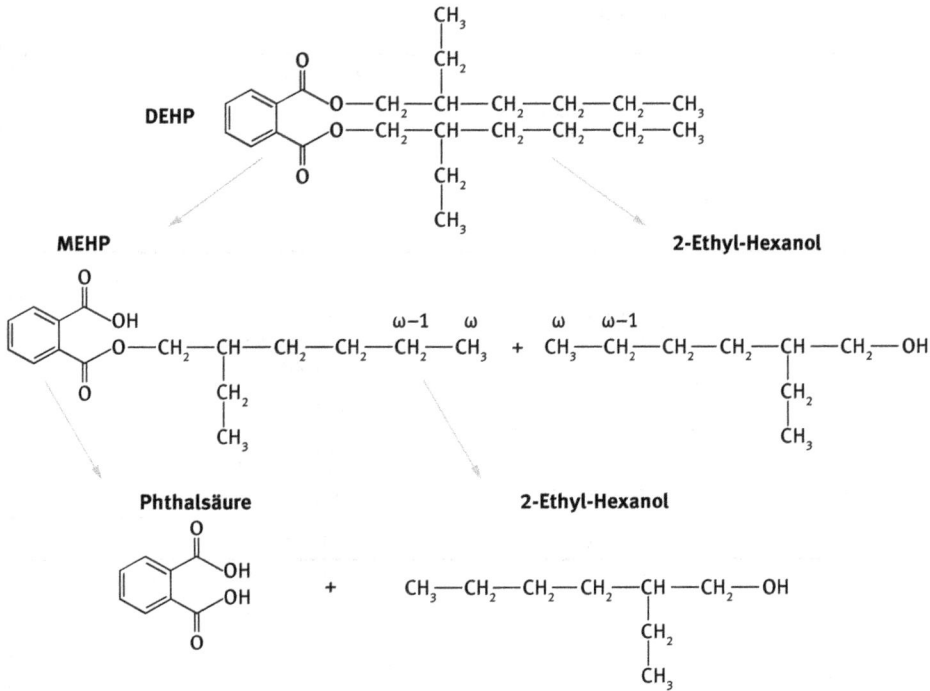

Abb. 14.1: Primäre DEHP-Metabolite durch Hydrolyse (nach [40]).

Möglichkeit einer vollständigen Hydrolyse des DEHP zu Phthalsäure und 2-Ethylhexanol ausgegangen werden (s. Abb. 14.1). Im Fall der CAPD – und Hämodialysepatienten scheint dies sogar der bevorzugte Weg zu sein, da die Phthalsäurekonzentration im Plasma deutlich höher ist als die Konzentration von DEHP und MEHP [47].

14.6 Oxidation von MEHP

MEHP wird durch Cytochrom P450-abhängige Enzyme weiter oxidiert [42],[48]. Dabei führen zunächst ω-Oxidation der C6- und C2-Seitenketten sowie ω-1-Oxidation der C6-Seitenkette (s. Abb. in Tab. 14.3) zu den entsprechenden Hydroxyverbindungen, die durch weitere Oxidation zu Ketonen und Dicarbonsäuren werden und im Urin von Menschen nachgewiesen werden können. Von den bisher 26 im Urin identifizierten MEHP-Metaboliten (I bis XXVI, s. Tab. 14.3) sind 5OH-MEHP, 5oxo-MEHP, Mono(2-carboxymethylhexyl)phthalat (2cx-MMHP) und Mono(2-ethyl-5-carboxypentyl)phthalat (5cx-MEPP) die quantitativ wichtigsten [49],[50].

Tab. 14.3: MEHP-Metabolismus [40].

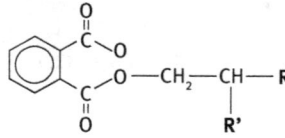

Metabolit	R	R'
I	$-CH_2COOH$	$-CH_2CH_3$
2cx-MMHP	$-[CH_2]_3CH_3$	$-CH_2COOH$
5cx-MEPP	$-[CH_2]_3COOH$	$-CH_2CH_3$
5oxo-MEHP	$-[CH_2]_2CO-CH_3$	$-CH_2CH_3$
VII	$-[CH_2]_3CH_3$	$-CH_2CH_2OH$
5OH-MEHP	$-[CH_2]_2CHOH-CH_3$	$-CH_2CH_3$
XXVI	$-[CH_2]_3CH_3$	$-CO-CH_3$

14.7 2-Ethylhexanol, 2-Ethylhexansäure und 4-Heptanon

Nach der Hydrolyse von DEHP zu MEHP und 2-Ethylhexanol erfolgt die weitere Oxidation über den entsprechenden Aldehyd zur 2-Ethylhexansäure, die in Ratten über ω- und ω-1-Oxidation zu 2-Ethyl-1,6-hexandicarbonsäure als Hauptmetabolit weiter abgebaut wird [42],[43],[48]. Wahl et al. [51],[52] konnten zeigen, dass nach Hydrolyse von DEHP der primäre Metabolit 2-Ethylhexanol auch im Menschen weiter metabolisiert wird. Anders als bei Ratten geschieht dies überwiegend über β-Oxidation. Über die Zwischenprodukte 2-Ethyl-3-hydroxy-hexansäure und 2-Ethyl-3-oxo-hexansäure entsteht schließlich als Endprodukt 4-Heptanon. In-vivo-Untersuchungen zum DEHP-Metabolismus ergaben nach intravenöser Applikation (isotonische Kochsalzlösung in handelsüblichen Weich-PVC-Infusionsbeuteln) eine mittlere Bildungsrate von 65,1 % für die α-Oxidationsprodukte 2-Ethyl-3-hydroxy-hexansäure, 2-Ethyl-3-oxo-hexansäure und 4-Heptanon [40],[51],[52].

14.8 Gesundheitliche Gefährdung durch DEHP

DEHP hat eine sehr niedrige akute Toxizität, die bei Mäusen mit einer LD50 von > 25 g/kg KG angegeben wird [18]. Die meisten Aussagen zu Wirkung und Wirkmechanismus von DEHP auf den Menschen beruhen bislang auf Tierversuchen mit in erster Linie Ratte oder Maus. So basierte auch die jahrzehntelang postulierte kanzerogene

Wirkung von DEHP auf Tierversuchen, die auf die 1982 publizierte NTP-Studie (U. S. National Toxicology Program) zurückgehen [53]. Während 1987 DEHP noch als „B2: probable human carcinogen" von der amerikanischen Umweltschutzbehörde eingestuft wurde, hat die zur WHO gehörende International Agency for Research of Cancer (IARC) im Jahr 2000 eine Herabstufung auf „not classifiable as to carcinogenicity to humans" (Gruppe 3) vorgenommen [54]. Grund für diese Rückstufung waren allgemeine Zweifel an der Übertragbarkeit der hepatischen Peroxisomenproliferation als Ursache der kanzerogenen DEHP-Wirkung vom Tier auf den Menschen. Die Speziesunterschiede bei der Aktivierung von PPARα (Peroxisomen-Proliferatoraktivierter Rezeptor α), vor allem die geringere Sensitivität des Menschen für die Induktion einer Peroxisomenproliferation, wurde in neuen Untersuchungen bestätigt. Dennoch entschied die IARC im Jahr 2012 [55] trotz limitierter Humanstudien in Zusammenschau mit dem Wissen über die Vielzahl molekularer Mechanismen und Signalwege in den Zielorganen Leber und Hoden, dass eine krebserzeugende Wirkung beim Menschen nicht ausgeschlossen werden kann und deklariert DEHP als „Group 2B possible carcinogen to humans". Inzwischen konnte gezeigt werden, dass neben DEHP auch dessen Metabolite (MEHP, oxidierte MEHP Metabolite, 2-Ethylhexansäure) an PPARγ, PPARγ1 und PPARg2 binden [18],[40],[56],[57],[58].

Während also die Gefahr der kanzerogenen Wirkung etwas relativiert wurde, bleiben die toxischen, nicht-karzinogenen Wirkungen auf Niere, Herz, Lunge und Leber weiterhin zentral in der Beurteilung der möglichen Gesundheitsschädigung durch DEHP. Dabei stehen vor allem entwicklungs- und reproduktionstoxische Effekte sowie hormonelle Störungen (endocrine disruption) im Vordergrund [59],[60],[61]. In letzter Zeit sind vermehrt Studien zu immunotoxikologischen Wirkungen von DEHP publiziert worden [62],[63],[64],[65],[66],[67],[68] und erhöhte Konzentrationen von DEHP in Hausstaub wurden in Verbindung mit gehäuftem Auftreten von Asthma bei Kindern in Verbindung gebracht [69],[70],[71],[72],[73],[74].

Durch die Einführung des Begriffs „Exposome" aus den Bestandteilen „Exposure" und „Genome" wurden 2005 von C. P. Wild [75] die Grundlagen für die epigenetische Forschung gelegt [76],[77],[78]. Unter dem Exposom wird die Gesamtheit aller endogenen und exogenen Umwelteinflüsse, denen ein Individuum lebenslang ausgesetzt ist, verstanden. Hierzu gehören neben Ernährung, Stress, Inaktivität und Bakterien im Darm auch verschiedenste Substanzen, Strahlung und Partikel. Epigenetische Effekte einiger Umweltchemikalien wie Bisphenol A und Phthalate auf DNA-Methylierung, Histonmodifikationen und nicht-kodierende RNAs einschließlich microRNAs können bereits *in utero* zu Veränderungen in der Regulation der Genexpression führen, die möglicherweise lebenslang persistieren [79],[80],[81].

14.9 Assoziation mit Asthma

Bei den ersten epidemiologischen Studien zur Untersuchung der Effekte von DEHP auf die Atemwege [69],[70],[71],[72],[73],[74] muss zwischen Hausstaub- und Schwebstaub-Daten unterschieden werden, da die Belastung durch Weichmacher im sedimentierten Hausstaub um ein Vielfaches höher (bis 30-fach, s. Abb. 14.1) als im Schwebstaub ist [18],[21],[69],[70]. Ein weiteres Problem dieser Studien ist die unterschiedliche Zusammensetzung des Hausstaubs aus mehreren Phthalaten wie DEHP, BBP, DBP und DINP sowie deren schwierige kontaminationsfreie Quantifizierung [40],[55]. Zusätzlich muss das Vorhandensein weiterer Hausstauballergene in der statistischen Auswertung berücksichtigt werden [70]. Norbäck et al. [70] brachten in einer kleinen Studie Asthmasymptome in Zusammenhang mit feuchtigkeitsbedingtem Abbau von DEHP, der durch erhöhte Konzentrationen des DEHP-Metaboliten 2-Ethyl-1-hexanol (Abb. 14.1) belegt wurde. Generell scheinen die DEHP-Metabolite eine wichtige Rolle in der Pathogenese zu spielen [44],[45],[66],[69],[70],[71],[82].

In einer Fall-Kontroll-Studie mit schwedischen Kindern im Alter von 3–8 Jahren mit 202 Kontrollen, 106 Kindern mit Asthma, 115 mit Ekzemen und 79 mit Rhinitis aus einer Kohorte von 10.852 Kindern konnte gezeigt werden, dass DEHP im Hausstaub mit Asthma (p = 0,022) und BBP mit Rhinitis (p = 0,001) und Ekzemen (p = 0,001) assoziiert ist [71]. Die Quantifizierung der Phthalate erfolgte in Hausstaubproben aus den Schlafzimmern der Kinder ohne Bestimmung von DEHP-Metaboliten im Urin als Expositionsmarker. Auch diese Studie konnte zwar mögliche Zusammenhänge zwischen einer inhalativen Phthalat-Exposition und Asthma (DEHP) bzw. Rhinitis (BBP) herstellen, jedoch methodenbedingt nicht die Kausalität nachweisen. Die Autoren fanden auch heraus, dass einerseits besonders hohe Konzentrationen an DEHP und BBP in älteren Gebäuden und in Gebäuden nach Wasserschäden gefunden wurden, andererseits aber beide Phthalate auch in Wohnungen ohne PVC Böden nachgewiesen wurden [83]. Ähnliche Ergebnisse wurden in einer bulgarischen Studie mit 102 an Kurzatmigkeit, Rhinitis und / oder Ekzemen erkrankten Kindern und 82 Kontrollen berichtet [72]. Hier lagen in Wohnungen erkrankter Kinder signifikant erhöhte DEHP-Konzentrationen im Hausstaub vor. Dabei war die Dosis-Wirkungs-Beziehung für die Assoziation der DEHP-Konzentration mit dem von den Eltern berichteten Auftreten von Kurzatmigkeit signifikant. Für die ebenfalls untersuchten Phthalate DMP, DEP, DBP, BBP und DOP wurden keine Unterschiede gefunden.

Der Unterschied zwischen der Konzentration von DEHP und BBP in der Raumluft mit dem Nachweis ihrer Metabolite im Urin wurde in einer Studie mit 239 Kindern in Wohnungen mit und ohne PVC-Böden eindeutig aufgezeigt [87]. Während die Konzentration von BBP in Räumen mit PVC-Böden signifikant höher ist und positiv mit den Metaboliten im Urin korreliert, konnte dies für DEHP nicht nachgewiesen werden. Als möglicher Grund wurde die überwiegend über Lebensmittel erfolgende Aufnahme von DEHP angeführt.

Im Rahmen des „Third National Health and Nutrition Examination Survey" NHA-NES III wurden bei 240 Teilnehmern mit Daten zu Phthalatkonzentrationen im Urin Lungenfunktionstests durchgeführt [86]. Hierbei konnten signifikante Assoziationen der Konzentrationen von Monobutylphthalate (MBP) mit einer Abnahme der Einsekundenkapazität (FEV_1), des Peak Flows (PEF) und der forcierten Vitalkapazität (FVC), sowie von Monoethylphthalat (MEP) mit einer Abnahme von FVC und FEV_1 festgestellt werden. Für MEHP konnte jedoch mit keinem der Parameter eine Abnahme festgestellt werden. Dagegen konnte in einer slowakischen Studie mit 30 in der Müllabfuhr tätigen Arbeitern gezeigt werden, dass die MEHP-Konzentration im Urin positiv mit FEV_1/FVC assoziiert ist, für MEP und MBP wurden hingegen keine Assoziationen gefunden [85]. In einer koreanischen Studie, die 56 Kindern mit Asthma einschloss, waren die Konzentrationen von 5OH-MEHP und 5oxo-MEHP im Urin mit einer Abnahme des PEF und einer Zunahme des FeNO (fractional exhaled nitric oxide) assoziiert [64]. Damit wurde neben dem Einfluss von DEHP auf die Lungenfunktion auch eine Verstärkung der Atemwegsentzündung indirekt nachgewiesen. In einer größeren Studie mit 244 Kindern einer städtischen Geburtenkohorte konnte gezeigt werden, dass ein Anstieg der Urinmetabolite von BBP und DEP positiv mit einem Anstieg des FeNO assoziiert war, nicht jedoch die Urinmetabolite von DEHP und DBP [90]. Bei Kindern mit Kurzatmigkeit fiel die Assoziation mit BBP signifikant stärker aus.

In einer nasalen Expositionsstudie mit niedrig und hoch DEHP-haltigem Hausstaub für drei Stunden an 16 gesunden und 16 an Hausstaubmilbe-Allergie leidenden Personen konnten unterschiedliche immunologische Reaktionen ohne Veränderung der Symptome gezeigt werden [89]. Die niedrige DEHP-Konzentration führte bei den Allergikern unter anderem zu einer Zunahme des eosinophilen kationischen Proteins, IL-5 und IL-6, während die gesunden Probanden keine signifikante Veränderung zeigten. Bei der Beurteilung der Ergebnisse ist jedoch zu beachten, dass die hier durchgeführte Kurzzeitexposition nicht den üblichen Studien mit Langzeitexposition entspricht.

Aufgrund der Vielzahl an Weich-PVC-Quellen im Haushalt ist bei der Beurteilung von epidemiologischen Studienergebnissen hinsichtlich der Assoziation von Atemwegssymptomen mit einer DEHP-Exposition neben dem fast immer untersuchten Hausstaub auch die sozioökonomische Wohnsituation zu berücksichtigen [2],[18],[21],[39],[83]: Haushaltsgegenstände, Spielzeug, Lebensmittelverpackungen, Textilien, Schuhe, Kosmetika usw. Inwiefern dann die „Gesamt"-Konzentrationsbestimmung von DEHP-Metaboliten im Urin hilfreich sein kann [64],[84],[85],[86], ist zumindest zu hinterfragen, da die größte Belastung der meisten Menschen durch Lebensmittel erfolgt und nicht inhalativ, abgesehen von Kleinkindern, bei denen Spielzeug und Hausstaub tatsächlich die Haupteintragspfade sind [2],[8],[18],[21],[22],[34],[35],[87].

14.10 Immuntoxikologische Wirkungen

Die Immuntoxikologie untersucht die Auswirkungen von in der Regel niedermolekularen chemischen Substanzen auf das Immunsystem. Es gibt zahlreiche Stoffe / Toxine, die mit den unterschiedlichsten Zelltypen und deren Funktionen im Immunsystem interagieren. Folgen können inadäquate Stimulation (Allergien, Autoimmunerkrankungen) und Immunsuppression (humoral, zellulär) sein. Während für Substanzen wie Dioxin, Benzol, bleihaltige Verbindungen, Pestizide und Insektizide schon seit Langem immuntoxikologische Untersuchungen vorliegen, ist dies für Weichmacher und hier speziell für DEHP mit seiner zahlreichen vielfältigen Metaboliten relatives Neuland.

Zur genaueren Untersuchung der Effekte einer DEHP-Exposition auf das Immunsystem existieren mehrere Studien mit verschiedenen Tiermodellen. Larsen et al. [68],[91] untersuchten in Ovalbumin(OVA)-sensibilisierten BALB/c Mäusen die Effekte von DEHP, MEHP und weiteren Phthalaten nach subkutaner Injektion (Ova allein oder OVA mit Phthalat) anhand OVA-spezifischer Antikörper (IgE, IgG_1, IgG_{2a}) im Serum. MEHP in einer Konzentration von 1000 µg/ml wirkte immunsuppressiv (signifikanter Abfall von IgE und IgG_1) und eine adjuvant (signifikanter Anstieg von IgE) bei 10 µg/ml. Die Applikation von DEHP blieb ohne Wirkung auf das IgE, führte aber zu einem signifikanten Anstieg von IgG_1 in der Konzentration von 2000 µg/ml. In einem Experiment mit PPAR-alpha–knockout-Mäusen verglichen mit dem Wildtyp wurden DEHP und OVA intraperitoneal appliziert und die OVA-spezifischen Antikörper (IgE, IgG_1, IgG_{2a}) im Serum gemessen. Im Vergleich zu OVA allein führte die OVA-plus-DEHP-Gabe zu einem starken Anstieg von IgG_1 und IgG_{2a} als Hinweis auf eine gemischte Th1/Th2-Reaktion. Die Tatsache, dass zwischen den Knockout-Mäusen und dem Wildtyp keine unterschiedlichen Veränderungen in der Konzentration der Antikörper festgestellt werden konnten, lässt auf einen PPAR-alpha-unabhängigen Mechanismus schließen [65].

Eine inhalative Exposition mit OVA und OVA/DEHP [44] und OVA/MEHP [92] führt bei BALB/cJ Mäusen in beiden Fällen zu einem signifikanten Anstieg von OVA-spezifischem IgG_1, ohne größere Veränderungen von IgE und IgG_{2a}. In der bronchoalveolären Lavage (BAL) fanden sich im Vergleich zur OVA-Kontrollgruppe bei MEHP eine signifikant höhere Anzahl von Lymphozyten und Eosinophilen und bei DEHP zusätzlich Neutrophilen. Die Wirkung von DEHP wurde allerdings erst bei einer sehr hohen Konzentration gesehen. Nach täglicher oraler Gabe von DEHP über 51 Tage wurde bei OVA-sensibilisierten BALB/c-Mäuse sowohl ein Anstieg des Gesamt-IgE als auch des OVA-spezifischen IgE in der OVA-plus-DEHP-Gruppe beobachtet [63]. Daneben fand sich in dieser Gruppe auch ein Anstieg von IL-4 (Lungengewebe) und Eosinophilen (BAL). DEHP alleine zeigte keine Wirkung. Da die Tiere anders als in den anderen Studien mit OVA plus $Al(OH)_3$ immunisiert wurden, sind additive Effekte nicht auszuschließen. Topische Applikation von DEHP bei OVA-sensibilisierten BALB/c-Mäusen [93] führte zwar zu einem signifikanten Anstieg des Lebergewichts, beeinflusste die immunologische Parameter (IgE, IgG_1) jedoch nicht.

14.11 Epigenetische Effekte

Bereits 2014 untersuchten Whyatt et al. [73] in einer Studie den möglichen Zusammenhang zwischen pränataler Phthalatexposition der Schwangeren und dem späteren Auftreten von Asthma bei den Kindern (n = 300). Untersucht wurden die Metabolite von BBP, DBP, DEP und DEHP im Urin der Schwangeren im 3. Trimenon als einmalige messung. Für die pränatale Exposition von BBP und DBP, nicht jedoch für DEP oder DEHP konnte eine signifikante Assoziation mit dem Auftreten von Asthma bei den Kindern gefunden werden. In einer weiteren Studie [84] konnten die Ergebnisse für BBP bestätigt werden, allerdings wurde hier auch eine Assoziation mit DEHP für das Auftreten von Asthma gefunden und keine für DEP oder DBP. Erste Arbeiten [80],[81],[95] geben Hinweise auf eine auch durch niedrige DEHP-Konzentrationen bedingte Veränderung der DNA-Methylierung verschiedener Gene (Androgen-Rezeptor, TNFα, IL-4, GATA-3, repressor zinc finger protein1 Zfpm1). Vernet et al. [79] untersuchten in einer Gruppe von 587 Schwangeren den Urin auf 9 Phenole und 11 Phthalat-Metabolite und verfolgten den respiratorischen Status der männlichen Kinder über 5 Jahre. Ethylparaben und Bisphenol A waren mit Asthma assoziiert und 2,5-Dichlorophenol und DIDP mit Kurzatmigkeit. Die inzwischen nachgewiesenen vielfältigen epigenetischen Effekte von Bisphenol A und Phthalaten sind in einem Review von Singh et al. [77] dargestellt und beinhalten neben der Hypo- und Hypermethylierung verschiedener Gene auch veränderte Histonmodifikationen und Expressionsmuster von microRNA. Während eine Bisphenol-A-bedingte Hypomethylierung in Agouti-Mäusen durch Supplementation von Methyldonatoren wie Folsäure in der Ernährung der trächtigen Weibchen verhindert werden kann [96], bleibt offen, ob epigenetische Effekte nach Expositionsabbruch der auslösenden Substanzen eliminiert oder umgekehrt werden können [77].

14.12 Prävention

Phthalate dünsten dauerhaft während der Nutzung aus und, einmal entwichen, lagern sie sich an Partikel an. Ein gutes Beispiel hierfür ist das hohe Vorkommen im Hausstaub. An (Staub)-Partikel gebundene Phthalate können in der Luft aber auch über größere Strecken transportiert werden und finden sich so selbst im Schnee und Eis der Antarktis [2]. Auch wenn heute also ein Leben völlig frei von Weichmacherbelastungen nicht mehr vorstellbar ist, gibt es einige Optionen, diese deutlich zu reduzieren. Dass die DEHP-Belastung in der Reihenfolge Kinderspielzeug > Nahrung > Hausstaub > Boden > Trinkwasser > Luft abnimmt, sollte in die Überlegungen zur Prävention einbezogen werden.

In den letzten Jahren wurde der Einsatz der Weichmacher DEHP, DBP, BBP und DIBP europaweit gesetzlich weitestgehend eingeschränkt. Besonders davon betroffen sind Spielzeuge für Kleinkinder, Lebensmittel und Kosmetika. Es besteht allerdings bislang keine Kennzeichnungspflicht für Weichmacher, auch wenn einige Hersteller inzwischen freiwillig kennzeichnen. Es gibt jedoch in Deutschland zum Beispiel die „ToxFox-App" [97], ein Produktcheck, der Kosmetik- und Kinderartikel auf Schadstoffe prüft.

Die Aufnahme von Phthalaten und insbesondere DEHP lässt sich im Alltag verringern, indem Speisen häufiger frisch zubereitet, wenig oder keine Fertigprodukte verwendet werden und auf Plastikverpackungen im Lebensmittelbereich möglichst ganz verzichtet wird. Außerdem empfiehlt es sich, Böden und Teppichböden häufiger zu reinigen und keine PVC-haltigen Materialien hierfür zu verwenden. In Europa hergestelltes Spielzeug für Kleinkinder ist bereits DEHP-frei, dies gilt jedoch nicht für Importware aus anderen Ländern wie zum Beispiel China, wo immer noch hohe DEHP-Anteile im Spielzeug gefunden werden.

Literatur

[1]   https://www.agpu.de/wp-content/uploads/2016/03/AGPU_AllesueberPVC_DE.pdf; 12.1.2019
[2]   https://www.umweltbundesamt.de/sites/default/files/medien/publikation/long/3540.pdf; 12.1.2019
[3]   https://www.umweltbundesamt.de/sites/default/files/medien/pdfs/Ausgabe01-2011.pdf; 12.1.2019
[4]   https://www.pvch.ch/wp-content/uploads/2014/08/Phthalate_PlasticEurope_2006.pdf; 12.1.2019
[5]   https://www.bbraun.ch/content/dam/catalog/bbraun/bbraunProductCatalog/CW_CH/de-ch/ b12/infusionsleitungen-sicherweich.pdf.bb-.41609153/infusionsleitungen-sicherweich.pdf; 12.1.2019
[6]   https://www.agpu.de/wp-content/uploads/2017/01/Argumentarium_DE_Januar2017.pdf; 12.1.2019
[7]   https://kunststoffe.fcio.at/media/8467/03022014150845s452nvoqendbericht-weichpvc_127504_de.pdf; 12.1.2019
[8]   Loftus NJ, Woollen BH, Steel GT, Wilks MF, Castle L. An assessment of the dietary uptake of di-2-(ethylhexyl) adipate (DEHA) in a limited population study. Food Chem Toxicol 1994;32:1–5.
[9]   Page BD, Lacroix GM. The occurrence of phthalate ester and di-2-ethylhexyl adipate plasticizers in Canadian packaging and food sampled in 1985–1989: a survey. Food Addit Contam 1995;12:129–151.
[10] Kambia K, Dine T, Azar R, Gressier B, Luyckx M, Brunet C. Comparative study of the leachability of di(2-ethylhexyl) phthalate and tri(2-ethylhexyl) trimellitate from haemodialysis tubing. Int J Pharm 2001;229:139–146.
[11] Flaminio LM, De Angelis L, Ferazza M, Marinovich M, Galli G, Galli CL. Leachability of a new plasticizer tri-(2-ethylhexyl)- trimellitate from haemodialysis tubing. Int J Artif Organs 1988;11:435–439.
[12] European Commission. Commission Decision of 7 December 1999 adopting measures prohibiting the placing on the market of toys and childcare articles intended to be placed in the mouth by children under three years of age made of soft PVC containing one or more of the substances di-iso-nonyl phthalate (DINP), di(2-ethylhexyl) phthalate (DEHP), dibutyl phthalate (DBP), di-iso-decyl phthalate (DIDP), di-n-octyl phthalate (DNOP), and butylbenzylphthalate (BBP). Official Journal of the European Communities 1999/815/EC, 1999;315:46–49.

[13] European Commission. Commission Decision of 20 February 2004 amending Decision 1999/815/EC concerning measures prohibiting the placing on the market of toys and childcare articles intended to be placed in the mouth by children under three years of age made of soft PVC containing certain phthalates. 2004/178/EC, Official Journal L 2004;55:66–67.

[14] Verordnung (EG) Nr. 1907/2006 des Europäischen Parlaments und des Rates vom 18. Dezember 2006 zur Registrierung, Bewertung, Zulassung und Beschränkung chemischer Stoffe (REACH), zur Schaffung einer Europäischen Chemikalienagentur, zur Änderung der Richtlinie 1999/45/EG und zur Aufhebung der Verordnung (EWG) Nr. 793/93 des Rates, der Verordnung (EG) Nr. 1488/94 der Kommission, der Richtlinie 76/769/EWG des Rates sowie der Richtlinien 91/155/EWG, 93/67/EWG, 93/105/EG und 2000/21/EG der Kommission.

[15] Richtlinie 2004/93/EG der Kommission vom 21. September 2004 zur Anpassung der Anhänge II und III der Richtlinie 76/768/EWG des Rates an den technischen Fortschritt.

[16] Richtlinie 2007/19/EG der Kommission vom 30. März 2007 zur Änderung der Richtlinie 2002/72/EG über Materialien und Gegenstände aus Kunststoff, die dazu bestimmt sind, mit Lebensmitteln in Berührung zu kommen, und der Richtlinie 85/572/EWG des Rates über die Liste der Simulanzlösemittel für die Migrationsuntersuchungen von Materialien und Gegenständen aus Kunststoff, die dazu bestimmt sind, mit Lebensmitteln in Berührung zu kommen.

[17] Verordnung (EU) 2018/2005 der Kommission vom 17. Dezember 2018 zur Änderung des Anhangs XVII der Verordnung (EG) Nr. 1907/2006 des Europäischen Parlaments und des Rates zur Registrierung, Bewertung, Zulassung und Beschränkung chemischer Stoffe (REACH) in Bezug auf Bis(2-ethylhexyl)phthalat (DEHP), Dibutylphthalat (DBP), Benzylbutylphthalat (BBP) und Diisobutylphthalat (DIBP).

[18] Scientific Committee on Emerging and Newly-Identified Health Risks (SCENIHR), Opinion on The safety of medical devices containing DEHP-plasticized PVC or other plasticizers on neonates and other groups possibly at risk (2015 update), (Revision February 2016); http://ec.europa.eu/health/scientific_committees/emerging/docs/scenihr_o_047.pdf; 12.1.2019.

[19] https://www.bfarm.de/SharedDocs/Risikoinformationen/Medizinprodukte/DE/dehp_2016.html; 12.1.2019

[20] https://www.bfarm.de/SharedDocs/Risikoinformationen/Medizinprodukte/DE/dehp_2006.html; 12.1.2019

[21] Phthalat-Belastung der Bevölkerung in Deutschland: Expositionsrelevante Quellen, Aufnahmepfade und Toxikokinetik am Beispiel von DEHP und DINP. Band I: Exposition durch Verzehr von Lebensmitteln und Anwendung von Verbraucherprodukten. Umwelt & Gesundheit 01/2012, Umweltbundesamt. https://www.umweltbundesamt.de/sites/default/files/medien/378/publikationen/umwelt_und_gesundheit_01_2012_conrad_phthalatbelastung_bevoelkerung_band1.pdf; 12.1.2019

[22] Phthalat-Belastung der Bevölkerung in Deutschland: Expositionsrelevante Quellen, Aufnahmepfade und Toxikokinetik am Beispiel von DEHP und DINP. Band II: Ergänzende Messungen von DEHP, DINP und DiNCH in Lebensmitteln und Migrationsmessungen in Verbraucherprodukten. Umwelt & Gesundheit 03/2012, Umweltbundesamt. https://www.umweltbundesamt.de/sites/default/files/medien/378/publikationen/umwelt_und_gesundheit_03_2012_conrad_phthalatbelastung_bevoelkerung_band2_a.pdf; 12.1.2019

[23] Wams TJ. Diethylhexylphthalate as an environmental contaminant--a review. Sci Total Environ 1987;66:1–16.

[24] Tickner JA. The Use of Di-2-Ethylhexyl Phthalate in PVC Medical Devices: Exposure, Toxicity, und Alternatives. Lowell Center for Sustainable Production. University of Massachusetts, Lowell, USA 1999.

[25] Howard P, Banerjee S, Robillard K. Measurements of water solubilities, octanol/water partition coefficients and vapor pressure of commercial phthalte esters. Environ Toxicol Chem 1985;9:623–636.

[26] Risk assessment for bis(2-ethylhexyl) phthalate. EINECS-NO: 204–211–0. Swedish National Chemicals Inspectorate 1998

[27] Singh AR, Lawrence WH, Autian J. Maternal-fetal transfer of 14C-di-2-ethylhexyl phthalate and 14C-diethyl phthalate in rats. J Pharm Sci 1975;64:1347–1350.

[28] Milkov LE, Aldyreva MV, Popova TB, et al. Health status of workers exposed to phthalate plasticizers in the manufacture of artificial leather and films based on PVC resins. Environ Health Perspect 1973;3:175–178.

[29] Uhde E, Bednarek M, Fuhrmann F, Salthammer T. Phthalic esters in the indoor environment-- test chamber studies on PVC-coated wallcoverings. Indoor Air 2001;11:150–155.

[30] Vainiotalo S, Pfaffli P. Air impurities in the PVC plastics processing industry. Ann Occup Hyg 1990;34:585–590.

[31] Tsumura Y, Ishimitsu S, Saito I, Sakai H, Kobayashi Y, Tonogai Y. Eleven phthalate esters and di(2-ethylhexyl) adipate in one-week duplicate diet samples obtained from hospitals and their estimated daily intake. Food Addit Contam 2001;18:449–460.

[32] Petersen JH, Breindahl T. Plasticizers in total diet samples, baby food and infant formulae. Food Addit Contam 2000;17:133–141.

[33] Huber WW, Grasl Kraupp B, Schulte Hermann R. Hepatocarcinogenic potential of di(2-ethylhexyl)phthalate in rodents and its implications on human risk. Crit Rev Toxicol 1996;26:365–481.

[34] Steiner I, Scharf L, Fiala F, Washuttl J. Migration of di-(2-ethylhexyl) phthalate from PVC child articles into saliva and saliva simulant. Food Addit Contam 1998;15:812–817.

[35] Wilkinson CF, Lamb JC. The potential health effects of phthalate esters in children's toys: a review and risk assessment. Regul Toxicol Pharmacol 1999;30:140–155.

[36] Phthalat-Belastung der Bevölkerung in Deutschland: Expositionsrelevante Quellen, Aufnahmepfade und Toxikokinetik am Beispiel von DEHP und DINP. Band III: Humane Toxikokinetikstudie. Umwelt & Gesundheit 04/2012, Umweltbundesamt. https://www.umweltbundesamt.de/sites/default/files/medien/378/publikationen/umwelt_und_gesundheit_04_2012_conrad_phthalatbelastung_bevoelkerung_band3_a.pdf; 12.1.2019.

[37] Opinion of the Scientific Panel on Food Additives, Flavourings, Processing Aids and Materials in Contact with Food (AFC) on a Request from the Commission related to bis(2-ethylhexyl) phthalate (DEHP) for use in food contact materials. Question No. EFSA-Q-2003–191. The EFSA Journal 2004;243:1–20.

[38] Guidance of the Scientific Committee on a request from EFSA related to Uncertainties in Dietary Exposure Assessment. Request No EFSA-Q-2004–019. The EFSA Journal 438. 2004:1–54.

[39] https://onlinelibrary.wiley.com/doi/pdf/10.1002/3527600418.mb11781d0059; 12.1.2019.

[40] Wahl HG. Nachweis und medizinische Relevanz von 4-Heptanon als Endmetabolit des Weichmachers Di(2-ethylhexyl) Phthalat (DEHP). Klinikum der Philipps – Universität Marburg, Abteilung für Klinische Chemie und Molekulare Diagnostik. Habilitationsschrift 15. Juni 2005.

[41] Schmid P, Schlatter C. Excretion and metabolism of di(2-ethylhexyl)phthalate in man. Xenobiotica 1985;15:251–256.

[42] Albro PW, Lavenhar SR. Metabolism of di(2-ethylhexyl)phthalate. Drug Metab Rev 1989;21:13–34.

[43] Kluwe WM. Overview of phthalate ester pharmacokinetics in mammalian species. Environ Health Perspect 1982;45:3–9.

[44] Larsen ST, Hansen JS, Hansen EW, Clausen PA, Nielsen GD. Airway inflammation and adjuvant effect after repeated airborne exposures to di-(2-ethylhexyl)phthalate and ovalbumin in BALB/c mice. Toxicology 2007;235:119–129.

[45] Kurahashi N, Kondo T, Omura M, Umemura T, Ma M, Kishi R. The Effects of Subacute Inhalation of Di (2-ethylhexyl) Phthalate (DEHP) on the Testes of Prepubertal Wistar Rats J Occup Health 2005;47:437–444.

[46] Pollack GM, Buchanan JF, Slaughter RL, Kohli RK, Shen DD. Circulating concentrations of di(2-ethylhexyl) phthalate and its de-esterified phthalic acid products following plasticizer exposure in patients receiving hemodialysis. Toxicol Appl Pharmacol 1985;79:257–267.

[47] Mettang T, Alscher DM, Pauli-Magnus C, Dunst R, Kuhlmann U, Rettenmeier AW. Phthalic acid is the main metabolite of the plasticizer di(2-ethylhexyl) phthalate in peritoneal dialysis patients. Adv Perit Dial 1999;15:229–233.

[48] Albro PW, Chae K, Philpot R, Corbett JT, Schroeder J, Jordan S. In vitro metabolism of mono-2-ethylhexyl phthalate by microsomal enzymes. Similarity to omega- and (omega-1) oxidation of fatty acids. Drug Metab Dispos 1984;12:742–748.

[49] Albro PW. Absorption, metabolism, and excretion of di(2-ethylhexyl) phthalate by rats and mice. Environ Health Perspect 1986;65:293–298.

[50] Koch HM, Bolt HM, Preuss R, Angerer J. New metabolites of di(2-ethylhe xyl)phthalate (DEHP) in human urine and serum after single oral doses of deuterium- labelled DEHP. Arch Toxicol 2005;79:367–376.

[51] Wahl HG, Hoffmann A, Luft D, Liebich HM. Analysis of volatile organic compounds in human urine by headspace gas chromatography-mass spectrometry with a multipurpose sampler. J of Chromatogr A 1999;847:117–125.

[52] Wahl HG, Hong Q, Stübe D, Maier ME, Häring HU, Liebich HM. Simultaneous analysis of the DEHP metabolites 2-ethylhexanoic acid, 2-ethyl-3-hydroxyhexanoic acid and 2-ethyl-3-oxo-hexanoic acid in urine by Gas Chromatography Mass Spectrometry. J of Chromatogr B 2001;758 (2):213–219.

[53] National Toxicology Program (NTP). Carcinogenesis bioassay of di-(2-ethylhexyl)phthalate (CAS No. 117–81–7) in F344 rats and B6C3F1 mice (feed study). Tech Rep Ser 217. Research Triangle Park, NC, USA, 1982.

[54] International Agency for Research on Cancer (IARC). Di(2-ethylhexyl) phthalate. IARC Monographs on the Evaluation of Carcinogenic Risks to Humans 2000;77:41–43.

[55] International Agency for Research on Cancer (IARC). Di(2-etylhexyl)phthalate. In: Some chemicals present in industrial and consumer products, food and drinking water. IARC monographs on the evaluation of carcinogenic risk to humans. 2012;101:149–284.

[56] Sheikh IA, Beg MA. Endocrine disruption: In silico interactions between phthalate plasticizers and corticosteroid binding globulin. J Appl Toxicol. 2017;37(12):1471–1480.

[57] Maloney EK, Waxman DJ. trans-activation of PPARalpha and PPARgamma by structurally diverse environmental chemicals. Toxicol Appl Pharmacol 1999;161: 209–218.

[58] Hurst CH, Waxman DJ. Activation of PPARalpha and PPARgamma by environmental phthalate monoesters. Toxicol Sci 2003;74:297–308.

[59] Martinez-Arguelles DB, Papadopoulos V. Mechanisms mediating environmental chemical-induced endocrine disruption in the adrenal gland. Front Endocrinol 2015;6:29.

[60] Oehlmann J, Oetken M, Schulte-Oehlmann U. A critical evaluation of the environmental risk assessment for plasticizers in the freshwater environment in Europe, with special emphasis on bisphenol A and endocrine disruption. Environ Res. 2008;108(2):140–9.

[61] Latini G, Verrotti A, De Felice C. DI-2-ethylhexyl phthalate and endocrine disruption: a review. Curr Drug Targets Immune Endocr Metabol Disord. 2004;1:37–40.

[62] Butala JH, David RM, Gans G, McKee RH, Guo TL, Peachee VL, White KL Jr. Phthalate treatment does not influence levels of IgE or Th2 cytokines in B6C3F1 mice. Toxicology 2004;201(1–3):77–85.

[63] Guo J, Han B, Qin L, Li B, You H, Yang J, Liu D, Wei C, Nanberg E, Bornehag CG, Yang X. Pulmonary toxicity and adjuvant effect of di-(2-exylhexyl) phthalate in ovalbumin-immunized BALB/c mice. PLoS One 2012;7(6):e39008.

[64] Kim YM, Kim J, Cheong HK, Jeon BH, Ahn K. Exposure to phthalates aggravates pulmonary function and airway inflammation in asthmatic children. PLoS One. 2018;13(12):e0208553.

[65] Larsen ST, Nielsen GD. The adjuvant effect of di-(2-ethylhexyl) phthalate is mediated through a PPARalpha-independent mechanism. Toxicol Lett. 2007;170(3):223–8.

[66] Larsen ST, Hansen JS, Hammer M, Alarie Y, Nielsen GD. Effects of mono-2-ethylhexyl phthalate on the respiratory tract in BALB/c mice. Hum Exp Toxicol. 2004;11:537–45.

[67] Larsen ST, Lund RM, Nielsen GD, Thygesen P, Poulsen OM. Adjuvant effect of di-n-butyl-, di-n-octyl-, di-iso-nonyl- and di-iso-decyl phthalate in a subcutaneous injection model using BALB/c mice. Pharmacol Toxicol. 2002;91(5):264–72.

[68] Larsen ST, Hansen JS, Thygesen P, Begtrup M, Poulsen OM, Nielsen GD. Adjuvant and immuno-suppressive effect of six monophthalates in a subcutaneous injection model with BALB/c mice. Toxicology 2001;169(1):37–51.

[69] Oie L, Hersoug LG, Madsen JO. Residential exposure to plasticizers and its possible role in the pathogenesis of asthma. Environ Health Perspect 1997;105: 972–978.

[70] Norback D, Wieslander G, Nordstrom K, Walinder R. Asthma symptoms in relation to measured building dampness in upper concrete floor construction, and 2-ethyl-1-hexanol in indoor air. Int J Tuberc Lung Dis 2000;4:1016–1025.

[71] Bornehag CG, Sundell J, Weschler CJ, Sigsgaard T, Lundgren B, Hasselgren M, Hägerhed-Engman L. The association between asthma and allergic symptoms in children and phthalates in house dust: a nested case-control study. Environ Health Perspect. 2004;112(14):1393–7.

[72] Kolarik B, Naydenov K, Larsson M, Bornehag CG, Sundell J. The association between phthalates in dust and allergic diseases among Bulgarian children. Environ Health Perspect. 2008;116(1):98–103.

[73] Whyatt RM, Perzanowski MS, Just AC, Rundle AG, Donohue KM, Calafat AM, Hoepner LA, Perera FP, Miller RL. Asthma in inner-city children at 5–11 years of age and prenatal exposure to phthalates: the Columbia Center for Children's Environmental Health Cohort. Environ Health Perspect. 2014;122(10):1141–6.

[74] Choi H, Schmidbauer N, Sundell J, Hasselgren M, Spengler J, Bornehag CG. Common household chemicals and the allergy risks in pre-school age children. PLoS One 2010;5(10):e13423.

[75] Wild CP. Complementing the genome with an „exposome": the outstanding challenge of environmental exposure measurement in molecular epidemiology. In: Cancer Epidemiol Biomarkers Prev. 2005;14:1847–1850.

[76] Renz H, Holt PG, Inouye M, Logan AC, Prescott SL, Sly PD. An exposome perspective: Early-life events and immune development in a changing world. J Allergy Clin Immunol. 2017;140(1):24–40.

[77] Singh S, Li SS. Epigenetic effects of environmental chemicals bisphenol A and phthalates. Int J Mol Sci. 2012;13(8):10143–53.

[78] Siroux V, Agier L, Slama R. The exposome concept: a challenge and a potential driver for environmental health research. Eur Respir Rev. 2016;25(140):124–9.

[79] Vernet C, Pin I, Giorgis-Allemand L, Philippat C, Benmerad M, Quentin J, Calafat AM, Ye X, Annesi-Maesano I, Siroux V, Slama R; EDEN Mother–Child Cohort Study Group. In Utero Exposure to Select Phenols and Phthalates and Respiratory Health in Five-Year-Old Boys: A Prospective Study. Environ Health Perspect. 2017;125(9):097006.

[80] Martinez-Arguelles DB, Papadopoulos V. Prenatal phthalate exposure: epigenetic changes leading to lifelong impact on steroid formation. Andrology 2016;4(4):573–84.

[81] Jahreis S, Trump S, Bauer M, Bauer T, Thürmann L, Feltens R et al. Maternal phthalate exposure promotes allergic airway inflammation over 2 generations through epigenetic modifications. J Allergy Clin Immunol. 2018;141(2):741–753.

[82] Tuomainen A, Stark H, Seuri M, Hirvonen MR, Linnainmaa M, Sieppi A, Tukiainen H. Experimental PVC material challenge in subjects with occupational PVC exposure. Environ Health Perspect. 2006;114(9):1409–13.

[83] Bornehag CG, Lundgren B, Weschler CJ, Sigsgaard T, Hagerhed-Engman L, Sundell J. Phthalates in indoor dust and their association with building characteristics. Environ Health Perspect. 2005;113(10):1399–404.

[84] Ku HY, Su PH, Wen HJ, Sun HL, Wang CJ, Chen HY,et al. Prenatal and postnatal exposure to phthalate esters and asthma: a 9-year follow-up study of a taiwanese birth cohort. PloS one 2015;10(4):e0123309.

[85] Kolena B, Petrovicova I, Pilka T, Pucherova Z, Munk M, Matula B, et al. Phthalate exposure and health-related outcomes in specific types of work environment. Int J Environ Res Public Health 2014;11(6):5628–39.

[86] Hoppin JA, Ulmer R, London SJ. Phthalate exposure and pulmonary function. Environ Health Perspect. 2004;112(5):571–4.

[87] Just AC, Miller RL, Perzanowski MS, Rundle AG, Chen Q, Jung KH et al. Vinyl flooring in the home is associated with children's airborne butylbenzyl phthalate and urinary metabolite concentrations. J Expo Sci Environ Epidemiol 2015;25(6):574–9.

[88] Fromme H, Lahrz T, Piloty M, Gebhart H, Oddoy A, Rüden H. Occurrence of phthalates and musk fragrances in indoor air and dust from apartments and kindergartens in Berlin (Germany). Indoor Air 2004;14(3):188–95.

[89] Deutschle T, Reiter R, Butte W, Heinzow B, Keck T, Riechelmann H. A controlled challenge study on di(2-ethylhexyl) phthalate (DEHP) in house dust and the immune response in human nasal mucosa of allergic subjects. Environ Health Perspect 2008;116(11):1487–93.

[90] Just AC, Whyatt RM, Miller RL, Rundle AG, Chen Q, Calafat AM et al. Children's urinary phthalate metabolites and fractional exhaled nitric oxide in an urban cohort. Am J Respir Crit Care Med. 2012;186(9):830–7.

[91] Thor Larsen S, My Lund R, Damgård Nielsen G, Thygesen P, Melchior Poulsen O. Di-(2-ethylhexyl) phthalate possesses an adjuvant effect in a subcutaneous injection model with BALB/c mice. Toxicol Lett. 2001;125(1–3):11–8.

[92] Hansen JS, Larsen ST, Poulsen LK, Nielsen GD. Adjuvant effects of inhaled mono-2-ethylhexyl phthalate in BALB/cJ mice. Toxicology 2007;232(1–2):79–88.

[93] Dearman RJ, Beresford L, Bailey L, Caddick HT, Betts CJ, Kimber I. Di-(2-ethylhexyl) phthalate is without adjuvant effect in mice on ovalbumin. Toxicology 2008;244(2–3):231–41.

[94] Kim EH, Jeon BH, Kim J, Kim YM, Han Y, Ahn K, Cheong HK. Exposure to phthalates and bisphenol A are associated with atopic dermatitis symptoms in children: a time-series analysis. Environ Health 2017;16(1):24.

[95] Wang IJ, Karmaus WJ, Chen SL, Holloway JW, Ewart S. Effects of phthalate exposure on asthma may be mediated through alterations in DNA methylation. Clinical epigenetics 2015;7:27.

[96] Dolinoy DC, Huang D, Jirtle RL. Maternal nutrient supplementation counteracts bisphenol A-induced DNA hypomethylation in early development. Proc Natl Acad Sci 2007;104(32):13056–61.

[97] https://www.bund.net/chemie/toxfox/?wc=22498&gclid=EAIaIQobChMI0omdy_CT4AIVTOR3Ch2cpwJ6EAAYASAAEgKXSfD_BwE; 12.1.2019

Cathleen Muche-Borowski

15.1 Hintergrund

Mit geschätzt 8 Millionen Betroffenen zählt Asthma zu den Volkskrankheiten in Deutschland. Die Erkrankung kann mit Asthmamedikamenten gut behandelt werden [1]. Doch auch andere Medikamente spielen beim Asthma eine Rolle.

Analgetika, zum Beispiel Paracetamol, Acetylsalicylsäure (ASS) und Ibuprofen, werden häufig bei akuten oder chronischen Schmerzzuständen, aber auch aufgrund der fiebersenkenden und entzündungshemmenden Eigenschaften beispielsweise bei grippalen Infekten eingesetzt. Laut der KIGGS-Studie werden mehr als die Hälfte aller Anwendungen schmerzlindernder oder fiebersenkender Arzneimittel nicht vom Arzt verordnet, sondern ohne Rezept gekauft (24,9 %) oder stammen aus anderen Quellen, z. B. aus der Hausapotheke (34,0 %) [2]. Im Jahr 2017 hatten in der deutschsprachigen Bevölkerung ab 14 Jahren rund 35 Millionen Personen in den letzten 3 Monaten rezeptfreie Schmerzmittel eingenommen [3].

Als Auslöser für Asthma und Allergien bei nicht bereits erkrankten Kindern und Jugendlichen werden Schmerzmedikamente diskutiert. Zahlreiche Studien haben diesen Einfluss untersucht und sind zu unterschiedlichen Ergebnissen gekommen. Daher soll der Frage nachgegangen werden, welche Auswirkungen die Einnahme von Medikamenten, v. a. Paracetamol, Aspirin, Kontrazeptiva oder Antibiotika, von Mutter oder Kind auf die Entwicklung von Asthma, atopischen Ekzem und Heuschnupfen beim Kind hat.

15.2 Methodisches Vorgehen

Eine systematische Suche fand am 30.11.2017 in den Datenbanken Cochrane und Medline über PubMed statt. Gesucht wurde in der Cochrane Library nach dem Schlagwort „paracetamol“, „acetaminophen“ oder „antibiotics“ in Kombination mit „asthma“ oder „allergy“. Bei insgesamt 62 Treffern verblieb nach Durchsicht der Titel keine relevante Arbeit zum Thema.

In der PubMed-Datenbank wurde wie folgt gesucht:

(((((((“”Asthma””[Mesh]) OR (“”Allergy and Immunology””[Mesh] OR “”Hypersensitivity””[Mesh] OR “”Rhinitis, Allergic, Seasonal””[Mesh])) OR “”Dermatitis, Atopic””[Mesh])) AND (((((((acetaminophen[Title/Abstract]) OR paracetamol[Title/Abstract]) OR aspirin[Title/Abstract]) OR ibuprofen[Title/Abstract]) OR contracepti*

https://doi.org/10.1515/9783110561012-015

[Title/Abstract])) OR antibiotic[Title/Abstract])) AND prevention[Title/Abstract ("''2013''''[Date – Publication] : "''3000''''[Date – Publication])

Die Suche bis zum 26.02.2018 ergab von 810 Publikationen. Nach Durchsicht der Titel und Abstracts verblieben 78 relevante Arbeiten, wovon nach Volltextsichtung 27 Arbeiten übriggeblieben, die der o. g. Fragestellung nachgingen.

Eingeschlossen wurden Arbeiten, die Paracetamol, Aspirin, Ibuprofen oder Antibiotika, die Einnahme bei der Mutter oder dem Kind und die patientenrelevanten Zielgrößen Asthma, atopisches Ekzem oder Heuschnupfen untersuchten. Themenfremde Arbeiten wurden ausgeschlossen. Die Arbeiten wurden hinsichtlich ihrer Methodik kritisch gelesen und bewertet. Eine zusammenfassende Darstellung der Studien und deren Stärken und Schwächen findet sich in Tab. 15.2.

15.3 Paracetamol (Acetaminophen)/Aspirin

Insgesamt zeigte sich für die Einnahme von Paracetamol (Acetaminophen) ein heterogenes Bild hinsichtlich der Zielgrößen Asthma, Heuschnupfen und atopisches Ekzem. Von elf Arbeiten zeigten sechs eine positive Assoziation zur Entwicklung von Asthma, eine Arbeit zeigte eine negative Assoziation. Zwei Arbeiten konnten keinen Zusammenhang zwischen der Medikamenteneinnahme und der Entwicklung von Asthma beim Kind nachweisen. Lediglich drei Studien untersuchten das atopische Ekzem beim Kind, wovon zwei einen positiven und eine einen negativen Zusammenhang zur Medikamenteneinnahme fand. Fünf Arbeiten zeigten einen Einfluss auf die Entwicklung von Heuschnupfen, drei einen positiven, eine einen negativen und eine Arbeit zeigte sowohl einen positiven als auch einen negativen Zusammenhang, je nachdem wann die Medikamenteneinnahme beim Kind erfolgte (s. Tab. 15.1).

15.3.1 Auswirkungen der Medikamenteneinnahme auf die Entwicklung von Asthma

Bei der Medikamenteneinnahme wird zwischen der Einnahme von Paracetamol o. ä. Präparaten der Mutter, des Kindes oder von beiden unterschieden. Bei fünf von acht Arbeiten hatte das Kind Schmerzmittel eingenommen, bei zwei Arbeiten nur die Mutter und bei drei Arbeiten waren es Mutter und Kind.

Die Arbeit von Bartool et al. zeigte als einzige Studie in seiner Geburtskohorte einen negativen Zusammenhang zwischen der Einnahme von Paracetamol im ersten Lebensjahr und der Entwicklung von Asthma nach einem Jahr Follow-up, adjustierte OR 0,68 [95 % CI 0,51–0,92] [4].

Eine weitere Arbeit, die die Medikamenteneinnahme des Kindes in zwei Geburtskohorten untersuchte, legten Wang et al. vor. Es zeigte sich in einer der beiden Kohorten (1998) ein positiver Zusammenhang zwischen der Paracetamoleinnahme beim Kind im ersten Lebensjahr und der Entwicklung von Asthma im Alter von bis zu

Tab. 15.1: Einnahme von Paracetamol Acetaminophen)/Aspirin und Auswirkungen auf Asthma, atopisches Ekzem oder Heuschnupfen beim Kind.

Referenz	Einnahme		Assoziation mit Asthma beim Kind	Assoziation mit atopischen Ekzem beim Kind	Assoziation mit Heuschnupfen beim Kind
Amberbir et al. 2014 [12]	Kind	+	n. u.	↑	↑
	Mutter				
Batool et al. 2016 [4]	Kind	+	↓	↓	↓
	Mutter				
Cheelo et al. 2015 [10]	Kind	+	−	n. u.	n. u.
	Mutter	+	↑		
Hoeke et al. 2016 [11]	Kind		−	n. u.	n. u.
	Mutter	+			
Liu et al. 2016 [8]	Kind		↑	n. u.	n. u.
	Mutter	+			
Magnus et al. 2016 [9]	Kind	+	↑	n. u.	n. u.
	Mutter	+	↑		
Peñaranda et al. 2015 [13]	Kind	+	n. u.	n. u.	↑
	Mutter				
Sordillo et al. 2015 [7]	Kind	+	↑	n. u.	n. u.
	Mutter	+	↑		
Tamay et al. 2014 [14]	Kind	+	n. u.	n. u.	↑ (Einnahme in letzten 12 Monaten) ↓ (Einnahme im 1. Lebensjahr)
	Mutter				
Wang et al. 2013 [5]	Kind	+	↑	↑	↑
	Mutter				
Chu et al. 2016 [6]	Kind		↑	n. u.	n. u.
	Mutter	+			

↑: positive, risikohafte Assoziation; ↓: negative, protektive Assoziation; –: keine Assoziation; n. u.: nicht untersucht

6 Jahren (adjustierte HR 1,66 [95 % CI 1,58–1,74]). Dieser Zusammenhang zeigte sich in der 2003er Kohorte nicht [5].

Die Schmerzmitteleinnahme der Mutter während der Schwangerschaft untersuchten sechs Arbeiten. In vier Arbeiten zeigten sich positive Zusammenhänge auf die Entwicklung von Asthma beim Kind im Alter von 7 Jahren bei der Einnahme von Aspirin während der Schwangerschaft, v. a. im 3. Trimester, adjustierte OR 1,4 [95 % CI 1,1–1,6] [6], im Alter von 3–5 Jahren und der Einnahme von Acetaminophen während der Schwangerschaft, adjustierte OR 1,26 [95 % CI 1,02–1,58] [7]. Bei der Einnahme von Ibuprofen zeigten sich diese Zusammenhänge im Alter von 3–5 Jahren nicht. Die Einnahme von Acetaminophen oder Ibuprofen während der Schwangerschaft wirkte sich nicht auf die Entwicklung von Asthma im Alter von 7–10 Jahren aus [7]. In einer dänischen Geburtskohorte zeigte sich ein positiver Zusammenhang zwischen der Acetaminopheneinnahme der Mutter während der Schwangerschaft und einem erhöhten Risiko für Asthma beim Kind im Alter von ≤ 3 Jahren, adjustierte HR 1,16 [95 % CI 1,11–1,22]. Für die Einnahme von Ibuprofen oder Aspirin zeigte sich dieser Zusammenhang nicht [8]. Auch die Untersuchungen von Magnus et al. bestätigen den Zusammenhang zwischen der Paracetamoleinnahme während der Schwangerschaft und einem erhöhtem Asthma-Risiko beim Kind im Alter von 3 Jahren, adjustierte RR 1,11 [95 % CI 1,02–1,19] und im Alter von 7 Jahren, adjustierte RR 1,26 [95 % CI 1,12–1,43] [9].

Ein uneinheitliches Bild zeigte sich in einer systematischen Übersichtsarbeit von Cheelo. Aufgrund der Studienheterogenität konnten die Arbeiten metaanalytisch nicht zusammengefasst werden. Die insuffizienten Ergebnisse ließen keinen Schluss zu [10].

Keinen Zusammenhang zwischen der mütterlichen Acetaminopheneinnahme während der Schwangerschaft / Stillzeit und Asthma zwischen dem ersten und sechsten Lebensjahr zeigte die Arbeit von Hoeke et al. [11].

Insgesamt zeigt sich eher ein erhöhtes Risiko für Asthma beim Kind, wenn die Mutter während der Schwangerschaft Schmerzmedikamente eingenommen hat. Um eine klare Tendenz aufzuzeigen, werden jedoch weitere Untersuchungen benötigt, zumal nur vier Studien die Einflussfaktoren respiratorische Erkrankungen, Geschwisterkinder, elterlicher Rauchstatus kontrolliert hatten.

15.3.2 Auswirkungen der Medikamenteneinnahme auf die Entwicklung eines atopischen Ekzems

Insgesamt untersuchten drei Studien die Assoziation einer Medikamenteneinnahme des Kindes auf die Entwicklung eines Ekzems [4],[5],[12]. Zwei Studien zeigten ein erhöhtes Risiko für ein Ekzem im Alter von 5 bzw. 6 Jahren, wenn die Kinder im ersten Lebensjahr Paracetamol bzw. Acetaminophen eingenommen hatten, adjustierte OR 3,01 [95 % CI 1,00–9,04] [12] bzw. adjustierte HR 2,02 [95 % CI 1,92–2,13] [5]. Beide Arbeiten kontrollierten u. a. für respiratorische Erkrankungen des Kindes.

In der Arbeit von Bartool et al. zeigte sich in einer Geburtskohorte ein negativer Zusammenhang zwischen der Einnahme von Paracetamol im ersten Lebensjahr und der Entwicklung von atopischem Ekzem nach einem Jahr Follow-up (Daten nicht gezeigt) [4].

15.3.3 Auswirkungen der Medikamenteneinnahme auf die Entwicklung von Heuschnupfen

Fünf Studien untersuchten diesen Zusammenhang, wovon vier eine positive Assoziation zwischen der Medikamenteneinnahme des Kindes und der Entwicklung von Heuschnupfen aufzeigen konnten [5],[12],[13],[14]. Eine Arbeit zeigte einen negativen Zusammenhang zwischen der Entwicklung von Heuschnupfen beim Kind und der Einnahme von Acetaminophen im ersten Lebensjahr (Daten für allergische Erkrankungen insgesamt berichtet) [4]. Längsschnittdaten zeigten ein erhöhtes Risiko für Heuschnupfen beim Kind im Alter von 5 Jahren, wenn es im Alter von 3 Jahren bzw. durchgehend bis zum Alter von 5 Jahren gegenüber Paracetamol exponiert war, adjustierte OR 3,74 [95 % CI 1,27–11,04] bzw. adjustierte OR 3,10 [95 % CI 1,00–9,57] [12].

Auch Wang und Kollegen konnten in ihren Geburtskohorten zeigen, dass eine Acetaminopheneinnahme im ersten Lebensjahr mit einem erhöhten Risiko für Heuschnupfen einhergeht, adjustierte HR 1,70 [95 % CI 1,64–1,76], 1998er Geburtskohorte bzw. adjustierte HR 1,18 [95 % CI 1,04–1,35], 2003er Geburtskohorte [5]. In beiden Studien wurde für relevante Einflussfaktoren (z. B. respiratorische Erkrankungen) kontrolliert. Eine Fall-Kontroll-Studie aus Kolumbien zeigte einen risikohaften Zusammenhang zwischen der Paracetamoleinnahme einmal pro Woche oder einmal pro Monat im Kindes- und Jugendalter im Vergleich zu keiner Einnahme, adjustierte OR 7,4 [95 % CI 2,9–18,5] für die wöchentliche Einnahme bzw. adjustierte OR 5,3 [95 % CI 2,2–12,9] für die monatliche Einnahme. Im Erwachsenenalter zeigte sich in der gleichen Studie ein weniger erhöhtes Risiko, durch die Einnahme von Paracetamol an Heuschnupfen zu erkranken, adjustierte OR 1,9 [95 % CI 1,4–2,4] bzw. adjustierte OR 1,7 [95 % CI 1,3–2,2] [13].

Bei der Untersuchung von 6–7-jährigen Kindern zeigten sich unterschiedliche Ergebnisse hinsichtlich eines Zusammenhanges zwischen der Entwicklung von Heuschnupfen und der Einnahme von Paracetamol. Wurde das Schmerzmittel im 1. Lebensjahr gegeben, zeigte sich eine negative Assoziation, adjustierte OR 0,77 [95 % CI 0,6–0,98]. Dagegen zeigte die Einnahme in den letzten 12 Monaten einen risikohaften Einfluss, adjustierte OR 1,86 [95 % CI 1,55–2,24] [14].

Eine zusammenfassende Darstellung der aktuellen Studienlage findet sich in Tab. 15.2.

Tab. 15.2: Studienlage: Einnahme von Paracetamol / Aspirin und die Entwicklung von Asthma, atopischen Ekzem oder Heuschnupfen.

Studie	Land	Studientyp	N	Hauptergebnis	Stärken	Schwächen
Amberbir 2014	Äthiopien	Geburtskohorte	863 Kinder bis zum Alter von 5 Jahren nachbeobachtet	Kinder, die im Alter von 1, 3 Jahren oder immer Paracetamol exponiert waren, hatten ein erhöhtes Risiko für **atopisches Ekzem** im Alter von 3 Jahren (adj. OR 3,01; 95 % CI 1,00–9,04) (adj. OR 3,70; 95 % CI 1,37–10,01) (adj. OR 1,49; 95 % CI 3,82–10,73) Kinder, die im Alter von 3 Jahren oder immer Paracetamol exponiert waren, hatten ein erhöhtes Risiko für **Heuschnupfen** im Alter von 3 Jahren (adj. OR 3,74; 95 % CI 1,27–11,04) (adj. OR 3,10; 95 % CI 1,00–9,,57)	Große Fallzahl zeitliche Abfolge Berücksichtigung weiterer Einflussfaktoren	Informationen über Erkrankungen durch die Elternbefragung
Batool 2016	Canada	Geburtskohorte	783 Familien Kinder im Alter von 12 Monaten	Kinder, die im 1. Lebensjahr gegenüber Paracetamol exponiert waren, hatten kein erhöhtes Risiko für **allergische Erkrankungen** (adj. OR 0,68; 95 % CI 0,51–0,92)	Große Fallzahl Berücksichtigung weiterer Einflussfaktoren	Informationen über Erkrankungen durch die Elternbefragung Allergische Erkrankungen zusammengefasst kurzer Beobachtungszeitrum
Cheelo 2015		Systematische Übersicht von 10 Kohortenstudien		Einnahme von Paracetamol während der Kindheit zeigt keine Assoziation zur Entwicklung von **Asthma** im Alter zwischen 5 und 10 Jahren	Berücksichtigung weiterer Einflussfaktoren	meta-analytische Auswertung schwer interpretierbar aufgrund der Heterogenität

Tab. 15.2: (fortgesetzt) Studienlage: Einnahme von Paracetamol/Aspirin und die Entwicklung von Asthma, atopischen Ekzem oder Heuschnupfen.

Studie	Land	Studientyp	N	Hauptergebnis	Stärken	Schwächen
Hoeke 2016	Deutschland	Kohortenstudie	622 Schwangere	Keine Assoziation zwischen Acetaminopheneinnahme während der Schwangerschaft und Stillzeit und der Entwicklung von **Asthma** beim Kind im Alter von 1–6 Jahren	Große Fallzahl Berücksichtigung weiterer Einflussfaktoren	z. T. Kurzer Beobachtungszeitraum Fragebogenangaben zu Medikamenten
Liu 2016	Dänemark	Geburtskohorte	63.652 Kinder	Einnahme von Acetaminophen während der Schwangerschaft zeigt erhöhtes Risiko für **Asthma** bei Kinder nach dem 3. Lebensjahr im Vergleich zu keiner Einnahme Einnahme generell: adj. OR 1,16; 95 % CI 1,11–1,22 1. Trimester: adj. OR 1,21; 95 % CI 1,12–1,31 3. Trimester: adj. OR 1,10; 95 % CI 1,02–1,18 Mehr als ein Trimester: adj. OR 1,20; 95 % CI 1,14–1,27 Einnahme von Ibuprofen oder Aspirin zeigte keine Assoziation zur Entwicklung von Asthma	Große Fallzahl Berücksichtigung weiterer Einflussfaktoren	Selbstberichtete Medikamenteneinnahme über Fragebogen und Telefoninterviews
Magnus 2016	Norwegen	Kohortenstudie	53.169 Kinder im Alter von 3 Jahren 25.394 Kinder im Alter von 7 Jahren	Pränatal Exposition gegenüber Paracetamol und/oder Paracetamol im Säuglingsalter haben einen risikohaften Einfluss auf die Entwicklung von **Asthma** beim Kind im Alter von 3 Jahren Pränatale Exposition: adj. OR 1,13; 95 % CI 1,02–1,25 Exposition im Säuglingsalter: adj. OR 1,29; 95 % CI 1,16–1,45 Pränatale und Säuglingsalter exponiert: adj. OR 1,27; 95 % CI 1,14–1,41 und 7 Jahren Pränatale Exposition: adj. OR 1,27; 95 % CI 1,09–1,47 Exposition im Säuglingsalter: adj. OR 1,24; 95 % CI 1,03–1,48 Pränatale und Säuglingsalter exponiert: adj. OR 1,49; 95 % CI 1,27–1,75	Große Fallzahl Berücksichtigung weiterer Einflussfaktoren	

Tab. 15.2: (fortgesetzt) Studienlage: Einnahme von Paracetamol / Aspirin und die Entwicklung von Asthma, atopischen Ekzem oder Heuschnupfen.

Studie	Land	Studientyp	N	Hauptergebnis	Stärken	Schwächen
Penaranda 2015	Kolumbien	Nested-Fall-Kontroll-Studie	1899 Fälle und 3109 Kontrollen	Einnahme von Acetamoniphen mind. Einmal pro Woche des Kindes zeigte positive Assoziation mit **Heuschnupfen** (adj. OR 7,4; 95 % CI 2,9–18,5) Einnahme von Acetamoniphen mind. einmal im Monat des Kindes zeigte positive Assoziation mit **Heuschnupfen** (adj. OR 5,3; 95 % CI 2,2–12,9) Einnahme von Acetamoniphen mind. Einmal pro Woche des Erwachsenen zeigte positive Assoziation mit **Heuschnupfen** (adj. OR 1,9; 95 % CI 1,4–2,4) Einnahme von Acetamoniphen mind. einmal im Monat des Erwachsenen zeigte positive Assoziation mit **Heuschnupfen** (adj. OR 1,7; 95 % CI 1,3–2,2)	Große Fallzahl Berücksichtigung weiterer Einflussfaktoren	Fragebogenabfrage der Erkrankung
Sordillo 2015	USA	Geburtskohorte	1490 Mutter-Kind-Paare	Acetaminopheneinnahme während der Schwangerschaft zeigt erhöhtes Risiko für **Asthma** beim Kind im Alter von 3–5 Jahren (adj. OR 1,26; 95 % CI 1,02–1,58) Ibuprofeneinnahme während der Schwangerschaft zeigt kein erhöhtes Risiko für Asthma beim Kind im Alter von 3–5 Jahren und 7–10 Jahren	Große Fallzahl Berücksichtigung weiterer Einflussfaktoren Arztdiagnose	
Tamay 2014	Türkei	Survey	11483 Kinder im Alter von 6–7 Jahren	Paracetamoleinnahme in den letzten 12 Monaten zeigt erhöhtes Risiko für **Heuschnupfen** beim Kind im Alter von 6–7 Jahren adj. OR 1,86; 95 % CI 1,55–2,24 Paracetamoleinnahme in den ersten 12 Lebensmonaten zeigt kein erhöhtes Risiko für **Heuschnupfen** beim Kind im Alter von 6–7 Jahren adj. OR 0,77; 95 % CI 0,60–0,98	Arztdiagnose	Zeitliche Abfolge Survey unklar Berücksichtigung weiterer Einflussfaktoren

Tab. 15.2: (fortgesetzt) Studienlage: Einnahme von Paracetamol / Aspirin und die Entwicklung von Asthma, atopischen Ekzem oder Heuschnupfen.

Studie	Land	Studientyp	N	Hauptergebnis	Stärken	Schwächen
Wang 2013	Taiwan	2 Geburts-kohorten, 1998 und 2003	263 620 Kin-der 1998 9910 Kinder 2003	Acetaminophen im ersten Lebensjahr erhöht das Risiko für allergische Erkrankungen im Alter von 2–6 Jahren 1998 Kohorte **Asthma:** adj. HR 1,66; 95 % CI 1,58–1,74 **Atopisches Ekzem:** adj. HR 2,02; 95 % CI 1,92–2,13 **Heuschnupfen:** adj. HR 1,70; 95 % CI 1,63–1,77 2003 Kohorte Asthma und atopisches Ekzem – keine Assoziation **Heuschnupfen:** adj. HR 1,18; 95 % CI 1,04–1,35	Große Fallzahl Berücksichti-gung weiterer Einflussfaktoren	Berücksichtigung relevanter Einfluss-faktoren
Chu 2016	USA	Kohorten-studie	19 928 Kinder im Alter von 7 Jahren	Aspirin Einnahme während der Schwangerschaft, v. a. im 3. Trimester erhöht das Risiko für **Asthma** beim Kind im Alter von 7 Jahren Adj. OR 1,4; 95 % CI 1,1–1,6 Anzahl der Tage ab 2 keine Veränderung des Risikos 2–7 oder > 7 Tage: adj. OR 1,3; 95 % CI 1,0–1,7	Große Fallzahl Arztdiagnose	Medikamenten-dosis während der Schwangerschaft Änderung von Diagnosekriterien (seit 1960)

Adjustierte (adj.) OR (Odds Ratio); adjustierte (adj.) HR (Hazard Ratio), 95 % (CI) Konfidenzintervall

15.4 Antibiotika

Antibiotika sind Medikamente, mit denen durch Bakterien verursachte Infektionskrankheiten behandelt werden. Zu den wesentlichen Indikationen zählen u. a. Harnwegsinfektion, Scharlach, Tonsillitis und Lungenentzündungen. Für Scharlach ist ein Antibiotikaeinsatz indiziert. Die anderen genannten Indikationen sind häufig viral verursacht, die Antibiotikagabe ist dann nur im Zusammenhang mit einer bakteriellen Infektion gerechtfertigt. Inwieweit dies immer zutrifft, ist aus den Daten nicht ablesbar [15].

Im nachfolgenden Abschnitt wird der Zusammenhang mit einer Antibiotikaeinnahme näher betrachtet und die Studienlage dargestellt. Insgesamt 19 Arbeiten untersuchten die Assoziation einer Antibiotikaeinnahme mit der Entwicklung von Asthma und Allergien. Die Mehrzahl der Studien (15/19) zeigte einen risikohaften Einfluss auf die Entwicklung von Asthma beim Kind, wenn das Kind und / oder die Mutter Antibiotika eingenommen haben. Fünf Studien zeigten dies bei der Entwicklung von atopischer Dermatitis und sechs bei der Entwicklung von Heuschnupfen. Die Studienlage zeigen Tab. 15.3 und Tab. 15.4 im Detail.

Tab. 15.3: Einnahme von Antibiotika und Auswirkungen auf Asthma, atopisches Ekzem und Heuschnupfen beim Kind.

Referenz	Einnahme		Assoziation mit Asthma beim Kind	Assoziation mit atopischem Ekzem beim Kind	Assoziation mit Heuschnupfen beim Kind
Batool et al. 2016 [4]	Kind	+	↑	↑	↑
	Mutter				
Goksör et al. 2013 [16]	Kind	+	↑	n. u.	n. u.
	Mutter				
Hoskin-Parr et al. 2016 [17]	Kind	+	↑	↑	↑
	Mutter				
Kashanian et al. 2017 [25]	Kind		↑	n. u.	n. u.
	Mutter	+			
Ong et al. 2014 [19]	Kind	+	↑	n. u.	n. u.
	Mutter				
Örtqvist et al. 2014 [21]	Kind	+	↑	n. u.	n. u.
	Mutter	+	↑		
Lapin et al. 2015 [26]	Kind	+	↑	n. u.	n. u.
	Mutter	+	↑		

Tab. 15.3: (fortgesetzt) Einnahme von Antibiotika und Auswirkungen auf Asthma, atopisches Ekzem und Heuschnupfen beim Kind.

Referenz	Einnahme		Assoziation mit Asthma beim Kind	Assoziation mit atopischem Ekzem beim Kind	Assoziation mit Heuschnupfen beim Kind
Park et al. 2016 [30]	Kind	+	n. u.	–	n. u.
	Mutter				
Pitter et al. 2016 [18]	Kind	+	↑	n. u.	n. u.
	Mutter				
Stokholm et al. 2014 [27]	Kind		↑	n. u.	n. u.
	Mutter	+			
Tamay et al. 2014 [14]	Kind	+	n. u.	n. u.	↑ (Einnahme im 1. Lebensjahr)
	Mutter				
Wang et al. 2013 [5]	Kind	+	↑	↑	↑
	Mutter				
Wohl et al. 2015 [31]	Kind		n. u.	↑	n. u.
	Mutter	+			
Wu et al. 2016 [23]	Kind	+	↑	n. u.	n. u.
	Mutter	+			
Yamamoto-Hanada et al. 2017 [20]	Kind	+	↑	↑	↑
	Mutter				
Yang et al. 2014 [32]	Kind	+	n. u.	n. u.	↑
	Mutter				
Mulder et al. 2016 [28]	Kind		↑	n. u.	n. u.
	Mutter	+			
Metsälä et al. 2015 [24]	Kind	+	↑	n. u.	n. u.
	Mutter	+			
Stensballe et al. 2013 [29]	Kind		↑	–	n. u.
	Mutter	+			

↑: positive, risikohafte Assoziation; ↓: negative, protektive Assoziation; –: keine Assoziation; n. u.: nicht untersucht

Tab. 15.4: Studienlage: Antibiotikaeinnahme und die Entwicklung von Asthma, atopischer Dermatitis oder Heuschnupfen.

Studie	Land	Studientyp	N	Hauptergebnis	Stärken	Schwächen
Batool 2016 [4]	Canada	Geburtskohorte	783 Familien Kinder im Alter von 12 Monaten	Kinder, die im 1. Lebensjahr gegenüber Antibiotika exponiert waren, hatten ein erhöhtes Risiko für **allergische Erkrankungen** (adj. OR 2,15; 95 % CI 1,59–2,93)	Große Fallzahl Berücksichtigung weiterer Einflussfaktoren	Informationen über Erkrankungen durch die Elternbefragung Allergische Erkrankungen zusammengefasst Kurzer Beobachtungszeitrum
Goksör 2013 [16]	Schweden	Geburtskohorte	5.654 Familien	Kinder, die in der ersten Lebenswoche gegenüber Antibiotika exponiert waren, hatten ein erhöhtes Risiko für **Asthma** im Alter von 8 Jahren (adj. OR 2,3; 95 % CI 1,2–4,2)	Große Fallzahl Berücksichtigung weiterer Einflussfaktoren	Informationen über Erkrankungen durch die Elternbefragung kein klinischer Test, sondern Arztdiagnose als gegeben gesetzt
Hoskin-Parr 2016 [17]	England	Kohortenstudie	5.780 Kinder im Alter von 7,5 Jahren	Kinder, die in den ersten zwei Lebensjahren gegenüber Antibiotika exponiert waren, hatten ein erhöhtes Risiko für **Asthma** (adj. OR 1,75; 95 % CI 1,4–2,17) ein erhöhtes Risiko für **atopische Dermatitis** (adj. OR 1,2; 95 % CI 1,02–1,41) ein erhöhtes Risiko für **Heuschnupfen** (adj. OR 1,28; 95 % CI 1,03–1,60)	Große Fallzahl Berücksichtigung weiterer Einflussfaktoren	Antibiotikagabe vllt. aufgrund von Wheezing-Symptomen

Tab. 15.4: (fortgesetzt) Studienlage: Antibiotikaeinnahme und die Entwicklung von Asthma, atopischer Dermatitis oder Heuschnupfen.

Studie	Land	Studientyp	N	Hauptergebnis	Stärken	Schwächen
Kashanian 2017 [25]	Iran	Fall-Kontroll-Studie	134 Fälle und 134 Kontrollen im Alter von 7–14 Jahren	Kinder, deren Mütter während der Schwangerschaft Antibiotika einnahmen, hatten ein erhöhtes Risiko für **Asthma** (adj. OR 3,19; 95 % CI 1,52–6,67)	Arztdiagnose	Retrospektives Design Nicht alle Einflussfaktoren berücksichtigt
Ong 2014 [19]	USA	Kohortenstudie	62.576 Kinder im Alter bis 7 Jahren	Kinder, die im ersten Lebensjahr gegenüber Antibiotika exponiert waren, hatten ein erhöhtes Risiko für **Asthma** (adj. OR 1,6; 95 % CI 1,5–1,7)	Große Fallzahl	Assoziation bleibt bestehen, wenn Asthmamanifestation in den ersten 3 Jahren Keine Berücksichtigung weiterer Einflussfaktoren
Örtqvist 2014 [21]	Schweden	Nationale Kohortenstudie mit Zwillings-Kontroll-Design	493.785 Kinder im Alter von > 2 Jahren	Kinder, deren Mütter während der Schwangerschaft Antibiotika einnahmen, hatten ein erhöhtes Risiko für **Asthma** (adj. HR 1,28; 95 % CI 1,25–1,32) bzw. Kinder die in der frühen Kindheit gegenüber Antibiotika exponiert waren 0–0,5 Jahre: adj. HR 3,78; 95 % CI 3,48–4,10) 0,5–1 Jahre: adj. HR 2,61; 95 % CI 2,49–2,74) 1–1,5 Jahre: adj. HR 2,32; 95 % CI 2,20–2,44) 1,5–2 Jahre: adj. HR 2,06; 95 % CI 1,93–2,20) ≤ 2 Jahre: adj. HR 1,81; 95 % CI 1,69–1,94)	Große Fallzahl Berücksichtigung weiterer Einflussfaktoren	Kurzer Beobachtungszeitraum

Tab. 15.4: (fortgesetzt) Studienlage: Antibiotikaeinnahme und die Entwicklung von Asthma, atopischer Dermatitis oder Heuschnupfen.

Studie	Land	Studientyp	N	Hauptergebnis	Stärken	Schwächen
Lapin 2015 [22]	USA	Peer Education in Pregnancy Studie	298 Mutter-Kind-Paare Kinder im Alter von 3 Jahren	Kinder, deren Mütter während der Schwangerschaft Antibiotika einnahmen, hatten ein erhöhtes Risiko für **Asthma** (adj. OR 3,12; 95 % CI 1,44–6,77) Kinder, die aufgrund respiratorischer Erkrankungen Antibiotika eingenommen hatten, hatten ein erhöhtes Risiko für **Asthma** (adj. OR 2,53; 95 % CI 1,67–3,82)	Arztdiagnose im Alter von 3 Jahren über Fragebogen abgefragt Berücksichtigung weiterer Einflussfaktoren	Effekt beeinflusst durch die respiratorischen Erkrankungen des Kindes
Pitter 2016 [18]	Italien	Geburtskohorte	143.163 Kinder im Alter von ≤ 6 Jahren bzw. 13 Jahren	Kinder, die im ersten Lebensjahr gegenüber Antibiotika exponiert waren, hatten ein erhöhtes Risiko für **Asthma** (adj. IRR 1,35; 95 % CI 1,30–1,41) bzw. (adj. IRR 1,19; 95 % CI 1,08–1,33)	Bestimmte Antibiotikastämme untersucht und positive Assoziation zu Penicillin, Cephalosporin und Makroliden gefunden große Fallzahl Berücksichtigung weiterer Einflussfaktoren	Respiratorische Infektionen im Kindesalter mit Antibiotika behandelt
Stokholm 2014 [27]	Dänemark	Register-Basierte Kohortenstudie	846.689 Kinder, älter als 6 Jahre	Kinder, deren Mütter während und nach der Schwangerschaft Antibiotika einnahmen, hatten ein erhöhtes Risiko für **Asthma** stationäre Aufnahme: adj. IRR 1,24; 95 % CI 1,18–1,30 Krankenhausaufenthalte: adj. IRR 1,22; 95 % CI 1,18–1,26 Kortikoosteroidgebrauch: adj. IRR 1,18; 95 % CI 1,15–1,20	Große Fallzahl Berücksichtigung weiterer Einflussfaktoren	Antibiotikaeinnahme durch andere Umgebungsfaktoren mit verursacht

Tab. 15.4: (fortgesetzt) Studienlage: Antibiotikaeinnahme und die Entwicklung von Asthma, atopischer Dermatitis oder Heuschnupfen.

Studie	Land	Studientyp	N	Hauptergebnis	Stärken	Schwächen
Tamay 2014 [14]	Türkei	Survey	11.483 Kinder im Alter von 6–7 Jahren	Antibiotikaeinnahme in den ersten 12 Lebensmonaten zeigt kein erhöhtes Risiko für **Heuschnupfen** beim Kind im Alter von 6–7 Jahren adj. OR 1,41; 95 % CI 1,15–1,73	Arztdiagnose	Zeitliche Abfolge Survey unklar Berücksichtigung weiterer Einflussfaktoren
Wang 2013 [5]	Taiwan	2 Geburtskohorten, 1998 und 2003	263.620 Kinder 1998 9.910 Kinder 2003	Kinder, die im ersten Lebensjahr gegenüber Antibiotika exponiert waren, hatten ein erhöhtes Risiko für allergische Erkrankungen im Alter von 2–6 Jahren 1998 Kohorte **Asthma:** adj. HR 1,38; 95 % CI 1.32–1.46 **Atopisches Ekzem:** adj. HR 1,61; 95 % CI 1.53–1.70 **Heuschnupfen:** adj. HR 1,41; 95 % CI 1.35–1.47 2003 Kohorte Asthma, Heuschnupfen und atopisches Ekzem – keine Assoziation	Große Fallzahl Berücksichtigung weiterer Einflussfaktoren	
Wohl 2015 [31]	USA	Kohortenstudie	19.928 Kinder im Alter von 7 Jahren	Antibiotikagabe während der Geburt mehr als 24 Stunden zeigt ein erhöhtes Risiko für atopische Dermatitis beim Kind im Alter von 2 Jahren RR 1,99; 95 % CI 1.13–3.49 Keine Assoziation bei kürzerer Dauer	Große Fallzahl Arztdiagnose	Berücksichtigung relevanter Einflussfaktoren Medikamentendosis während der Schwangerschaft Änderung von Diagnosekriterien (seit 1960)

Tab. 15.4: (fortgesetzt) Studienlage: Antibiotikaeinnahme und die Entwicklung von Asthma, atopischer Dermatitis oder Heuschnupfen.

Studie	Land	Studientyp	N	Hauptergebnis	Stärken	Schwächen
Wu 2016 [23]	USA	Geburtskohorte	136.098 Mutter-Kind Paare Kinder im Alter von 4,5–6 Jahren	Mit jeder zusätzlichen Antibiotikaeinnahme der Mutter während der Schwangerschaft steigt das Risiko um 6 % für die Entwicklung von **Asthma** adj. OR 1,06; 95 % CI 1,05–1,08 Mit jeder zusätzlichen Antibiotikaeinnahme des Kindes im ersten Lebensjahr, steigt das Risiko um 16 % für die Entwicklung von **Asthma** adj. OR 1,16; 95 % CI 1,15–1,17	Große Fallzahl Berücksichtigung weiterer Einflussfaktoren	
Yamato-Hanada 2017 [34]	Japan	Krankenhausbasierte Geburtskohorte	1.196 Kinder im Alter von 5 Jahren	Kinder, die in den ersten beiden Lebensjahren gegenüber Antibiotika exponiert waren, hatten ein erhöhtes Risiko für allergische Erkrankungen im Alter von 5 Jahren **Asthma:** adj. OR 1,72; 95 % CI 1,10–2,70 **Atopisches Ekzem:** adj. OR 1,40; 95 % CI 1,01–1,94 **Heuschnupfen:** adj. OR 1,65; 95 % CI 1,05–2,58	Keine Arztdiagnose große Fallzahl Berücksichtigung weiterer Einflussfaktoren	Antibiotikaeinsatz für andere Erkrankungen zwingend
Mulder 2016 [28]	Niederlande	Daten aus Universitätsdatenbank	Eingebettete Fall-Kontroll-Studie 1.228 Fälle und 1.228 Kontrollen Kinder im Alter bis 5 Jahre	Kinder, deren Mütter während der Schwangerschaft Antibiotika einnahmen, hatten ein erhöhtes Risiko für **Asthma** adj. OR 1,45; 95 % CI 1,33–1,58	Große Fallzahl	Klinikdaten

Tab. 15.4: (fortgesetzt) Studienlage: Antibiotikaeinnahme und die Entwicklung von Asthma, atopischer Dermatitis oder Heuschnupfen.

Studie	Land	Studientyp	N	Hauptergebnis	Stärken	Schwächen
Metsälä 2015 [24]	Finnland	Fall-Kontroll-Studie	Nationales Gesundheitsregister 6.690 Fall-Kontroll-Paare	Kinder, deren Mütter während der Schwangerschaft Antibiotika einnahmen, hatten ein erhöhtes Risiko für **Asthma** im Alter von 3–5 Jahren adj, OR 1,32; 95 % CI 1,21–1,46 im Alter von ≤ 6 Jahren adj, OR 1,23; 95 % CI 1,04–1,48 Kinder, die im ersten Lebensjahr Antibiotika exponiert waren, hatten ein erhöhtes Risiko für **Asthma** im Alter von 3–5 Jahren adj, OR 1,68; 95 % CI 1,54–1,85 im Alter von ≤ 6 Jahren adj, OR 1,33; 95 % CI 1,12–1,58	Große Fallzahl Registerdaten Asthma Diagnose nach Kriterien vom Kinderarzt	Registerdaten
Stensballe 2013 [29]	Dänemark	Nationale Geburtskohorte	Nationales Register 30.675 Kinder	Kinder, deren Mütter während der Schwangerschaft Antibiotika (für nicht respiratorische Erkrankungen) einnahmen, hatten ein erhöhtes Risiko für **Asthma-Krankenhausaufenthalt** im Alter von 5 Jahren adj, HR 1,32; 95 % CI 1,12–1,56 keine Assoziation auf die Entwicklung von atopischer Dermatitis	Große Fallzahl	Antibiotika für andere Indikationen zeigen keine Assoziation

Adjustierte (adj.) OR (Odds Ratio); adjustierte (adj.) HR (Hazard Ratio), IRR (Inzidenz Rate Ratio), RR (relatives Risiko), 95 % (CI) Konfidenzintervall

Hinsichtlich der Auswirkungen auf Asthma überwiegen die Studien, die einen risikohaften Einfluss auf die Entwicklung im Kindesalter aufzeigen, wenn das Kind im frühen Alter Antibiotika verabreicht bekommen hat. Die Exposition gegenüber Antibiotika im ersten Lebensjahr fördert die Entwicklung von allergischen Erkrankungen beim einjährigen Kind, adjustierte OR 2,15 [95 % CI 1,59–2,93]. In dieser Studie wurden allergische Erkrankungen nicht getrennt ausgewertet [4].

Die Einnahme von Antibiotika in der ersten Lebenswoche erhöht das Asthmarisiko (Arztdiagnose) beim Kind im Alter von 8 Jahren, adjustierte OR 2,3 [95 % CI 1,2–4,2]. [16] Nicht nur die erste Lebenswoche ist entscheidend, auch die Antibiotikagabe innerhalb der ersten zwei Lebensmonate wirkt sich verstärkend auf die Entwicklung von Asthma im Alter von 7,5 Jahren aus, adjustierte OR 1,75 [95 % CI 1,40–2,17], verglichen mit denen, die kein Medikament einnahmen. Mit steigender Dosis steigt auch das Risiko, von 50 % bei einmaliger Gabe auf das 3-Fache bei 4 und mehr Gaben [17]. Weitere Kohortenstudien [5],[18],[19] kamen zum Ergebnis, dass die Antibiotikaeinnahme im ersten Lebensjahr die Asthmaentwicklung beim Kind im Alter von 6–7, adjustierte OR 1,35 [95 % CI 1,30–1,41] [18] bzw. adjustierte OR 1,6 [95 % CI 1,5–1,7] [19], und 13 Jahren begünstigt, adjustierte OR 1,19 [95 % CI 1,08–1,33] [18].

Auch in den ersten zwei Lebensjahren zeigt sich durch die Antibiotikaeinnahme beim Kind ein erhöhtes Asthmarisiko im Alter von 5 Jahren, adjustierte OR 1,72 [95 % CI 1,10–2,7] [20].

Nehmen Mutter und Kind Antibiotika ein, ist das Risiko für Asthma beim Kind ebenfalls erhöht [21],[22],[23],[24]. Das Gleiche gilt, wenn nur die Mutter während der Schwangerschaft Antibiotika eingenommen hat [23],[24],[25],[26],[27],[28],[29]. Je nach Studie ergibt sich ein 40 %, adjustierte OR 1,45 [95 % CI 1,33–1,58] [28], bis über 3-fach erhöhtes Risiko, adjustierte OR 3,12 [95 % CI 1,44–6,77], für Asthma im Alter zwischen 3 und 5 Jahren [22]. Entscheidend scheint die Einnahme im 3. Trimester zu sein [22],[28],[29].

Die Datenlage zur Auswirkung auf die Entwicklung des atopischen Ekzems ist nicht so umfangreich, zeigt aber eine klare Tendenz hinsichtlich einer positiven Assoziation. Insgesamt untersuchten sieben der 19 Arbeiten diesen Zusammenhang, fünf der sieben Arbeiten konnten einen positiven Zusammenhang aufzeigen und zwei Studien zeigten keine Assoziation zwischen der Antibiotikaeinnahme beim Kind [30] bzw. der Mutter [29] und der Entwicklung eines atopischen Ekzems im Alter von 5–13 Jahren. Die Arbeit von Wohl et al. untersuchte die Antibiotika-Gabe unter der Geburt und fand ein erhöhtes Risiko für das Kind [31].

Die Antibiotikaeinnahme in den ersten beiden Lebensjahren beeinflusst die Entwicklung eines atopischen Ekzems beim Kind im Alter von ≥ 7,5 Jahren [4],[5],[17],[20], von 20 % Risiko, adjustierte OR 1,20 [95 % CI 1,02–1,41] [17], bis 60 %, adjustierte OR 1,61 [95 % CI 1,53–1,70] [5].

15.4.3 Auswirkungen der Antibiotikaeinnahme auf die Entwicklung von Heuschnupfen

Sechs der entsprechenden Arbeiten konnten einen risikohaften Einfluss auf die Entwicklung von Heuschnupfen zeigen [4],[5],[14],[17],[20],[32].

Vier Arbeiten untersuchten die Antibiotikaeinnahme in den ersten beiden Lebensjahren. Zwei konnten einen 40 %en risikohaften Einfluss auf die Entwicklung von Heuschnupfen im Alter von bis zu 6 Jahren zeigen, adjustierte OR 1,41 [95 % CI 1,35–1,47] [5] bzw. adjustierte OR 1,41 [95 % CI 1,15–1,73] im Alter von 6–7 Jahren [14]. Im Alter von 7,5 Jahren stieg das Risiko auf 60 %, adjustierte OR 1,60 [95 % CI 1,21–2,10] [17]. Eine Untersuchung fand ein 70 %es Risiko, an Heuschnupfen im Alter von 5 Jahren zu erkranken, adjustierte OR 1,65 [95 % CI 1,05–2,58] [20].

15.5 Kontrazeptiva

Zwei Studien untersuchten den Einfluss oraler / hormoneller Kontrazeption auf die Entwicklung allergischer Erkrankungen und kamen zu unterschiedlichen Ergebnissen. Wei et al. fanden einen inversen Zusammenhang zwischen hormoneller Kontrazeption bei Kindern im Alter von 9–11 Jahren und der Entwicklung von Asthma und Heuschnupfen im Alter von 16–24 Jahren [33]. Zu gegenteiligen Ergebnisse kamen Yamato-Hanada in Japan, wenn die Mutter orale Kontrazeptive einnahm, bei Kindern im Alter von 5 Jahren [34].

Für die asthmafördernde Wirkung des gängigen Fiebersenkers *Paracetamol* haben Wissenschaftler verschiedene Erklärungen. Paracetamol (im englischen Sprachraum Acetaminophen) senkt die Konzentration des in der Lunge vorkommenden antioxidativen Glutathion, das normalerweise die Atemwege vor Luftschadstoffen und Tabakrauch schützt. Außerdem unterdrückt das Schmerzmittel möglicherweise die Reaktion des Immunsystems auf Schnupfenviren. Dadurch halten die Erkältungssymptome länger an und strapazieren empfindliche Atemwege. Als Folge kann sich Asthma entwickeln.

Die Auswertung der KiGGS-Daten und weiterer Studien bezüglich Antibiotikaanwendungen zeigt, dass *Antibiotika* häufig bei Erkältungen verordnet werden, obwohl diese Infekte meist durch Viren verursacht werden und Antibiotika dagegen nicht wirksam sind [35]. Untersuchungen berichten von der Beeinflussung der intestinalen Mikroflora sowie der Reifungsstörung des Immunsystems und damit der Entwicklung einer immunologischen Toleranz [36]. Dieser Sachverhalt und das zusätzliche Problem zunehmender Resistenzen erfordert bei Verordnung und Anwendung von Antibiotika eine Indikationsbeschränkung auf bakterielle Infektionen. Obwohl die Angemessenheit einer Antibiotikaverordnung und -anwendung immer eine Einzelfallentscheidung ist und deshalb im Rahmen einer bevölkerungsweiten Studie wie KiGGS auch nicht abschließend bewertet werden kann, fallen jedoch die häufigen Nennungen von Indikationen auf, die nicht notwendigerweise eine Antibiotikatherapie erfordern. Die Bemühungen zur weiteren und flächendeckenden Umsetzung einer rationalen Arzneimitteltherapie bei Infektionskrankheiten im Kindesalter sind deshalb zu verstärken [15].

Eine verstärkte zielgruppenorientierte primärpräventive Aufklärung über Nutzen und Risiken von Arzneimitteln, im Speziellen Schmerzmedikamente und Antibiotika, ist zu fordern, um Risiken hinsichtlich der Entwicklung von Asthma, atopischen Ekzem und Heuschnupfen im Kindes- und Jugendalter zu minimieren.

Trotz der gut geplanten und durchgeführten Methodik und sorgfältig aufgeführten Limitationen mit Stärken und Schwächen der Studien, handelt sich bei den Arbeiten hier um Beobachtungsstudien, die grundsätzlich anfällig für Störfaktoren sind. Durch die potenziell verzerrenden Einflussfaktoren sind die beschriebenen Zusammenhänge zwischen der Einnahme von Medikamenten und der Entwicklung von Asthma, Heuschnupfen und artopischem Ekzem vorsichtig zu interpretieren, da bislang der ursächliche Nachweis eines Zusammenhangs fehlt [37].

Literatur

[1]   Deutscher Allergie- und Asthmabund (daab). www.daab.de. (aufgerufen am 18.02.2018).
[2]   Knopf H. Arzneimittelanwendung bei Kindern und Jugendlichen. Erfassung und erste Ergebnisse beim Kinder-und Jugendgesundheitssurvey (KiGGS). Ergebnisse des Kinder- und Jugendgesundheitssurveys (KiGGS). Bundesgesundheitsbl – Gesundheitsforsch – Gesundheitsschutz 2007; 50: 863–870.
[3]   Statistica, Das Statistik-Potal. https://de.statista.com/statistik/daten/studie/176842/umfrage/personen-die-rezeptfreie-schmerzmittel-benutzen/. (aufgerufen am 18.02.2018).
[4]   Batool T, Reece PL, Schulze KM, Morrison KM, Atkinson SA, Anand SS, Teo KK, Denburg JA, Cyr MM; FAMILY Study Investigators. Prenatal and early-life predictors of atopy and allergic disease in Canadian children: results of the Family Atherosclerosis Monitoring In earLY life (FAMILY) Study. J Dev Orig Health Dis. 2016;7(6):665–671.

[5] Wang JY, Liu LF, Chen CY, Huang YW, Hsiung CA, Tsai HJ. Acetaminophen and/or antibiotic use in early life and the development of childhood allergic diseases. Int J Epidemiol. 2013;42(4):1087–99.

[6] Chu S, Huang L, Bao Y, Bao J, Yu H, Zhang J.In Utero Exposure to Aspirin and Risk of Asthma in Childhood. Epidemiology. 2016;27(5):726–31

[7] Sordillo JE, Scirica CV, Rifas-Shiman SL, Gillman MW, Bunyavanich S, Camargo CA Jr, Weiss ST, Gold DR, Litonjua AA. Prenatal and infant exposure to acetaminophen and ibuprofen and the risk for wheeze and asthma in children. J Allergy Clin Immunol. 2015;135(2):441–8.

[8] Liu X, Liew Z, Olsen J, Pedersen LH, Bech BH, Agerbo E, Yuan W, Li J. Association of prenatal exposure to acetaminophen and coffee with childhood asthma. Pharmacoepidemiol Drug Saf. 2016;25(2):188–95.

[9] Magnus MC, Karlstad Ø, Håberg SE, Nafstad P, Davey Smith G, Nystad W. Prenatal and infant paracetamol exposure and development of asthma: the Norwegian Mother and Child Cohort Study. Int J Epidemiol. 2016;45(2):512–22.

[10] Cheelo M, Lodge CJ, Dharmage SC, Simpson JA, Matheson M, Heinrich J, Lowe AJ. Paracetamol exposure in pregnancy and early childhood and development of childhood asthma: a systematic review and meta-analysis. Arch Dis Child. 2015;100(1):81–9.

[11] Hoeke H, Roeder S, Mueller A, Bertsche T, Borte M, Rolle-Kampczyk U, von Bergen M, Wissenbach K. Biomonitoring of prenatal analgesic intake and correlation with infantile anti-aeroallergens IgE. Allergy. 2016;71(6):901–6.

[12] Amberbir A, Medhin G, Hanlon C, Britton J, Davey G, Venn A. Effects of early life paracetamol use on the incidence of allergic disease and sensitization: 5 year follow-up of an Ethiopian birth cohort. PLoS One. 2014; 9;9(4):e93869.

[13] Peñaranda A, Garcia E, Barragán AM, Rondón MA, Pérez A, Rojas MX, Caraballo L, Dennis RJ. Factors associated with Allergic Rhinitis in Colombian subpopulations aged 1 to 17 and 18 to 59. Rhinology. 2016;54(1):56–67.

[14] Tamay Z, Akçay A, Ergin A, Güler N. Prevalence of allergic rhinitis and risk factors in 6- to 7-yearold children in İstanbul, Turkey. Turk J Pediatr. 2014;56(1):31–40.

[15] Robert Koch-Institut (Hrsg), Bundeszentrale für gesundheitliche Aufklärung (Hrsg) (2008) Erkennen – Bewerten – Handeln: Zur Gesundheit von Kindern und Jugendlichen in Deutschland. RKI, Berlin, Dezember 2008 (aufgerufen am 18.02.2018).

[16] Goksör E, Alm B, Pettersson R, Möllborg P, Erdes L, Aberg N, Wennergren G. Early fish introduction and neonatal antibiotics affect the risk of asthma into school age. Pediatr Allergy Immunol. 2013;24(4):339–44.

[17] Hoskin-Parr L, Teyhan A, Blocker A, Henderson AJ. Antibiotic exposure in the first two years of life and development of asthma and other allergic diseases by 7.5 yr: a dose-dependent relationship. Pediatr Allergy Immunol. 2013;24(8):762–71.

[18] Pitter G, Ludvigsson JF, Romor P, Zanier L, Zanotti R, Simonato L, Canova C. Antibiotic exposure in the first year of life and later treated asthma, a population based birth cohort study of 143,000 children. Eur J Epidemiol. 2016;31(1):85–94.

[19] Ong MS, Umetsu DT, Mandl KD. Consequences of antibiotics and infections in infancy: bugs, drugs, and wheezing. Ann Allergy Asthma Immunol. 2014;112(5):441–445.

[20] Yamamoto-Hanada K, Yang L, Narita M, Saito H, Ohya Y. Influence of antibiotic use in early childhood on asthma and allergic diseases at age 5. Ann Allergy Asthma Immunol. 2017;119(1):54–58.

[21] Örtqvist AK, Lundholm C, Kieler H, Ludvigsson JF, Fall T, Ye W, Almqvist C. Antibiotics in fetal and early life and subsequent childhood asthma: nationwide population based study with sibling analysis. BMJ. 2014;349:g6979.

[22] Lapin B, Piorkowski J, Ownby D, Wagner-Cassanova C, Freels S, Chavez N, Hernandez E, Pelzel D, Vergara C, Hayes RM, Persky V. The relationship of early-life antibiotic use with asthma in at-risk children. J Allergy Clin Immunol. 2014;134(3):728–9.

[23] Wu P, Feldman AS, Rosas-Salazar C, James K, Escobar G, Gebretsadik T, Li SX, Carroll KN, Walsh E, Mitchel E, Das S, Kumar R, Yu C, Dupont WD, Hartert TV. Relative Importance and Additive Effects of Maternal and Infant Risk Factors on Childhood Asthma. PLoS One. 2016;11(3):e0151705.

[24] Metsälä J, Lundqvist A, Virta LJ, Kaila M, Gissler M, Virtanen SM. Prenatal and post-natal exposure to antibiotics and risk of asthma in childhood. Clin Exp Allergy. 2015;45(1):137–45.

[25] Kashanian M, Mohtashami SS, Bemanian MH, Moosavi SAJ, Moradi Lakeh M. Evaluation of the associations between childhood asthma and prenatal and perinatal factors. Int J Gynaecol Obstet. 2017;137(3):290–294.

[26] Lapin B, Piorkowski J, Ownby D, Freels S, Chavez N, Hernandez E, Wagner-Cassanova C, Pelzel D, Vergara C, Persky V. Relationship between prenatal antibiotic use and asthma in at-risk children. Ann Allergy Asthma Immunol. 2015;114(3):203–7.

[27] Stokholm J, Sevelsted A, Bønnelykke K, Bisgaard H. Maternal propensity for infections and risk of childhood asthma: a registry-based cohort study. Lancet Respir Med. 2014;2(8):631–7.

[28] Mulder B, Pouwels KB, Schuiling-Veninga CC, Bos HJ, de Vries TW, Jick SS, Hak E. Antibiotic use during pregnancy and asthma in preschool children: the influence of confounding. Clin Exp Allergy. 2016;46(9):1214–26.

[29] Stensballe LG, Simonsen J, Jensen SM, Bønnelykke K, Bisgaard H. Use of antibiotics during pregnancy increases the risk of asthma in early childhood. J Pediatr. 2013;162(4):832–838.

[30] Park YM, Lee SY, Kim WK, Han MY, Kim J, Chae Y, Hahm MI, Lee KJ, Kwon HJ, Park KS, Park JS, Ahn K. Risk factors of atopic dermatitis in Korean schoolchildren: 2010 international study of asthma and allergies in childhood. Asian Pac J Allergy Immunol. 2016;34(1):65–72.

[31] Wohl DL, Curry WJ, Mauger D, Miller J, Tyrie K. Intrapartum antibiotics and childhood atopic dermatitis. J Am Board Fam Med. 2015;28(1):82–9.

[32] Yang SI, Lee E, Jung YH, Kim HY, Seo JH, Kwon JW, Kim BJ, Kim HB, Lee SY, Jang GC, Kim WK, Shim JY, Kang MJ, Yu HS, Hong SJ. Effect of antibiotic use and mold exposure in infancy on allergic rhinitis in susceptible adolescents. Ann Allergy AsthmaImmunol. 2014;113(2):160–165.

[33] Wei J, Gerlich J, Genuneit J, Nowak D, Vogelberg C, von Mutius E, Radon K. Homonal factors and incident asthma and allergic rhinitis during puberty in girls. Ann Allergy Asthma Immunol 2015;7:21–27.

[34] Yamamoto-Hanada K, Futamura M, Yang L, Shoda T, Narita M, Kobayashi F, Saito H, Ohya Y. Preconceptional exposure to oral contraceptive pills and the risk of wheeze, asthma and rhinitis in children. Allergol Int. 2016;65(3):327–31.

[35] Günther J, Kern WV, Nink K et al. (2003) Solange sie noch wirken. Analysen und Kommentare zum Antibiotikaverbrauch in Deutschland. Wissenschaftliches Institut der AOK, Universitätsklinikum Freiburg, Bonn Freiburg.

[36] Ellwood P, Asher MI, Beasley R, et al. On behalf of the ISAAC Steering Committee and the ISAAC Phase Three Study Group. ISAAC Phase Three Manual. Auckland, New Zealand: ISAAC International Data Centre, 2000.

[37] Penders J, Kummeling I, and Thijs C. Infant antibiotic use and wheeze and asthma risk: a systematic review and meta-analysis. Eur Respir J 2011;38(2):295–302.

16 Impfungen

Sebastian M. Schmidt, Tobias Ankermann

16.1 Ziele von Impfungen

Impfungen gehören zu den wirksamsten und wichtigsten medizinischen und erfolgreichsten präventiven Maßnahmen.

Moderne Impfstoffe sind gut verträglich; bleibende gravierende unerwünschte Arzneimittelwirkungen werden nur in sehr seltenen Fällen beobachtet. Unmittelbares Ziel einer Impfung ist es, den Geimpften vor einer bestimmten Krankheit zu schützen. Das längerfristige Ziel besteht dagegen in der Elimination der entsprechenden Infektionserkrankung möglichst weltweit durch eine hohe Akzeptanz der Impfungen mit hohen Impfquoten. Dadurch ist es möglich, einzelne Krankheitserreger regional zu eliminieren und schließlich weltweit auszurotten. Die Eliminierung von Masern, Röteln und Poliomyelitis ist erklärtes und erreichbares Ziel nationaler und internationaler Gesundheitspolitik [1]. Bereits erreicht wurde die globale Eradikation der Pocken im Jahre 1977, die Elimination der Poliomyelitis auf dem amerikanischen Kontinent im Jahr 1991, in den USA eine fehlende Transmission von Masern ab dem Jahr 2000 sowie die Elimination von Röteln und des kongenitalen Röteln-Syndroms im Jahr 2004 [2].

Zur Eradikation von Krankheiten sind neben einem gut wirksamen, nebenwirkungsarmen und möglichst preiswerten Impfstoff ein umfassendes Programm zur Immunisierung, das Erreichen hoher Durchimpfungsraten und eine umfassende Surveillance mit guten diagnostischen Methoden zur Identifikation der Infektion und zur effektiven Kontrolle des Eradikationserfolgs erforderlich. Aber nicht alle Infektionserkrankungen können durch Impfungen am Menschen ausgerottet werden. Dies gelingt nur bei den Erkrankungen, die durch ausschließlich humanpathogene Erreger verursacht werden. Tritt der Erreger auch bei anderen Spezies auf oder bildet z. B. wie der Erreger des Tetanus Sporen, die über lange Zeit im Erdreich überdauern können, ist eine Eradikation unmöglich. Bei diesen Erkrankungen steht der durch Impfungen erreichte Individualschutz im Vordergrund. Hohe Immunisierungsraten bewirken eine erhebliche Reduktion der Krankheitslast.

Durch hohe Impfquoten wird die Rate suszeptibler Personen so gering, dass sich der jeweilige Erreger in der Bevölkerung nicht mehr verbreiten kann, weil in der Umgebung des infektiösen Individuums keine weitere infizierbare Person existiert. Je breiter der Schutz gegen die Infektion (Immunität) in der Bevölkerung ist, desto geringer wird das Risiko einer Übertragung des Erregers. Wenn diese Immunität in der Bevölkerung aufrechterhalten werden kann und einen bestimmten Prozentsatz übersteigt, dessen Höhe von der jeweiligen Erkrankung abhängigt, ist eine Weiterverbreitung des Erregers in dieser Population (endemische Verbreitung) nicht mehr möglich [3]. Dies wird als Herdenschutz bezeichnet.

https://doi.org/10.1515/9783110561012-016

Tab. 16.1: Wirksamkeit von Impfungen am Beispiel USA [2].

Erkrankung/Erreger	Jährliche Erkrankungen vor Implementierung eines Impfprogramms	Jährliche Erkrankungen 2007	Rückgang (%)
Pocken	48.164	0	100
Diphtherie	175.885	0	100
Pertussis	147.271	10.454	93
Tetanus	1.314	28	98
Poliomyelitis	16.316	0	100
Masern	503.282	43	>99
Mumps	152.209	800	>99
Röteln	47.745	12	>99
Kongeniales Röteln-Syndrom	823	0	100
Heamophilius influenzae Typ B	20.000*	22	>99

*geschätzt

Durch Impfungen konnten bedeutsame Erkrankungen bereits weitgehend zurückgedrängt werden (s. Tab. 16.1).

16.2 Entstehung der Impfungen – Von der Inokulation, über die Variolisierung zur Vakzination und schließlich zur Eradikation am Beispiel der Pocken

Bemühungen um einen Schutz vor Krankheiten wurden aufgrund der Pocken (Lateinisch „Variola", umgangssprachlich „Blattern"), einer schweren Seuche, bereits vor mehreren hundert Jahren initiiert. Bläscheninhalt mit vermehrungsfähigen und nicht abgeschwächten Krankheitserregern von milde Erkrankten wurde über eine künstlich verursachte Stichwunde auf Gesunde übertragen (Inokulation). Zu Beginn des 18. Jahrhunderts wurde die Methode dann auch in Europa bekannt.

Lady Mary Wortley, Ehefrau des britischen Gesandten am Hof in Konstantinopel / Istanbul, ließ sogar ihre beiden Kinder inokulieren und berichtete nach ihrer Rückkehr nach England 1721 den dortigen Ärzten davon. Aber auch damals traten Nebenwirkungen der als „Variolisierung" beschriebenen Methode auf: Nach breiter Einführung starben von 897 Geimpften 17, so dass die Variolisierung offiziell verboten und nicht mehr weiter verfolgt wurde [4].

Eine Verbesserung der Methode gelang durch die Nutzung von Bläscheninhalt der für den Menschen ungefährlichen Kuhpocken zum Schutz vor gefährlichen Menschenpocken. Nach Berichten aus der Landwirtschaft in Deutschland und England untersuchte der englische Landarzt Edward Jenner 1796 die Methode erstmals mit experimentellen wissenschaftlichen Methoden. Seine Resultate wurden veröffentlicht und verbreiteten sich, weshalb er bei Vielen als Entdecker der Methode gilt. In der bekanntesten seiner Untersuchungen hat er den Inhalt der Pockenblase einer erkrankten Kuh auf eine Inzision am Oberarm des 8-jährigen James Phipps übertragen. Nach 6 Wochen inokulierte er Pockensekret, um den Beweis des Schutzes anzutreten. Der Junge überlebte die Exposition, wodurch der Erfolg nachgewiesen worden war. Die Bezeichnung der Methode „Vakzination" leitet sich aus diesem Vorgehen ab: Lateinisch Vacca: die Kuh.

Im Jahr 1802 wurde in Berlin die erste staatliche Impfanstalt zur Gewinnung des Pockenimpfstoffs gegründet. Die erste Impfflicht gab es in Bayern und Hessen gegen Pocken ab 1807. Aber erst nach einer verheerenden Pockenepidemie in Deutschland 1871–1873 mit mehr als 100.000 Toten wurde 1874 das Reichsimpfgesetz erlassen, das gezielte Massenimpfungen ermöglichte. Die Pocken gelten seit dem Jahr 1926 in Deutschland als ausgerottet. Der letzte Pockenfall weltweit trat im August 1976 auf [4].

16.3 Auswirkung von Impfungen auf nicht-infektiöse Krankheiten und allgemeine Krankheitssymptome

16.3.1 Auswirkung auf Erkrankungen aus dem atopischen Formenkreis

In den letzten 30 Jahren war ein Anstieg der Prävalenz atopischer Erkrankungen weltweit zu verzeichnen[5]. Der kurze Zeitraum und epidemiologische Beobachtungen sprechen dafür, dass veränderte Umweltbedingungen Ursache für diesen Anstieg sind. Als ursächlich wird eine Modulation der Immunantwort durch Abnahme der Immunstimulation in den ersten Lebensjahren unter anderem durch kleinere Familien, geringere Betreuung in Tageseinrichtungen, weniger Tierkontakt, weniger Kontakt mit pathogenen und nicht pathogenen Mikroorganismen (Bakterien, Endoparasiten) und eine generelle Abnahme der Biodiversizität postuliert [6],[7],[8],[9]. Diese Beobachtung wird als „Hygiene-Hypothese" bezeichnet. Immer wieder wird eine Assoziation mit Impfungen diskutiert. Einerseits könnten durch Impfungen mit konsekutiver Verhinderung impfpräventabler Erkrankungen dem Immunsystem in seiner Entwicklung wichtige Einflussfaktoren genommen werden, andererseits könnten in Impfstoffen enthaltende Antigene das Immunsystem positiv stimulieren und so die Entwicklung von Sensibilisierungen und atopischen Erkrankungen verhindern (Übersichten bei [10] und [11]).

In den meisten sowohl retrospektiven als auch prospektiven epidemiologischen Studien fand sich kein verstärkender Effekt von Impfungen auf die Prävalenz allergischer Erkrankungen [11],[12],[13],[14],[15],[16],[17],[18],[19],[20],[21]. Insbesondere war auch bei Hochrisiko-Kindern mit atopischer Dermatitis und allergischen Erkrankungen in der Familienanamnese in einer multizentrischen Untersuchung (2184 Kinder, Alter 1–2 Jahre) kein erhöhtes Risiko für eine spezifische Sensibilisierung und ein schweres Ekzem nachweisbar [15]. In dieser Untersuchung war die Schwere des Ekzems invers korreliert mit der kumulativen Anzahl von Impfdosen. Eine höher kumulative Anzahl von Impfdosen war auch in der Deutschen MAS-Kohorte (Multicenter-Allergie-Studie) mit einer geringeren spezifischen Sensibilisierung und einer geringeren Prävalenz eines Asthma bronchiale und einer atopischen Dermatitis assoziiert [14]. Für Asthma bronchiale zeigte sich dieser Effekt in der MAS-Kohorte auch noch im Alter von 20 Jahren [22]. Auch in der ISAAC-Studie (The International Study of Asthma and Allergies in Childhood, Phase 1) fand sich eine inverse Beziehung zwischen Asthma und Impfungen in der frühen Kindheit [16]. Die retrospektive Analyse der Daten aus der Studie zur Gesundheit von Kindern und Jugendlichen in Deutschland (KIGGS) zeigte, dass im ersten Lebensjahr vollständig geimpfte Kinder nach dem ersten Lebensjahr ein niedrigeres Risiko hatten, an einer allergischen Rhinitis zu erkranken (adjusted prevalence ratio 0.85, 95 % CI 0,76–0,95). Für Asthma bronchiale und atopische Dermatitis fand sich statistisch kein signifikant erhöhtes oder erniedrigtes Risiko [11].

Zusammenfassend findet sich zurzeit kein Hinweis darauf, dass Impfungen zu einer Risikoerhöhung für die Manifestation von einer allergischen spezifischen Sensibilisierung oder allergischer Erkrankungen führen. Kinder mit atopischen Erkrankungen in der Familien- oder Eigenanamnese sollen und können entsprechend den Empfehlungen geimpft werden. Auch wenn Hinweise auf protektive Effekte von Impfungen für die Manifestation einer allergischen spezifischen Sensibilisierung oder Manifestation allergischer Erkrankungen vorliegen, sind Impfungen für den individuellen und kollektiven Schutz vor Infektionserkrankungen indiziert und kein Instrument der Allergieprävention.

16.3.2 Prävention onkologischer Erkrankungen durch Impfungen

Die Inzidenz einer Leukämie ist in industriell entwickelten Ländern erhöht. Wiederholt wurden kleinräumige, regional begrenzte Häufungen von Leukämie-Erkrankungen in ländlichen Gebieten beobachtet [24]. Die daraus entstandenen Hypothesen von Greaves [25] sowie Kinlen und Doll [25] kennzeichnen die Leukämie als eine Erkrankung, die infolge der Antwort des Immunsystems auf eine banale Infektion entstehen kann. Bei Kindern, deren Immunsystem aufgrund einer „Überhygiene" nicht genügend stimuliert wird, kann eine spätere Exposition mit einem Infektionserreger eine überschießende Immunantwort auslösen; dies wiederum kann zu einer malignen Transformation eines präleukämischen Zellklons führen [24]. Betrachtet man die Populationsebene, so können immunologisch isoliert aufwachsende Kinder (z. B. in einer isolierten ländlichen Region ohne Populationszuwachs) bei plötzlichem Zuzug einer anderen Population immunologisch so stark gefordert werden, dass es zu der bereits beschriebenen malignen Transformation kommen kann [25].

Diesen Theorien zufolge wirkt eine Stimulation des Immunsystems beim Kleinkind protektiv gegen Leukämie. Eine Stimulierung wird erreicht durch Impfungen, Stillen sowie Kontakt mit anderen Kindern und deren Infektionen. Kinder, die Kinderkrippen und -gärten besuchen und ältere Geschwistern haben, werden ebenfalls immunologisch mehr stimuliert als die zu Hause „behütet" und damit immunologisch wenig stimuliert aufwachsenden Kinder [23]. Auch atopische Erkrankungen werden als ein immunologischer Stimulus im Sinne einer möglichen protektiven Wirkung diskutiert [26].

Eine spezifische Prävention bestimmter onkologischer Erkrankungen ist mit der Impfung gegen humane Papillomaviren (HPV) möglich geworden [9]. HPV sind die Erreger der häufigsten sexuell übertragbaren Infektionskrankheit [10]. Die meisten HPV-Infektionen verlaufen transient. Persistierende Infektionen sind hingegen die Voraussetzung für präkanzeröse Läsionen und eine spätere Kanzerogenese [29].

Durch die Impfung gegen HPV können die potenziell onkogenen HPV-Infektionen und damit die Entwicklung von Gebärmutterhalskrebs (wird > 99 % durch HPV verursacht [29]) verhindert werden [30]. Zudem gibt es Hinweise auf einen Herdenschutz: Der größte Abfall der HPV-Prävalenz wurde in der Altersgruppe mit der höchsten Vakzine-Coverage beobachtet, nicht nur bei den geimpften, sondern auch bei den ungeimpften Personen [31]. In Australien wurde eine verminderte HPV-Prävalenz bei Jungen als Folge des Impfprogramms für Mädchen gesehen [32].

Zugleich ist eine Prävention von Genitalwarzen, von denen bis zu 10 % der Frauen unter 45 Jahren betroffen sind, möglich. Sie entwickeln sich innerhalb von 2–3 Wochen nach einer Infektion mit low-risk HPV-Genotypen, meist HPV 6 und 11 [33],[34]. Die 4-valente HPV-Vakzine bewirkt eine Reduktion der Genitalwarzen um bis zu 92 % [17]. Wegen der kurzen Inkubationszeit bei Genitalwarzen kann deren Reduktion als Folge der Impfung als erstes beobachtet werden. Die Reduktion von Dyplasien der Cervix uteri nachzuweisen erfordert hingegen längere Zeiträume. Das nationale HPV-Impfprogramm in Australien bewirkte bereits eine 34 %ige Reduktion bei der low-grade sowie eine 47 %ige Reduktion bei der hochgradigen zervikalen intraepithelialen Neoplasie (CIN) und dem Adenocarcinoma in situ. Die größte Reduktion wurde bei jungen Geimpften beobachtet [30]. Die letztendliche Reduktion auch von Gebärmutterhalskrebs als Endstadium dieser mit einer HPV-Infektion beginnenden Entwicklung könnte in wenigen Jahren gezeigt werden. Dies wird am ehesten in Ländern mit hoher Akzeptanz der Impfung und hoher Coverage gelingen.

Die Hygiene-Hypothese wurde postuliert, um u. a. die steigende Prävalenz atopischer Erkrankungen zu erklären. Sie besagt, dass eine verminderte Exposition gegenüber Infektionserregern im frühen Kindesalter mit Veränderungen des Immunsystems assoziiert ist, die dann bei den Betroffenen eine gesteigerte Disposition zu atopischen Erkrankungen bewirkt. Die verminderte Exposition wird u. a. beobachtet als Folge zunehmender allgemeiner Hygiene, dem zunehmenden Einsatz von Antibiotika, geändertem Lebensstil und zunehmender Verbreitung von Diäten [36]. Bei Impfungen ist unklar, ob sie durch die Verhinderung der entsprechenden Infektionserkrankung atopische Erkrankungen fördern [37] oder durch die ausgelöste Immunreaktion mit Imitierung der entsprechenden Infektionserkrankung vorbeugend gegenüber Atopien wirksam sind. Gut designte Studien lassen eher einen schützenden Effekt vermuten (Kap. 16.3.1).

Impfungen haben auch einen präventiven Effekt auf unspezifische Symptome von Infektionskrankheiten im Säuglingsalter wie Erbrechen, Husten, laufende Nase, Unruhe und Schmerzen und damit auf die allgemeine Morbidität. In einer randomisierten Studie zeigten die zu Beginn des dritten Lebensmonats geimpften Kinder im folgenden dritten Lebensmonat signifikant seltener solche Symptome als die Kinder, die erst später (am Ende des dritten Lebensmonats) geimpft wurden und somit in dieser Zeit ungeimpft waren. Dies lässt einen allgemein stimulierenden oder modulierenden Effekt von Impfungen auf das Immunsystem vermuten [38].

16.4 Impfmüdigkeit und Impfkritik

Die Betrachtung der Historie der Impfungen zeigt, dass es offenbar immer einer konkreten Häufung schwerer und hochgradig letaler Erkrankungen oder gar einer Epidemie /Pandemie bedurfte, damit die Notwendigkeit von Impfungen in der breiten Bevölkerung akzeptiert wird. Bei den Pocken war dies die Epidemie 1871–1873, die 1874 im Reichsimpfgesetz mündete [3].

Epidemisch auftretende, schwer verlaufende, zu Behinderung führende oder letale Infektionserkrankungen treten seit Jahrzehnten in den entwickelten Staaten nicht mehr auf. Sie haben hier ihren Schrecken verloren. Daher treten tatsächliche oder scheinbare Nebenwirkungen von Impfungen verstärkt in den Fokus. Der Nutzen von Impfungen ist nicht mehr so offensichtlich und wird deshalb hinterfragt. Es resultiert eine Impfmüdigkeit bis hin zur Impfkritik.

Folge der Impfmüdigkeit sind nachlassende Impfraten, z. B. bei der Masern-Mumps-Röteln- und der Hepatitis B-Impfung [39]. Dadurch werden die zum Erreichen eines Herdenschutzes notwendigen Impfraten von ca. 95 % nicht mehr erreicht. In Deutschland liegen die Impfquoten für Masern teilweise nur bei 70 % [40],[41],[42]. In der Folge treten immer wieder kleinere Masern-Epidemien auf. Dabei sind Risikopersonen wie junge ungeimpfte Säuglinge, Schwangere und Immunsupprimierte besonders gefährdet [43],[44]. Durch die großen Migrationswellen gelangen zudem gegenwärtig vermehrt ungeimpfte und kranke Personen nach Europa. Eine Herausforderung des öffentlichen Gesundheitsdienstes besteht darin, die Impfquoten zu erhöhen [45]. Interventionsprogramme zur Aufklärung entsprechender Bevölkerungsgruppen scheinen hier am erfolgreichsten zu sein [46].

Von der Impfmüdigkeit ist die aktive Impfkritik abzugrenzen. Gegenstand der Kritik von Impfgegnern sind u. a. eine angeblich fehlende Wirkung von Impfungen, angebliche unerwünschte Wirkungen, die hypothetisch etliche Krankheiten auslösen würden, sowie die angebliche Beeinflussung von Ergebnissen von Impfstudien und Impfempfehlungen durch Impfstoff-Hersteller [29].

16.5 Ausblick

Für die Elimination einer Infektionskrankheit durch ein Impfprogramm ist auch die Wahrnehmung der Risiken der zu verhütenden Infektion mit hoher Impf-Akzeptanz in der Bevölkerung notwendig. Nach umfassender Information der Bevölkerung sollten die Risiken der Erkrankung gegenüber dem Nutzen der Impfung abgewogen werden können. Außerdem sind ein hoher politischer Wille und ein erhebliches Engagement aller Akteure sowie ausreichende finanzielle Mittel notwendig. Um das Ziel der Elimination und Eradikation einer Erkrankung erreichen zu können, werden üblicherweise Aktivitäten in ein nationales Eliminationsprogramm eingebettet. In der europäischen Region der Weltgesundheitsorganisation stehen aktuell vier Erkrankungen auf der Liste der zu eliminierenden Erkrankungen: Poliomyelitis, Masern, Röteln und damit die konnatale Rötelnembryopathie nach Infektion der Mutter während der Schwangerschaft und Übertragung auf das ungeborene Kind. Die Elimination der Poliomyelitis konnte bereits in einigen WHO-Regionen erklärt werden (Amerika 1996, Westpazifik 2000, Europa 2002) [3].

Das von der Weltgesundheitsorganisation im Rahmen der 2001 gestarteten Masern- und Röteln-Initiative erklärte Ziel, die Masern bis zum Jahr 2015 in Europa zu eliminieren, konnte nicht erreicht werden. Die Zahl der Masern-Fälle ist hingegen nicht nur in Europa, sondern insbesondere in Deutschland dramatisch angestiegen. Die für einen effektiven Herdenschutz notwendige Durchimpfungsrate von 95 % wird in Deutschland nicht erreicht. Als Folge erkranken zunehmende junge Erwachsene. In diesem Alter können Masern mit Komplikationen wie Masern-Enzephalitis, Masern-Pneumonie und mit Entzündungen des Mittelohrs einhergehen. Immer tödlich endet die seltene Masernkomplikation subakute sklerosierende Panenzephalitis (SSPE), deren Risiko umso höher ist, je jünger das erkrankte Kind ist.

Laut WHO gelten die Masern dann als ausgerottet, wenn in einem Zeitraum von 12 Monaten auf eine Million Einwohner weniger als ein Erkrankter kommt. In Deutschland bedeutete dies nicht mehr als 80 Erkrankungsfälle pro Jahr. Im Jahr 2015 traten jedoch insgesamt mindestens 2460 gemeldete Fälle auf nach nur ca. 400 gemeldeten Fällen im Jahr 2014 [40],[48]. Hinzu kommt eine erhebliche Dunkelziffer, da die bisher seltenen Masern nicht in allen Fällen diagnostiziert werden. Problematisch wird es, wenn in Ländern wie Guatemala, das seit 20 Jahren frei von Masern war, durch Reisende nach Deutschland wieder Masernfälle eingeschleppt werden, wie 2018 nach der Rückkehr einer Austauschschülerin.

In Europa und insbesondere in Deutschland gilt es daher, die Akzeptanz gerade für die Masernimpfung zu erhöhen. Nicht nur Kinder, sondern auch nach 1970 geborene Erwachsene sollen ihren Impfschutz gegen Masern überprüfen und sich ggf. impfen lassen. Bei den 30- bis 39-Jährigen haben aber nur 46,7 Prozent mindestens eine Dosis erhalten [49].

Einige europäische Länder (z. B. Italien) diskutieren eine Impfpflicht, z. B. für Schulkinder an öffentlichen Schulen wie in den USA. In Frankreich wurde 2018 eine vergleichbare Impfflicht von früher 2 auf jetzt 11 Krankheiten deutlich ausgeweitet. In Deutschland hingegen wird eine Impfpflicht oft als eher kontraproduktiv angesehen. Allerdings müssen Eltern, die ihre Kinder bei einer Kita anmelden, eine Impfberatung nachweisen. Tun sie das nicht, müssen die Kitas die Eltern beim Gesundheitsamt melden. Die Ständige Impfkommission am Robert-Koch-Institut versucht mit öffentlichen Kampagnen, etwa von der Bundeszentrale für gesundheitliche Aufklärung initiiert, und mit Kontrollen des Impfstatus durch niedergelassene Ärzte die Impfakzeptanz erhöhen [50].

Literatur

[1]   Ständige Impfkommission: Empfehlungen der Ständigen Impfkommission (STIKO) am Robert Koch-Institut. Epid Bull 2017;34:333 – 380 DOI 10.17886/EpiBull-2017–044.
[2]   American Academy of Pediatrics. Active Immunization. In: Pickering LK, Baker CJ, Kimberlin DW, Long SS (eds.) Red Book: 2009 Report of the Committee on Infectious Diseases. American Academy of Pediatrics, Elk Grove Village 2009: 48–9.
[3]   https://www.rki.de/DE/Content/Infekt/Impfen/Praevention/praevention_node.html
[4]   Heininger U. Impfratgeber. 6. Aufl. Unimed-Verlag, Bremen, 2010: 16–20.
[5]   Pawankar R. Allergic diseases and asthma: a global public health concern and a call to action. World Allergy Organ J. 2014;7:12.
[6]   Bach JF. The effect of infections on susceptibility to autoimmune and allergic diseases. New Engl J Med 2002;347:911–20.
[7]   Ege MJ, Mayer M, Normand AC, et al. Exposure to environmental microorganisms and childhood asthma. New Engl J Med 2011;364:701–9.
[8]   Ege MJ. The Hygiene Hypothesis in the Age of the Microbiome. Ann. Am. Thorac. Soc. 2017;14:S348–S53.
[9]   von Hertzen L, Beutler B, Bienenstock J, et al. Helsinki alert of biodiversity and health. Ann. Med. 2015;47:218–25.
[10]   Gruber C, Nilsson L, Bjorksten B. Do early childhood immunizations influence the development of atopy and do they cause allergic reactions? Pediatr Allergy Immunol 2001;12:296–311.

[11] Schlaud M, Schmitz R, Poethko-Muller C, Kuhnert R. Vaccinations in the first year of life and risk of atopic disease – Results from the KiGGS study. Vaccine 2017;35:5156–62.

[12] Koppen S, de Groot R, Neijens HJ, Nagelkerke N, van Eden W, Rumke HC. No epidemiological evidence for infant vaccinations to cause allergic disease. Vaccine 2004;22:3375–85.

[13] Matheson MC, Haydn Walters E, Burgess JA, et al. Childhood immunization and atopic disease into middle-age--a prospective cohort study. Pediatr Allergy Immunol 2010;21:301–6.

[14] Gruber C, Illi S, Lau S, et al. Transient suppression of atopy in early childhood is associated with high vaccination coverage. Pediatrics 2003;111:e282-8.

[15] Gruber C, Warner J, Hill D, Bauchau V. Early atopic disease and early childhood immunization-- is there a link? Allergy 2008;63:1464–72.

[16] Asher MI, Stewart AW, Mallol J, et al. Which population level environmental factors are associated with asthma, rhinoconjunctivitis and eczema? Review of the ecological analyses of ISAAC Phase One. Respir. Res. 2010;11:8.

[17] Balicer RD, Grotto I, Mimouni M, Mimouni D. Is childhood vaccination associated with asthma? A meta-analysis of observational studies. Pediatrics 2007;120:e1269-77.

[18] Martignon G, Oryszczyn MP, Annesi-Maesano I. Does childhood immunization against infectious diseases protect from the development of atopic disease? Pediatr Allergy Immunol 2005;16:193–200.

[19] Spycher BD, Silverman M, Egger M, Zwahlen M, Kuehni CE. Routine vaccination against pertussis and the risk of childhood asthma: a population-based cohort study. Pediatrics 2009;123:944–50.

[20] Maher JE, Mullooly JP, Drew L, DeStefano F. Infant vaccinations and childhood asthma among full-term infants. Pharmacoepidemiol Drug Saf. 2004;13:1–9.

[21] McKeever TM, Lewis SA, Smith C, Hubbard R. Vaccination and allergic disease: a birth cohort study. Am J Public Health 2004;94:985–9.

[22] Grabenhenrich LB, Gough H, Reich A, et al. Early-life determinants of asthma from birth to age 20 years: a German birth cohort study. J Allergy Clin Immunol 2014;133:979–88.

[23] Kaatsch P. Umweltbelastung und Krebsrisiko im Kindesalter. Monatsschr Kinderheilkd 2017; 165:395–401.

[24] Greaves M. Infection, immune responses and the aetiology of childhood leukaemia. Nat Rev Cancer 2006: 6:193–203.

[25] Kinlen L, Doll R. Population mixing and childhood leukaemia: Fallon and other US clusters. Br J Cancer 2004:91:1–3.

[26] Schüz J, Morgan G, Böhler E et al. Atopic disease and childhood acute lymphoblastic leukemia. Int J Cancer 2003; 105:255–60.

[27] Lee LY, Garland SM. Human papillomavirus vaccination: the population impact. Research 2017, 6:866. doi: 10.12688/f1000research.10691.1.

[28] Forman D, de Martel C, Lacey CJ, et al. Global burden of human papillomavirus and related diseases. Vaccine 2012; 30(Suppl 5): F12–23.

[29] Monsonego J, Bosch FX, Coursaget P et al. Cervical cancer control, priorities and new direc- tions. Int J Cancer 2004; 108(3): 329–33.

[30] Garland SM, Kjaer SK, Muñoz N et al. Impact and Effectiveness of the Quadrivalent Human Papillomavirus Vaccine: A Systematic Review of 10 Years of Real-world Experience. Clin Infect Dis. 2016; 63(4): 519–27.

[31] Tabrizi SN, Brotherton JM, Kaldor JM, et al. Assessment of herd immunity and cross-protection after a human papillomavirus vaccination programme in Australia: a repeat cross-sectional study. Lancet Infect Dis. 2014; 14(10):958–66.

[32] Machalek DA, Chow EP, Garland SM, et al. Human Papillomavirus Prevalence in Unvacci-nated Heterosexual Men After a National Female Vaccination Program. J Infect Dis. 2017; 215(2):202–8.

[33] Garland SM, Steben M, Sings HL, et al. Natural history of genital warts: analysis of the placebo arm of 2 randomized phase III trials of a quadrivalent human papillomavirus (types 6, 11, 16, and 18) vaccine. J Infect Dis. 2009;199(6):805–14.

[34] Kjaer SK, Tran TN, Sparen P, et al. The burden of genital warts: a study of nearly 70,000 women from the general female population in the 4 Nordic countries. J Infect Dis. 2007;196(10):1447–54.

[35] Ali H, Donovan B, Wand H, et al. Genital warts in young Australians five years into na-tional human papillomavirus vaccination programme: national surveillance data. BMJ 2013;346:f2032.

[36] Smits HH, Hiemstra PS, da Costa CP et al. Microbes and asthma: Opportunities for intervention. J Allergy Clin Immunol 2016;137:690–7.

[37] Grüber C. Beeinflussen Schutzimpfungen die Allergie-Entwicklung im Kindesalter? Pädiatrische Allergologie 2014; 17: 6–10.

[38] Otto S, Mahner B, Kadow I, Beck JF, Wiersbitzky SKW, Bruns R. General non-specific morbidity is reduced after vaccination within the third month of life – the Greifswald Study. J Infection 2000;41:172–5.

[39] Serena GM, Filomena GM, Vittoria LAM, Cinzia G, Silvio T. Lack of immunity against rubella among Italian young adults. BMC Infectious Diseases 2017;17:199–203.

[40] Rieck T, Feig M, Wichmann O, Siedler A. Aktuelles aus der KV-Impfsurveillance – Impfquoten der Rotavirus-, Masern-, HPV- und Influenza- Impfung in Deutschland. Epid Bull 2017;1:1 – 12. DOI 10.17886/EpiBull-2017–001.

[41] Lopalco PL, Martin R. Measles still spreads in Europe: who is responsible for the failure to vaccinate? Euro Surveill 2010;15:19557.

[42] Muscat M, Bang H, Wohlfahrt J, Glismann S, Mølbak K. Measles in Europe: an epidemiological assessment. Lancet 2009;373:383–9.

[43] Stellungnahme der STIKO: Fachliche Anwendungshinweise zur Masern- Postexpositionspro-phylaxe bei Risikopersonen. Epid Bull 2017;2:17 – 25. DOI 10.17886/EpiBull-2017–002.1

[44] Lancella L, Di Camillo C, Vittucci AC, Boccuzzi E, Bozzola E, Villani A. Measles lessons in an anti-vaccination era: public health is a social duty, not a political option. Italian Journal of Pe-diatrics 2017;43:102–5.

[45] Pottie K, Mayhew AD, Morton RL, et al. Prevention and assessment of infectious diseases among children and adult migrants arriving to the European Union/European Economic Association: a protocol for a suite of systematic reviews for public health and health systems. BMJ Open 2017;7:e014608. doi:10.1136/bmjopen-2016-014608.

[46] Choi A, Kim DH, Kim YK, Eun BW, Jo DS. The impact of an educational intervention on parents' decisions to vaccinate their < 60-month old children against influenza. Korean J Pediatr 2017;60:254–60.

[47] Meyer C, Reiter S. Impfgegner und Impfskeptiker. Geschichte, Hintergründe, Thesen, Umgang. Bundesgesundheitsbl – Gesundheitsforsch – Gesundheitsschutz 2004;47:1182–1188. DOI 10.1007/s00103-004-0953-x.

[48] Impfquoten der Masern-, HPV- und Influenza-Impfung in Deutschland. Epid Bull. 2016;1:1–7; DOI 10.17886/EpiBull-2016–001.

[49] Poethko-Müller C, Schmitz R. Impfstatus von Erwachsenen in Deutschland, Ergebnisse der Studie zur Gesundheit Erwachsener in Deutschland (DEGS1). Bundesgesundheitsblatt 2013,56:845–57.

[50] Geissel W. Der neue STIKO-Vorsitzende stellt sich vor. Pädiatrie 2017;29:36–7.

17 Leitlinie Allergieprävention (2014)

Torsten Schäfer[1]

17.1 Zusammenfassung

Die Empfehlungen der S3 Leitlinie Allergieprävention wurden auf der Basis von 165 ausgewerteten Studien überarbeitet.

Nahezu unverändert blieben die Empfehlungen zum Vollstillen über 4 Monate (bei Risikokindern alternativ hypoallergene Säuglingsnahrung), der Vermeidung von Übergewicht, zum Fischkonsum (in Schwangerschaft/Stillzeit und als Beikost), zur Vermeidung der Luftschadtstoff- und Tabakrauchexposition, der Vermeidung eines schimmelpilzfördernden Innenraumklimas und der Impfung nach Empfehlungen der STIKO. Unverändert bleibt auch die Aussage, dass eine Reduktion des Hausstaubmilbenallergengehaltes als primärpräventive Maßnahme nicht empfohlen wird. Die Beikosteinführung sollte nicht verzögert werden. Bei Risikokindern sollten keine Katzen angeschafft werden. Die Haltung von Hunden im Haushalt ist nicht mit einem erhöhten Allergierisiko verbunden. Neu aufgenommen wurde die Empfehlung, das erhöhte Asthmarisiko nach Kaiserschnittentbindung zu berücksichtigen. Weitere Stellungnahmen wurden zu Prä- und Probiotika, psychosozialen Faktoren, Medikamenten und verschiedenen Nahrungsbestandteilen formuliert.

17.2 Einleitung

Allergische Erkrankungen, wie allergisches Asthma, Heuschnupfen und das atopische Ekzem haben auch in den letzten Jahren in den westlichen Industrienationen weiter zugenommen [1]. Die Ursachen für die Entwicklung und Zunahme sind nach wie vor weitgehend ungeklärt. Da die kausalen Therapieansätze beschränkt sind, kommt der Prävention besondere Bedeutung zu, wenn man dem ansteigenden Trend begegnen will [2]. Mit Unterstützung des Bundesministeriums für Gesundheit und soziale Sicherung wurde im Rahmen des Aktionsbündnisses Allergieprävention (abap) im Jahr 2004 die erste S3-Leitlinie zur Allergieprävention veröffentlicht und 5 Jahre später erstmals überarbeitet. Diese wurde nun zum zweiten Mal, der Methodik für evi-

1 Für die Leitliniengruppe: Carl-Peter Bauer, Kirsten Beyer, Albrecht Bufe, Frank Friedrichs, Uwe Gieler, Gerald Gronke, Eckard Hamelmann, Mechthild Hellermann, Andreas Kleinheinz, Ludger Klimek, Sibylle Koletzko, Matthias Kopp, Susanne Lau, Horst Müsken, Imke Reese, Sabine Schmidt, Sabine Schnadt, Helmut Sitter, Klaus Strömer, Jennifer Vagts, Christian Vogelberg, Ulrich Wahn, Thomas Werfel, Margitta Worm, Cathleen Muche-Borowski.

https://doi.org/10.1515/9783110561012-017

denzbasierte und konsentierte Leitlinien folgend, überarbeitet [3]. Die aktuelle Leit-linienversion und die zugrunde liegende Methodik werden im Folgenden dargestellt.

17.3 Methodik

Die Methodik der Erstellung und Überarbeitung dieser Leitlinie folgt nationalen und internationalen Standards zur Entwicklung evidenzbasierter und konsentierter Leit-linien [4],[5],[6]. Die primären Zielgrößen der Leitlinie sind die wesentlichen atopi-schen Erkrankungen: das atopische Ekzem, die allergische Rhinokonjunktivitis und das allergische Asthma.

Die Leitlinie bezieht sich ausschließlich auf Maßnahmen der Primärprävention.

Die elektronische Literaturrecherche wurde in den Datenbanken MEDLINE und COCHRANE zuletzt für den Zeitraum Mai 2008 bis Mai 2013 durchgeführt. Ein-geschlossen wurden Studien am Menschen, die in deutscher oder englischer Sprache publiziert wurden und nach zwei screening Prozessen den Einschlusskriterien genüg-ten. Neben der Vergabe formaler Evidenzlevel (1a bis 4) (Tab. 17.1), fand die Bewertung der Studien durch methodenkritisches Lesen nach vordefinierten Kriterien (u. a. Fall-zahl, zeitliche Abfolge zwischen Exposition und Erkrankung, Berücksichtigung wei-terer Einflussfaktoren) und das Ausfüllen entsprechender Extraktionstabellen statt.

Auf der Grundlage der aufgefundenen und bewerteten Arbeiten wurde ein Vor-schlag für die überarbeiteten Präventionsempfehlungen erarbeitet und in der Leit-linien- und Konsensusgruppe zirkuliert. Die Empfehlungen wurden in der Konsen-susgruppe verabschiedet. Als formales Konsentierungsverfahren wurde der nominale Gruppenprozess gewählt. Die einzelnen Empfehlungen wurden von der Konsensus-gruppe mit Empfehlungsklassen (A, B, C) (Tab. 17.2) verabschiedet. Zu Themenberei-

Tab. 17.1: Evidenzgrade (Oxford Centre for Evidence-based Medicine, May 2001, www.cebm.net).

Evidenzlevel	Bewertung
1a	Systematischer Review von RCTs
1b	Einzelne RCTs
1c	(Alle oder keiner)
2a	Systematischer Review von Kohortenstudien
2b	Einzelne Kohortenstudien und RCTs von geringerer Qualität
2c	(„Outcome" Research, ökologische Studien)
3a	Systematischer Review von Fall-Kontroll-Studien
3b	Einzelne Fall-Kontroll-Studien
4	(Fall-Serien und) Fall-Kontroll-Studien oder Kohortenstudien von geringere Qualität

Tab. 17.2: Empfehlungsklassen basierend auf den Evidenzgraden.

Empfehlungsklasse	Evidenzgrad	Agency for Health Care Policy and Research (AHCPR)
A	I	Schlüssige Literatur guter Qualität mit mind. 1 RCT
B	II	Gut durchgeführte nicht randomisierte klinische Studie
C	III	Berichte / Meinungen von Experten, Konsensus-Konferenzen, klinische Erfahrungen anerkannter Autoritäten

chen, zu denen sich keine Präventionsempfehlungen ableiten ließen, wurden zum Teil Stellungnahmen verfasst und diese mit den Evidenzgraden versehen.

17.4 Ergebnisse

Die elektronische Literatursuche erbrachte 3.284 Treffer. Nach den Selektionsprozessen wurden letztendlich 173 Originalarbeiten eingeschlossen. Diese setzen sich aus einer Metaanalyse (MA), 15 Systematic Reviews (SR), 31 randomisierten kontrollierten Studien (RCT), 65 Kohortenstudien (KS), 12 Fall-Kontroll-Studien (FK) und 41 Querschnittstudien (QS) zusammen.

17.5 Empfehlungen

Die konsentierten Empfehlungen zur Primärprävention von Asthma, Heuschnupfen und atopischem Ekzem gelten für Risiko- und Nicht-Risikopersonen, sofern nicht explizit unterschieden bzw. darauf hingewiesen wird und lauten wie folgt:

17.5.1 Stillen

Stillen hat viele Vorteile für Mutter und Kind[2].

Die aktuelle Datenlage unterstützt die Empfehlung, dass für den Zeitraum der ersten 4 Monate voll[3] *gestillt werden soll. (A)*

---

2 s. u. a. Empfehlungen der Ernährungskommission der DGKJ und Schack-Nielsen [53].
3 Entspricht der WHO Definition „*predominant breastfeeding*": Predominant breastfeeding means that the infant's predominant source of nourishment has been breast milk (including milk expressed or from a wet nurse as the predominant source of nourishment). However, the infant may also have received liquids (water and water-based drinks, fruit juice) ritual fluids and ORS, drops or syrups (vitamins, minerals and medicines). http://www.who.int/nutrition/topics/infantfeeding_recommendation/en/index.html

17.5.2 Mütterliche Ernährung in der Schwangerschaft und/oder Stillzeit

Während Schwangerschaft und Stillzeit wird eine ausgewogene und nährstoffdeckende Ernährung empfohlen.

Diätetische Restriktionen (Meidung potenter Nahrungsmittelallergene) während der Schwangerschaft oder Stillzeit sollen aus Gründen der Primärprävention nicht erfolgen. (A)

Es gibt Hinweise, dass Fisch in der mütterlichen Ernährung während der Schwangerschaft und oder Stillzeit einen protektiven Effekt auf die Entwicklung atopischer Erkrankungen beim Kind hat. Fisch sollte Bestandteil der mütterlichen Ernährung während der Schwangerschaft und Stillzeit sein. (B)

17.5.3 Muttermilchersatznahrung bei Risikokindern

Wenn nicht oder nicht ausreichend gestillt wird, soll hydrolysierte Säuglingsnahrung bei Risikokindern gegeben werden. Die aktuelle Datenlage stützt diese Empfehlung für den Zeitraum der ersten 4 Lebensmonate. (A)

Soja-basierte Säuglingsnahrungen sind zum Zwecke der Allergieprävention nicht zu empfehlen. (A)[4,5]

17.5.4 Einführung von Beikost und Ernährung des Kindes im 1. Lebensjahr

Die zu der Zeit in Deutschland existierende Empfehlung[6], Beikost nach dem vollendeten 4. Lebensmonat einzuführen, ist aus Gründen eines steigenden Nährstoffbedarfs sinnvoll.

Eine Verzögerung der Beikosteinführung soll aus Gründen der Allergieprävention nicht erfolgen. (A)

Für einen präventiven Effekt einer diätetischen Restriktion durch Meidung potenter Nahrungsmittelallergene im ersten Lebensjahr gibt es keine Belege. Sie sollte deshalb nicht erfolgen. (B)

Für einen präventiven Effekt durch die Einführung potenter Nahrungsmittelallergen vor dem vollendeten 4. Lebensmonat gibt es derzeit keine gesicherten Belege.

---

4 Unabhängig davon wurde bislang die Indikation für Säuglingsanfangsnahrungen auf Sojabasis von ernährungswissenschaftlichen Gesellschaften aus teilweise gesundheitsbedenklichen Gründen sehr eng gestellt [54].

5 Es gibt derzeit keine Belege für eine allergiepräventive Wirkung anderer Tiermilchen, wie Ziegen-, Schafs- oder Stutenmilch.

6 s. u. a. Empfehlungen der Ernährungskommission der DGKJ und des FKE

Es gibt Hinweise darauf, dass Fischkonsum des Kindes im 1. Lebensjahr einen protektiven Effekt auf die Entwicklung atopischer Erkrankungen hat. Fisch sollte mit der Beikost eingeführt werden. (B)

17.5.5 Körpergewicht

Es gibt Belege, dass ein erhöhter Body Mass Index (BMI) mit Asthma positiv assoziiert ist.

Bei Kindern soll Übergewicht/Fettleibigkeit auch aus Gründen der Asthmaprävention vermieden werden. (A)

17.5.6 Haustierhaltung

Personen ohne erhöhtes Allergierisiko sollten die Haustierhaltung nicht einschränken.
Bei Risikokindern gilt:
- *Familien mit erhöhtem Allergierisiko sollten keine Katzen anschaffen.*
- *Hundehaltung ist nicht mit einem höheren Allergierisiko verbunden. (B)*

17.5.7 Hausstaubmilben

Zur Primärprävention[7] können spezifische Maßnahmen, z.B. milbenallergendichter Matratzenüberzug (encasing) zur Reduktion der Exposition gegenüber Hausstaubmilbenallergenen nicht empfohlen werden. (B)

17.5.8 Schimmel und Feuchtigkeit

Ein Innenraumklima, das Schimmelpilzwachstum begünstigt (hohe Luftfeuchtigkeit, mangelnde Ventilation), sollte vermieden werden. (B)

17.5.9 Exposition gegenüber Tabakrauch

Aktive und passive Exposition gegenüber Tabakrauch erhöhen das Allergierisiko (insbesondere das Asthmarisiko) und sind zu vermeiden. Dies gilt bereits während der Schwangerschaft. (A)

---

7 Dies betrifft nicht Maßnahmen zur Sekundär- und Tertiärprävention.

17.5.10 Innenraumluftschadstoffe

Es gibt Hinweise darauf, dass Innenraumluftschadstoffe das Risiko für atopische Erkrankungen und insbesondere Asthma erhöhen können (z. B. Formaldehyd, flüchtige organische Komponenten, wie sie besonders durch neue Möbel und bei Maler- und Renovierungsarbeiten freigesetzt werden können).

Die Exposition gegenüber Innenraumluftschadstoffen sollte geringgehalten werden. (B)

17.5.11 Kfz-Emission

Die Exposition gegenüber Stickoxiden und kleinen Partikeln (PM$_{2,5}$) ist mit einem erhöhten Risiko, besonders für Asthma, verbunden.

Die Exposition gegenüber Kraftfahrzeug-bedingten Emissionen sollte geringgehalten werden. (B)

17.5.12 Impfungen

Es gibt keine Belege, dass Impfungen das Allergierisiko erhöhen, aber Hinweise, dass Impfungen das Allergierisiko senken können.

Es wird empfohlen, dass alle Kinder, auch Risikokinder, nach den STIKO-Empfehlungen geimpft werden sollen. (A)

17.5.13 Kaiserschnitt

Es gibt Hinweise darauf, dass Kinder, die durch Kaiserschnitt auf die Welt kommen, ein erhöhtes Allergierisiko haben. Dies sollte bei der Wahl des Geburtsverfahrens berücksichtigt werden, sofern keine medizinische Indikation für einen Kaiserschnitt besteht. (B)

17.6 Kommentar zu den Empfehlungen

Die Empfehlungen zur *Ernährung* wurden im Licht der aktuellen Literatur intensiv diskutiert. Die Empfehlung zum *Stillen* in den ersten 4 Lebensmonaten aus Gründen der Allergieprävention wurde beibehalten und nur die Formulierung des „ausschließlichen" Stillens in „voll" Stillen, als die lebensnähere Form geändert, da sie die Gabe von anderen Flüssigkeiten und Medikamenten zulässt. Für Deutschland liegen u. a. allgemeinen Stillempfehlungen der DGKJ 2014 und des Netzwerks Junge

Familie [7] vor. Danach stellt Stillen die bevorzugte, natürliche Ernährungsform für Säuglinge dar. Weiterhin wird hier Stillen ohne Zufütterung für die Dauer der ersten 4–6 Lebensmonate empfohlen und ausgeführt, dass auch nach der Einführung der Beikost weiter gestillt werden kann und soll (www.dgkj.de, www.gesund-ins-leben. de). Nach wie vor werden präventive Effekte auf allergische Erkrankungen durch das Stillen berichtet. Insgesamt schwächen sich diese Effekte allerdings ab. Die Auffassung, dass durch längeres insbesondere ausschließliches Stillen die präventiven Effekte verstärkt würden, ist im Hinblick auf die Allergieprävention nicht evidenzbasiert [9],[11]. Zahlreiche Studien deuten darauf hin, dass eine Beikosteinführung ab Beginn des 5. Lebensmonats mit einer geförderten Toleranzentwicklung assoziiert ist. Entsprechend gibt es Hinweise, dass längeres ausschließliches Stillen auch mit einer Risikoerhöhung für Allergien verbunden sein kann [12],[13]. Naturgemäß leiten sich Ergebnisse zum Stillen aus Beobachtungsstudien ab. Methodische Verzerrungen z. B. durch sog. *reverse causality* sollten hier kritisch beachtet werden. Zukünftig wird die elterliche Vorbelastung auch differenziert zu betrachten sein, zumal deutsche Untersuchungen darauf hindeuten, dass längeres Stillen das Allergierisiko des Kindes insbesondere dann erhöht, wenn die Mutter selbst von Allergien betroffen ist. Die aktuelle Datenlage unterstützt allerdings weiterhin die Empfehlung, dass für den Zeitraum der ersten vier Monate voll – im Sinne der WHO-Definition von *„predominant breastfeeding"* – gestillt werden soll.

Für Risikokinder wird weiterhin ersatzweise für die ersten vier Lebensmonate eine Hydrolysatnahrung empfohlen, wenn nicht gestillt oder teilgestillt wird. Dabei ist zu beachten, dass die in den Studien getesteten hydrolysierten Säuglingsnahrungen auf dem deutschen Markt zum Teil nicht mehr erhältlich sind [14]. Die Evidenzlage und die Größe der berichteten Effekte sind für die in Deutschland getesteten Präparate BebaHA (Nestle, Vevey, Schweiz), Hipp-HA (Hipp, Pfaffenhofen), Nutramigen (Mead Johnson, Diezenbach) und Nutrilon Premium (Nutricia/Numico, Zoetermeer, Niederlande) ebenfalls unterschiedlich. Für sojabasierte Säuglingsnahrungen fehlt weiterhin der Hinweis auf einen präventiven Effekt. Zusätzlich bestehen gesundheitliche Bedenken [3],[15], die in jüngster Zeit diskutiert wurden [16]. An der Empfehlung, dass sich sojabasierte Säuglingsnahrungen nicht zur Allergieprävention eignen, ändert dies allerdings nichts.

Die bisherigen Empfehlungen, keine vorbeugenden *diätetischen Restriktionen* (Meidung potenter Nahrungsmittelallergene) durchzuführen, aber Fisch aus Gründen der Allergieprävention in die mütterliche Ernährung während Schwangerschaft und Stillzeit zu integrieren, wurden aufgrund weiterer unterstützender Hinweise für beide Aussagen [17],[18] beibehalten. Selbstverständlich gelten die Empfehlungen zum Fischkonsum nicht für Personen mit bekannter oder vermuteter Fischunverträglichkeit.

Aus Gründen der Allergieprävention ist eine Verzögerung der *Beikosteinführung* über den Beginn des 5. Lebensmonats hinaus nicht sinnvoll. Dies wird in der aktuellen Formulierung der Präventionsempfehlung zum Ausdruck gebracht, die besagt, dass eine Verzögerung der Beikosteinführung nicht erfolgen soll. Dies schließt eine parallel Fortsetzung des Stillens nicht aus. Für einen präventiven Effekt durch vorbeugende Meidung potenter Nahrungsmittelallergene im ersten Lebensjahr gibt es keine Belege. Allerdings gibt es bisher auch für einen protektiven Effekt durch gezielte Einführung potenter Nahrungsmittelallergene vor dem vollendeten vierten Lebensmonat keine gesicherten Belege [19].

Für einen protektiven Effekt durch einen frühzeitigen *Fischkonsums* gibt es weitere Belege [10],[20],[21], so dass an der Empfehlung zur Einführung von Fisch im Rahmen der Beikost festgehalten wird.

Die Empfehlung, dass bei Kindern *Übergewicht/Fettleibigkeit* auch aus Gründen der Allergieprävention vermieden werden soll, wird durch die aktuelle Studienlage weiter gestützt. Dieser Effekt ist insbesondere für das Asthma beschrieben und eine aktuelle Metaanalyse beschreibt ein höheres Asthmarisiko bei Übergewichtigkeit bei Buben verglichen mit Mädchen [22]. Entscheidend ist es, die Übergewichtigkeit bereits im frühen Kindesalter zu vermeiden.

Die aktuelle Studienlage zur *Haustierhaltung* bestätigt im Wesentlichen die bisherigen Empfehlungen. Weiterhin werden diesbezüglich keine Einschränkungen für Nicht-Risikokinder empfohlen. Die Ergebnisse für Hunde- und Katzenhaltung sind weiterhin unterschiedlich. Hundehaltung ist nach aktuellen Metaanalysen mit einer signifikanten Risikoreduktion von 28 % für das atopische Ekzem und einer nicht-signifikanten Risikoreduktion von 23 % für Asthma verbunden [23],[24]. Katzenhaltung geht nach diesen Metaanalysen bei heterogener Einzelstudienlage nicht mit einem erhöhten oder erniedrigten Risiko für atopische Erkrankungen einher. Allerdings geben Einzelstudien bei Risikokindern z. B. mit einer *loss of function*-Mutation im Filagrin-Gen ein deutlich erhöhtes Ekzemrisiko bei Katzenhaltung an [25]. Entsprechend wurde an einer einschränkenden Empfehlung bei Risikokindern festgehalten. Dabei wurden die Empfehlungen konkreter und anwenderorientierter ausformuliert. So wird empfohlen, bei Risikokindern keine Katze anzuschaffen. Da die Studienlage aber insgesamt widersprüchlich ist, wurde keine Empfehlung zur Abschaffung einer bereits im Haushalt lebende Katze gegeben. Dies sollte im Einzelfall entschieden werden.

Wenig verändert hat sich die Studienlage zur Reduktion des *Hausstaubmilbenallergengehalts* als primärpräventive Einzelmaßnahme. Ein Cochrane Review aus dem Jahr 2009, der drei interventionelle Kohortenstudien zusammenfasst, zeigt keinen präventiven Effekt [26]. Entsprechend wurde formuliert, dass derartige Maßnahmen zur Primärprävention nicht empfohlen werden können. Dies betrifft nicht Maßnahmen zur Sekundär- und Tertiärprävention, wo durchaus Belege der Wirksamkeit existieren.

Hinsichtlich der Einflüsse durch *Luftschadstoffe* in Innen- und Außenräumen einschließlich der Tabakrauchexposition werden die bisherigen Empfehlungen durch die aktuelle Studienlage weiter gestützt [27],[28]. Die Empfehlungen wurden lediglich dem AWMF Sprachgebrauch für Empfehlungen angepasst.

Auch die Empfehlung zur *Impfung* wurde beibehalten.

Eine neue Empfehlung wurde zum *Kaiserschnitt* verabschiedet. Dies trägt der Evidenzlage Rechnung, die ein erhöhtes Risiko insbesondere für Asthma bei Kindern zeigt, die durch Kaiserschnitt auf die Welt kamen [29],[30]. Die mangelnde Immunstimulation durch die Exposition im natürlichen Geburtskanal wird hier u. a. als ursächlich diskutiert. Entsprechend wurden andere immunologische Phänotypen bei Kindern beobachtet, die durch Kaiserschnitt auf die Welt kamen [31]. Auch Veränderungen der Lungen- und Leberfunktion und des Stressverhaltens wurden bei diesen Kindern beschrieben. Vor dem Hintergrund, dass derzeit in Deutschland rund jedes dritte Kind durch Kaiserschnitt auf die Welt kommt, sollte dieser Umstand bei der Auswahl des Geburtsverfahrens berücksichtigt werden.

17.7 Stellungnahmen

Zu den folgenden Themen wurden **Stellungnahmen** (Evidenzlevel in Klammern), jedoch keine Empfehlungen verabschiedet

17.7.1 Ernährung allgemein und Vitamin D

Es gibt Hinweise, dass der Konsum von Gemüse und Früchten, einer sog. mediterranen Kost, von 'Ω3-FS (bzw. ein günstiges 'Ω3: 'Ω6 Verhältnis), sowie von Milchfett einen präventiven Effekt auf atopische Erkrankungen hat.

Bezüglich der Bedeutung von Vitamin D für die Entstehung allergischer Erkrankungen ist die Studienlage derzeit widersprüchlich.

Insgesamt ist die Datenlage derzeit nicht ausreichend um eine Empfehlung zu formulieren. (1b–3b)

17.7.2 Einfluss von Probiotika

Ein präventiver Effekt von Probiotika konnte bislang nur für das atopische Ekzem dargestellt werden.

Eine Empfehlung hinsichtlich konkreter Präparate, Applikationsformen und Dauer und Zeitpunkt der Gabe kann aufgrund der Heterogenität der Bakterienstämme und der Studiendesigns nicht gegeben werden. (1a–2b)

17.7.3 Einfluss von Präbiotika

Ein präventiver Effekt von Präbiotika konnte bislang nur für das atopische Ekzem dargestellt werden.

Eine Empfehlung kann aufgrund der geringen Anzahl und der Heterogenität der Studien nicht gegeben werden. (1b–2b)

17.7.4 Unspezifische Immunmodulation

Es gibt Belege, dass eine frühzeitige unspezifische Immunstimulation vor der Entwicklung allergischer Erkrankungen schützt. Hierzu zählen z. B. das Aufwachsen auf einem Bauernhof, der Besuch einer Kindertagesstätte in den ersten 2 Lebensjahren und eine höhere Anzahl älterer Geschwister. (2b–3b)

17.7.5 Medikamente

Die beschriebenen Zusammenhänge zwischen der Einnahme von Antibiotika, Paracetamol oder Acetaminophen und atopischen Erkrankungen sind aufgrund potentiell verzerrender Einflussfaktoren nicht sicher zu interpretieren. Bislang fehlt der Nachweis eines ursächlichen Zusammenhangs zwischen entsprechender Medikamenteneinnahme und der Entwicklung von atopischen Erkrankungen. (2a–3b)

17.7.6 Psychosoziale Faktoren

Es gibt Hinweise, dass ungünstige psychosoziale Faktoren (z. B. schwerwiegende Lebensereignisse) während der Schwangerschaft und Kindheit zur Manifestation von atopischen Erkrankungen beitragen können. (2b)

17.8 Kommentar zu den Stellungnahmen

Während der Schwangerschaft und Stillzeit wird wie bisher eine ausgewogene und nährstoffdeckende Ernährung empfohlen. In einer Stellungnahme wurde den Beobachtungen Rechnung getragen, dass der Konsum von Gemüse und Früchten, einer sogenannten *mediterranen Kost*, von langkettigen Ω-3 Fettsäuren bzw. einem günstigen Verhältnis von Ω-3 zu Ω-6 Fettsäuren sowie Milchfett mit einer geringeren Allergieprävalenz assoziiert ist [32],[33],[34],[35]. Der Konsum von Gemüse und Obst wird mit Blick auf die Aufnahme von Antioxidantien, aber auch aufgrund der Aufnahme von prebiotischen Nahrungsinhaltsstoffe als günstig angesehen. Letztere spielen möglicherweise eine vorteilhafte Rolle bei der Ausbildung einer komplexen intestinalen Mikroflora, die wiederum einen günstigen Einfluss auf die orale Toleranzentwicklung hat [36]. Die Zufuhr von Ω-3-Fettsäuren, insbesondere von langkettigen Ω-3-PUFAs (DHA/EPA), führt offenbar zu einer veränderten Immunantwort, die mit einem Schutz vor Allergien assoziiert ist [37],[38]. Im *Milchfett* werden vor allem die wiederkäuertypischen trans-Fettsäuren für den protektiven Effekt verantwortlich gemacht [39],[40][41]. Bezüglich der durch industrielle Fetthärtung entstehenden trans-Fettsäureestern bestehen zahlreiche gesundheitliche Bedenken und für Säuglingsnahrung und Olivenöl ein entsprechender Grenzwert auf EU Ebene [42]. Während für die Zufuhr von Ω-3-Fettsäuren unterstützende Daten aus einzelnen kontrollierten Interventionsstudien vorliegen, wurden positive Effekte von Obst und Gemüse sowie von Milchfett lediglich in Beobachtungsstudien berichtet. Eine Empfehlung wurde zu diesem Thema nicht ausgesprochen. Hinweise auf eine geringere Allergieprävalenz bei einer Ω-3-Fettsäuren-haltigen, mediterranen Ernährung, einem günstigen Ω-3/Ω-6-Fettsäurenverhältnis bzw. für Milchfett in der Ernährung finden sich auch für das Säuglings- und Kindesalter [35],[43].

Die Studienlage bezüglich *Vitamin D* Spiegeln bzw. Vitamin D Supplementierung und allergischen Erkrankungen ist widersprüchlich. Eine deutsche Untersuchung zeigte auch eine höhere Ekzemprävalenz bei hohen Vitamin D Spiegeln [44]. Die Datenlage wurde entsprechend als nicht ausreichend angesehen, um Empfehlungen zu verabschieden.

Die Gabe von *Probiotika* zur Allergieprävention wird in Deutschland weiterhin kontrovers diskutiert. Dem entsprechend wurde wiederum auch nur eine Stellungnahme zu diesem Thema verabschiedet. Aktuelle Metaanalysen zeigen einen signifikante Reduktion des Ekzemrisikos um 21 % [45],[46], allerdings mit deutlichen Unterschieden zwischen den verwendeten Präparaten/Bakterienstämmen. Insbesondere die jüngeren Studien zeigen einen konsistenten präventiven Effekt. Der signifikante Präventionseffekt ist auf das atopische Ekzem beschränkt. Dies trifft allerdings u. a. auch auf die Gabe von Hydrolysatnahrung zu und erklärt sich am ehesten dadurch, dass nur das Ekzem in dieser Altersgruppe eine ausreichend Prävalenz erreicht, um Effekte auch als signifikant darstellen zu können. Tatsächlich konnte aber bis dato dieser Effekt nicht in Deutschland reproduziert werden. Die Ableitung einer konkreten Empfehlung wird dadurch erschwert, dass sich die Studiendesigns hinsichtlich der verwendeten Bakterienstämme, der gegebenen Menge sowie hinsichtlich des Zeitpunkts und der Dauer der Gabe unterscheiden. Stratifizierte Analysen legen nahe, dass eine Gabe in der Schwangerschaft größere Effekte zeigt als die nachgeburtliche, dass aber hinsichtlich der Dauer, der Menge und der Anzahl bzw. des Typs der Bakterienstämme keine signifikanten Effektunterschiede bestehen.

Für *Präbiotika* berichtet der aktuelle Cochrane Review eine signifikante Risikoreduktion für das atopische Ekzem um 32 % [47]. Die Evidenzgrundlage ist mit vier ausgewerteten Studien allerdings relativ schwach und die Ergebnisse der Einzelstudien sind heterogen. Aus diesem Grund wurde diese Beobachtung in einer Stellungnahme aufgegriffen, aber keine Empfehlung verabschiedet.

Die Stellungnahme zu den günstigen Effekten einer *frühkindlichen unspezifischen Immunstimulation* wurde im Wesentlichen beibehalten. Der Hinweis auf die ebenfalls mit einer geringeren Allergieprävalenz assoziierten Wurminfektionen wurde mangels derzeit praktischer Umsetzbarkeit gestrichen. Eine aktuelle Metaanalyse bestätigt eine signifikante Risikoreduktion um rund 30 % für Asthma-Symptome durch das Aufwachsen auf einem Bauernhof [48]. Nach Ergebnissen der PASTURE Studie sinkt das kindliche Ekzemrisiko mit steigender Anzahl von Tierarten, mit denen die Mutter während der Schwangerschaft auf dem Bauernhof Kontakt hatte [49]. Die Studie zur präventiven Gabe von Bakterienlysaten zeigte für den primären Endpunkt keinen Effekt. In der Untergruppe mit einfacher elterlicher Vorbelastung wurde eine signifikante Reduktion des Ekzemrisikos beobachtet [50].

Zahlreiche Studien legen Assoziationen zwischen *Medikamenteneinnahmen*, insbesondere von Antibiotika und Paracetamol, und atopischen Erkrankungen nahe. Aufgrund potenziell verzerrender Einflussfaktoren (*reverse causality*) sind diese Ergebnisse mit Vorsicht zu interpretieren. Subgruppenanalysen von Studien, die diesen Einfluss minimieren konnten zeigen, dass in diesen Studien keine signifikanten Assoziationen mehr beobachtet wurden [51]. Entsprechend wurde in der Stellungnahme darauf hingewiesen, dass bislang der Nachweis eines ursächlichen Zusammenhangs zwischen entsprechender Medikamenteneinnahme und der Entwicklung von atopischen Erkrankungen fehlt.

Eine neue Stellungnahme wurde bezüglich *psychosozialer Einflüsse* verabschiedet. Eine wachsende Anzahl von Studien zeigt, dass das Erleben sog. schwerwiegender Lebensereignisse (Trennung der Eltern, Tod eines Elternteils etc.) sowohl in der Schwangerschaft als auch in der frühen Kindheit das Risiko für nachfolgende atopische Erkrankungen erhöht [52]. Ein präventiver Ansatz könnte sich durch die frühzeitige therapeutische Begleitung dieser Kinder ergeben.

17.9 Diskussion

Die Evidenzgrundlage für die Überarbeitung der Leitlinie kann mit 165 berücksichtigten und bewerteten Einzelpublikationen als umfangreich angesehen werden. Dabei birgt eine Präventionsleitlinie methodische Besonderheiten, die sie insbesondere von Therapieleitlinien unterscheidet. Zum einen werden multiple Zielgrößen, wie Asthma, allergische Rhinitis und atopisches Ekzem untersucht. Zum anderen werden multiple Einflussgrößen betrachtet. Eine Beschränkung auf einen bestimmten Studientyp (z. B. RCT) ist nicht möglich, da viele der zu untersuchenden Präventionsmaßnahmen sich nicht in einem randomisierten Design untersuchen lassen (z. B. Stillen, Rauchen). Daher mussten auch Kohorten- und Fall-Kontroll-Studien herangezogen werden und aus beschriebenen Assoziationen indirekt Präventionsempfehlungen abgeleitet werden.

familiäre Vorbelastung
(besteht, wenn mind. ein Elternteil und/oder ein Geschwisterkind Asthma, Heuschnupfen oder Neurodermitis haben)

| nein | | ja |

keine Risikoperson **Risikoperson**

Voll stillen in den ersten 4 Lebensmonaten
falls nicht möglich

normale Säuglingsnahrung

hypoallergene (HA) Nahrung
(partiell oder extensiv hydrolysiert, keine soja-basierte Säuglingsnahrung)

Keine Verzögerung der Beikosteinführung

Beachten einer ausgewogenen und nährstoffdeckenden Ernährung in Schwangerschaft/Stillzeit und im 1. Lebensjahr

Fisch wird in Schwangerschaft/Stillzeit und als Beikost empfohlen

Vermeidung von Übergewicht

Es gibt keine allgemeine (restriktive) Diät für Mutter und Kind zur Allergieprävention

Haustierhaltung

keine Einschränkungen   keine Anschaffung einer Katze

Vermeidung eines schimmelpilzfördernden Innenraumklimas
(Leitfaden Umweltbundesamt)

Vermeidung der Aktiv- und Passivtabakrauchexposition (bereits in der Schwangerschaft)

Minimierung der Exposition gegenüber Luftschadstoffen des Innen- und Außenraumes

Beachten des erhöhten Allergierisikos bei Kaiserschnittentbindung

Impfung nach STIKO-Empfehlungen

Abb. 17.1: Algorithmus zur Primärprävention von Asthma, Heuschnupfen und atopischem Ekzem bei Risiko- und Nicht Risikopersonen.

Literatur

[1] Asher M, Montefort S, Björkstén B, et al. Worldwide time trends in the prevalence of symptoms of asthma, allergic rhinoconjunctivitis, and eczema in childhood: ISAAC Phases One and Three repeat multicountry cross-sectional surveys. Lancet. 2006;368:733–743.

[2] Hamelmann E, Beyer K, Gruber C, et al. Primary prevention of allergy: avoiding risk or providing protection? Clin Exp Allergy. 2008;38:233–245.

[3] Schäfer T, Bauer CP, Beyer K, et al. (ESPGHAN Committee on Nutrition). Stellungnahme zur Verwendung von Säuglingsnahrungen auf Sojaeiweißbasis. Monatsschr. Kinderheilkd. 2006;154(9):913–916.

[4] Muche-Borowski C. S3-Leitlinie Allergieprävention – Update 2014 (AWMF 061/016). Allergo J. 2014;23:32–47.

[5] Grimshaw J, Eccles M, Russell I. Developing clinically valid practice guidelines. J Eval Clin Pract 1995;1:37–48.

[6] Sackett D, Rosenberg W, Gray J, Haynes R. Evidence-Based Medicine. How to Practice and Teach EbM. New York: Churchill Livingstone, 1997.

[7] Ernährungskommission der Deutschen Gesellschaft für Kinder- und Jugendmedizin. Empfehlungen zur Ernährung gesunder Säuglinge. Monatsschr Kinderheilkunde 2014.

[8] Koletzko B, Bauer CP, Brönstrup A, et al. Säuglingsernährung und Ernährung der stillenden Mutter. Aktualisierte Handlungsempfehlungen des Netzwerks Gesund ins Leben – Netzwerk Junge Familie, ein Projekt von IN FORM. Monatsschr Kinderheilkd. 2013;161:237–246.

[9] Kramer MS. Breastfeeding and allergy: the evidence. Ann Nutr Metab. 2011;59(1):20–26.

[10] Alm B, Aberg N, Erdes L, et al. Early introduction of fish decreases the risk of eczema in infants. Arch Dis Child. 2009;94(1):11–15.

[11] Morales E, García-Esteban R, Guxens M, et al. Effects of prolonged breastfeeding and colostrum fatty acids on allergic manifestations and infections in infancy. Clin Exp Allergy. 2012;42(6):918–928.

[12] Giwercman C, Halkjaer LB, Jensen SM, et al. Increased risk of eczema but reduced risk of early wheezy disorder from exclusive breast-feeding in high-risk infants. J Allergy Clin Immunol. 2010;125(4):866–871.

[13] Pohlabeln H, Mühlenbruch K, Jacobs S, Böhmann H. Frequency of Allergic Diseases in 2-Year-Old Children in Relationship to Parental History of Allergy and Breastfeeding. J Investig Allergol Clin Immunol. 2010;20(3):195–200.

[14] von Berg A, Filipiak-Pittroff B, Krämer U, et al. for the GINIplus study group. Allergies in high-risk schoolchildren after early intervention with cow's milk protein hydrolysates: 10-year results from the German Infant Nutritional Intervention (GINI) study. J Allergy Clin Immunol. 2013;131:1565–1573.

[15] Westmark CJ. Soy infant formula and seizures in children with autism: a retrospective study. PLoS One. 2014;9(3):e80488. doi: 10.1371/journal.pone.0080488. eCollection 2014. PMID:24622158.

[16] Vandenplas Y, Castrellon PG, Rivas R, et al. Safety of soya-based infant formulas in children. Br J Nutr. 2014;10:1–21.

[17] Maslova E, Strøm M, Oken E, et al. Fish intake during pregnancy and the risk of child asthma and allergic rhinitis – longitudinal evidence from the Danish National Birth Cohort. Br J Nutr. 2013;110(7):1313–1325.

[18] Maslova E, Granstrom C, Hansen S, et al. Peanut and tree nut consumption during pregnancy and allergic disease in children—should mothers decrease their intake? Longitudinal evidence from the Danish National Birth Cohort. J Allergy Clin Immunol. 2012;130:724–732.

[19] Sausenthaler S, Heinrich J, Koletzko S for the GINIplus and LISAplus Study Groups. Early diet and the risk of allergy: what can we learn from the prospective birth cohort studies GINIplus and LISAplus? Am J Clin Nutr. 2011;94(suppl):2012S–2017S.

[20] Goksör E, Alm B, Pettersson R, et al. Early fish introduction and neonatal antibiotics affect the risk of asthma into school age. Pediatr Allergy Immunol. 2013;24(4):339–334.

[21] Magnusson J, Kull I, Rosenlund H, et al. Fish consumption in infancy and development of allergic disease up to age 12 y. Am J Clin Nutr. 2013;97(6):1324–1330.

[22] Chen YC, Dong GH, Lin KC, Lee YL. Gender difference of childhood overweight and obesity in predicting the risk of incident asthma: a systematic review and meta-analysis obesity reviews. Obes Rev. 2013;14(3):222–231.

[23] Lødrup Carlsen KC, Roll S, Carlsen K-H, et al. as part of the GA2LEN WP 1.5 'Birth Cohorts' working group. Does Pet Ownership in Infancy Lead to Asthma or Allergy at School Age? Pooled Analysis of individual Participant Data from 11 European Birth Cohorts. Plos. 2012;7(8):1–12.

[24] Pelucchi C, Galeone C, Bach JF, La Vecchia C, Chatenoud L. Pet exposure and risk of atopic dermatitis at the pediatric age: A meta-analysis of birth cohort studies. JACI. 2013;132:616–622.

[25] Bisgaard H, Simpson A, Palmer CN, et al. Gene-environment interaction in the onset of eczema in infancy: filaggrin loss-of-function mutations enhanced by neonatal cat exposure. PLoS Med. 2008;5(6):e131.

[26] Maas T, Kaper J, Sheikh A, et al. Mono and multifaceted inhalant and/or food allergen reduction interventions for preventing asthma in children at high risk of developing asthma. Cochrane Database Syst Rev. 2009 Jul 8;(3):CD006480.

[27] Mitchell EA, Beasley R, Keil U, Montefort S, Odhiambo J. ISAAC Phase Three Study Group. The association between tobacco and the risk of asthma, rhinoconjunctivitis and eczema in children and adolescents: analyses from Phase Three of the ISAAC programme. Thorax. 2012;67(11):941–949.

[28] Carlsten C, Dybuncio A, Becker A, Chan-Yeung M, Brauer M. Traffic-related air pollution and incident asthma in a high-risk birth cohort. Occup Environ Med. 2011;68:291e295.

[29] Thavagnanam S, Fleming J, Bromley A, Shields MD, Cardwell CR. A meta-analysis of the association between Caesarean section and childhood asthma. Clin Exp Allergy. 2008;38(4):629–633.

[30] Roduit C, Scholtens S, de Jongste JC, et al. Asthma at 8 years of age in children born by caesarean section. Thorax. 2009;64:107–113.

[31] Hyde MJ, Mostyn A, Modi N, Kemp PR. The health implications of birth by Caesarean section. Biol Rev Camb Philos Soc. 2012;87(1):229–243.

[32] Waser M, Michels KB, Bieli C, et al., PARSIFAL Study team. Inverse association of farm milk consumption with asthma and allergy in rural and suburban populations across Europe. Clin Exp Allergy. 2007;37(5):661–670.

[33] Arvaniti F, Priftis KN, Papadimitriou A, et al. Adherence to the Mediterranean type of diet is associated with lower prevalence of asthma symptoms, among 10–12 years old children: the PANACEA study. Pediatric Allergy and Immunology. 2011;22(3):283–289.

[34] Chatzi L, Garcia R, Roumeliotaki T, et al. Mediterranean diet adherence during pregnancy and risk of wheeze and eczema in the first year of life: INMA (Spain) and RHEA (Greece) mother-child cohort studies. Br J Nutr. 2013;17:1–11.

[35] Saadeh D, Salameh P, Baldi I, Raherison C. Diet and Dieseases among population ages 0–18 years: myth or reality? Nutrients. 2013;5:3399–3423.

[36] Hörmannsperger G, Clavel T, Haller D. Gut matters: microbe-host interactions in allergic diseases. J Allergy Clin Immunol. 2012;129(6):1452–1459.

[37] Harbige LS. Fatty acids, the immune response, and autoimmunity: a question of n-6 essentiality and the balance between n-6 and n-3. Lipids. 2003;38(4):323–341.

[38] Calder PC, Kremmyda LS, Vlachava M, Noakes PS, Miles EA. Is there a role for fatty acids in early life programming of the immune system? Proc Nutr Soc. 2010;69(3):373–380.

[39] Jaudszus A, Krokowski M, Möckel P, et al. Cis-9,trans-11-conjugated linoleic acid inhibits allergic sensitization and airway inflammation via a PPARgamma-related mechanism in mice. J Nutr. 2008;138(7):1336–13342.

[40] Thijs C, Müller A, Rist L, et al. Fatty acids in breast milk and development of atopic eczema and allergic sensitisation in infancy. Allergy. 2011;66(1):58–67.

[41] Wijga AH, van Houwelingen AC, Kerkhof M, et al. Breast milk fatty acids and allergic disease in preschool children: the Prevention and Incidence of Asthma and Mite Allergy birth cohort study. J Allergy Clin Immunol. 2006;117(2):440–447.

[42] Bundesamt für Risikobewertung: Stellungnahme Nr. 015/2006 „Trans-Fettsäuren sind in der Ernährung unerwünscht – zu viel Fett auch" 30. Januar 2006.

[43] Garcia-Marcos L, Castro-Rodriguez JA, Weinmayr G, Panagiotakos DB, Priftis KN, Nagel G. Influence of Mediterranean diet on asthma in children: A systematic review and meta-analysis. Pediatr Allergy Immunol. 201324(4):330–338.

[44] Heimbeck I , Wjst M, Apfelbacher CJ. Low vitamin D serum level is inversely associated with eczema in children and adolescents in Germany. Allergy. 2013;68(7):906–910.

[45] Hellermann M, Kleinheinz A, Klimek L, et al. Probiotics and prebiotics: clinical effects in allergic disease. Curr Opin Pediatr. 2010;22:626–634.

[46] Pelucchi C, Chatenoud L, Turati F, et al. Probiotics supplementation during pregnancy or infancy for the prevention of atopic dermatitis: a meta-analysis. Epidemiology. 2012;23(3):402–414.

[47] Osborn DA, Sinn JK. Prebiotics in infants for prevention of allergy. Cochrane Database Syst Rev. 2013 Mar 28;3:CD006474.

[48] Genuneit J. Exposure to farming environments in childhood and asthma and wheeze in rural populations: a systematic review with metaanalysis. Pediatr Allergy Immunol. 2012;23:509–518.

[49] Roduit C, Wohlgensinger J, Frei R, et al., PASTURE Study Group. Prenatal animal contact and gene expression of innate immunity receptors at birth are associated with atopic dermatitis. J Allergy Clin Immunol. 2011;127(1):179–185.

[50] Lau S, Gerhold K, Zimmermann K, et al. Oral application of bacterial lysate in infancy decreases the risk of atopic dermatitis in children with 1 atopic parent in a randomized, placebo-controlled trial. J Allergy Clin Immunol. 2012;129:1040–1047.

[51] Penders J, Kummeling I, and Thijs C. Infant antibiotic use and wheeze and asthma risk: a systematic review and meta-analysis. Eur Respir J. 2011;38(2):295–302.

[52] de Marco R, Pesce G, Girardi P, et al. Foetal exposure to maternal stressful events increases the risk of having asthma and atopic diseases in childhood. Pediatr Allergy Immunol. 2012:1–6.

[53] Ernährungskommission DGKJ, Schack-Nielsen L, Michaelsen KF. J. Nutr. 2007;137:503–510.

[54] Ernährungskommission der Deutschen Gesellschaft für Kinder- und Jugendmedizin und Ernährungskommission der Schweizerischen Gesellschaft für Pädiatrie (2006): Agostini C, et al. 2006; Soy protein infant formulae and follow-on formulae: a commentary by the ESPGHAN Committee on Nutrition. J. Pediatr. Gastroenterol. Nutr. 2006;42:352–361

www.ingramcontent.com/pod-product-compliance
Lightning Source LLC
Chambersburg PA
CBHW081535190326
41458CB00015B/5560